小儿呼吸系统常见疾病诊治手册

主　编　魏克伦　尚云晓　魏　兵

科 学 出 版 社
北　京

内容简介

本书重点介绍小儿（包括新生儿与儿童）常见呼吸道疾病的诊治与急救技术，特别是小儿呼吸系统危重疾病（如新生儿窒息、小儿支气管哮喘、儿童重症肺炎、呼吸衰竭等）的诊治进展和小儿呼吸系统疾病护理等内容。

本书内容新颖、实用性强，对基层人员和年轻医师更有临床指导意义，适用于临床儿科初中级医师阅读参考。

图书在版编目（CIP）数据

小儿呼吸系统常见疾病诊治手册 / 魏克伦，尚云晓，魏兵主编. —北京：科学出版社，2017.6

ISBN 978-7-03-053091-2

Ⅰ. ①小…　Ⅱ. ①魏…　②尚…　③魏…　Ⅲ. ①小儿疾病－呼吸系统疾病－诊疗－手册　Ⅳ. ①R725.6-62

中国版本图书馆 CIP 数据核字（2017）第 111171 号

责任编辑：郝文娜 / 责任校对：何艳萍
责任印制：徐晓晨 / 封面设计：吴朝洪

科学出版社出版
北京东黄城根北街 16 号
邮政编码：100717
http://www.sciencep.com

北京京华虎彩印刷有限公司 印刷
科学出版社发行　各地新华书店经销

*

2017 年 6 月第　一　版　开本：880×1230　1/32
2018 年 1 月第二次印刷　印张：11 1/4
字数：357 000

定价：49.00 元

（如有印装质量问题，我社负责调换）

编者名单

主　编　魏克伦　尚云晓　魏　兵

副主编　赵诗萌　岳小哲　马　明

李　健　刘亚丽　李银萍

编　者（以姓氏笔画为序）

马　明　王　晔　邓　娇　吕红娇

朱俊丞　刘文源　刘亚丽　刘君丽

齐双辉　李　沫　李　健　李雪华

李银萍　杨　明　张　超　张　筠

张英慧　尚云晓　岳小哲　周　楠

周丽娟　赵诗萌　夏艳秋　焦绪勇

魏　兵　魏克伦

秘　书　李银萍

前　言

近年来，随着儿科医学飞速的发展和进步，我国儿科医师诊治和急救技术水平得到了逐步的提高，致使小儿病死率和伤残率不断下降，但与部分发达国家相比仍有差距，特别是基层与偏僻地区，儿科医学的诊治水平和技术更需要提高。

呼吸系统疾病在儿科各系统疾病中发病率、病死率均最高，这些疾病的诊治与急救技术近年来有了很大的提高及创新，多种疾病还制定与更新了诊治指南，亟需对儿科医师临床进行培训和指导。

本书重点介绍小儿（包括新生儿与儿童）常见呼吸道疾病的诊治与急救技术，特别是小儿呼吸系统危重疾病（如新生儿窒息、小儿支气管哮喘、儿童重症肺炎、呼吸衰竭等）的诊治进展。内容新颖、实用性强，对基层人员和年轻医师有着临床指导意义。

本书的出版得到了中国医科大学附属第一医院新生儿科、附属盛京医院小儿呼吸内科及沈阳军区总医院儿科专家的大力支持、指导，以及科学出版社的支持，在此表示感谢。

由于编者能力与水平有限，其中不妥之处恳请读者批评、指正。

魏克伦
中国医科大学附属盛京医院
2017.5

目 录

第1章

新生儿呼吸系统常见疾病

第一节　新生儿呼吸系统解剖生理特点

一、解剖特点

1. 鼻腔　新生儿鼻腔的黏膜、血管和淋巴管丰富，轻微炎症时，可充血致鼻腔狭窄，甚至闭塞；由于新生儿以鼻呼吸为主，因此可出现呼吸困难，严重者可致死亡。另外，新生儿鼻腔黏膜缺乏海绵组织，故很少发生鼻出血。

2. 鼻窦　出生时额窦未出现，蝶窦虽已存在，但3～5岁后才有临床意义。筛窦的发育不完全，因此新生儿很少发生鼻窦炎。

3. 鼻咽部和咽部　新生儿期，鼻咽腔相对狭小，扁桃体尚未发育，一般到1岁才可见扁桃体。

4. 舌　新生儿舌体相对大，充满整个口腔。舌的前端较宽、无舌尖，舌系带短，故舌不易伸出口腔。由于新生儿多卧位、舌根靠后、喉部较高，因此呼吸道容易阻塞。

5. 喉　新生儿的喉部，呈漏斗形，软骨较软，易变形，喉门狭小，喉下界较高，声带及喉黏膜较薄弱且血管及淋巴组织丰富，轻微炎症即可致喉梗阻。

6. 气管、支气管　足月新生儿的气管、支气管约为成年人的 1/3，气管分叉位于第 3～4 胸椎水平。右支气管较直，为气管的连续部，左支气管成钝角向气管突出，故异物更易进入右支气管。新生儿的气管、支气管相对狭窄，气道阻力较大，软骨柔软、弹性纤维及肌肉发育不完善，管壁容易变形，血管丰富、纤毛运动差，故易感染、易阻塞、易致呼吸困难。

7．肺　新生儿肺的血管丰富，弹性组织发育差，肺内含气量少但含血量多，故易发生感染，导致间质性肺炎、肺不张等。新生儿肺内气道和肺泡较成年人少，而代谢率较成年人明显升高，新生儿“肺储备”明显不足，易发生呼吸衰竭。另外，肺泡间隔较厚，不利于气体交换。这些都是易发生呼吸衰竭的原因。

8．其他　新生儿期，膈肌仍是最重要的呼吸肌，两侧膈神经麻痹易引起呼吸窘迫。新生儿呼吸肌易于疲劳。肋间肌在吸气时保持胸壁稳定性，在呼气时限制容量减少。快速动眼相睡眠时消失，导致胸壁的不稳定和变形，以及肋骨和腹部的运动不协调。因为未成熟新生儿胸廓柔软，易遭受损伤。

二、生理特点

1．整个胚胎期，肺部充满液体，肺液使肺囊泡及肺泡腔保持扩张状态，肺液的存在对于肺的正常发育是重要的。

2．肺表面活性物质（pulmonary surfactant，PS）的存在，使肺泡气-液面的表面张力降低，肺的膨胀压不随肺泡的半径缩小而增大，从而维持呼吸的稳定性。早产儿由于缺乏 PS，维持呼吸所需的跨肺压增大，肺泡逐渐萎陷，出现进行性的肺不张，发生缺氧和酸中毒，导致肺毛细血管通透性增高，使大量的血浆纤维蛋白进入肺泡，形成呼吸窘迫综合征的病理变化。同时，由于肺泡壁的表面张力较高，以及肺液内蛋白含量的增多，使早产儿肺的淋巴管回流较足月儿低。

3. 胎儿自骨产道娩出时，胸廓受压，致 1/3 以上的肺液被迫通过气道挤出。出生后残留的肺液通过肺淋巴管和肺毛细血管吸收。

4. 出生后胸廓的弹性回缩，吸入空气以代替肺液。开始呼吸活动的时间中位数是 10s。要克服气道内高的流体阻力、液体的惰性及气-液界面的表面张力，需要高负压。开始几次呼气也是费力的，压力变化为 18～115cmH_2O；以上生理过程能够帮助通气分布，同时便于从肺内进一步清除液体。

5. 剖宫产新生儿由于未经产道挤压，肺液排出较少。择期剖宫产儿缺乏儿茶酚胺应激分泌反应，糖尿病母亲的新生儿的儿茶酚胺应激分泌反应受损，这些新生儿较易发生肺液残留过多，可致呼吸困难。

6. 反射调节：新生儿的呼吸节律主要是通过迷走神经反射控制，此反射随孕周增加而作用增强直至足月达到高峰，出生后反射作用逐渐减弱，足月儿持续到出生后 100h，但早产儿可存在数个月。

7. 中枢调节：通过脑干网状结构中的呼吸神经元发出冲动，经中枢神经整合、协调而实现。呼吸神经中枢系统尚不稳定，处于发育中，因此其呼吸常不规则，甚至呼吸暂停，易受睡眠的影响，早产儿尤为突出。

8. 化学调节：高碳酸血症对足月儿呼吸中枢有兴奋作用，足月儿对缺氧的反应较复杂，呈双向性。出生后第 2 天恢复到成年人水平。因此，出生后第 1 天健康足月儿可以有轻度呼吸暂停。早产儿呼吸中枢化学感受器对 CO_2 的敏感性较低，随日龄增长而进行性增高，至足月时可达到成年人水平。早产儿对 CO_2 的呼吸反应还受氧分压调节，即氧分压高时对 CO_2 的敏感性也高，氧分

压低时对 CO_2 的敏感性降低。早产儿外周化学感受器功能发育更差，缺乏初始反应，随日龄增长而逐步改善，生后 2 周才达到正常足月儿水平。

（岳小哲）

第二节　新生儿湿肺

新生儿湿肺（transient tachypnea of the newborn，TTN）又称新生儿暂时性呼吸困难或Ⅱ型呼吸窘迫综合征（respiratory distress syndrome，RDS）。由胎儿肺液吸收延迟和蓄积过多引起，一般认为是一种自限性疾病，多数临床表现比较轻，预后较好，但近年来重症 TTN 增多，常合并气胸、持续性肺动脉高压、急性呼吸窘迫综合征等，甚至有些病例需要机械辅助通气治疗。TTN 是引起新生儿呼吸窘迫最常见的原因之一，国内洪海洁等报道发病率为 0.3%～12.0%，国外报道 TTN 占呼吸窘迫病例的 33.3%～50.0%。

一、病因

新生儿湿肺的发生与诸多因素有关，主要影响因素有围生期、剖宫产、早产、性别等因素。

1. 围生期　孕妇产程中使用大量镇静药和麻醉剂、妊娠期高血压、妊娠期糖尿病等出生前因素，围生期窒息、吸入羊水、脐带结扎延迟、胎盘输血等出生时因素，动脉导管未闭、静脉补液过多、低蛋白血症等出生后因素，均可引起肺内液体蓄积或吸收清除障碍而引起 TTN 的发生。

2. 剖宫产　新生儿缺乏产道挤压、体内应激激素（如儿茶酚胺等）分泌不足、血浆蛋白水平低下等，使肺液吸收清除障碍可引起 TTN 的发生。

3. 早产 肺发育不成熟，肺表面活性物质缺乏，易造成肺泡壁的损伤，血中儿茶酚胺分泌不足，肾上腺素受体敏感性差及血浆蛋白水平低，引起肺液吸收障碍；胸廓较小，呼吸肌薄弱，肺顺应性差，气体交换面积减少更易于延迟肺液吸收引起 TTN 的发生。

4. 性别 国内外均有研究报道，男性患儿 TTN 发病率明显高于女性患儿，原因为男性患儿体内睾丸激素等可抑制肺表面活性物质生成及肺成熟，降低肺顺应性。

二、诊断要点

1. 病史 本病是一种自限性疾病，常有导致胎儿肺液吸收延迟或蓄积过多的相关因素存在。

2. 临床表现

（1）出生后立即或数小时内出现呼吸急促、呻吟、口吐泡沫、反应差、不吃、不哭、发绀、鼻翼扇动、吸气性三凹征、血氧饱和度下降等呼吸困难表现，肺部呼吸音降低或可闻及湿啰音。

（2）轻症者症状持续数小时逐渐减轻，不需要吸氧，临床症状一般于出生后 24～72h 消失。

（3）重症者呼吸困难严重，症状可持续数天，常并发 RDS、持续肺动脉高压等，病情危重，需要无创呼吸机或机械通气支持，病死率高。

3. 辅助检查

（1）血气分析：pH、二氧化碳氧分压（$PaCO_2$）、动脉血氧分压（PaO_2）和 BE 值一般都在正常范围，重症者可有低氧血症、高碳酸血症、呼吸性和代谢性酸中毒。

（2）胸部 X 线表现：可见双肺透过度减低、斑点状云雾影、肺纹理增粗、肺淤血、肺气肿、肺泡积液、间质积液、叶间积液、胸腔积液等表现。

（3）胸部超声：双肺点（double-lung point，DLP；

由于不同肺叶病变的严重程度或病理改变的差异性，纵向扫描显示上肺叶和下肺叶之间的明显差异，上、下肺叶差异的交界点称为双肺点）是新生儿湿肺的特异性超声征象，敏感性76.7%和特异性100%，间质性肺综合征或白肺、胸膜线异常和A线消失也是TTN超声特点。

三、鉴别诊断

1. 呼吸窘迫综合征　早产儿多见，多有围生期窒息史等促发因素，是由肺表面活性物质缺乏导致的，多表现为出生后数小时内出现呼吸窘迫，如呼吸急促、鼻翼扇动、呼气性呻吟、吸气性三凹征、发绀等，严重时可出现呼吸暂停、周身花纹、肝进行性增大等症状。X线检查可以有磨玻璃样改变、支气管充气征、白肺或肺容量减少等改变。

2. 胎粪吸入综合征　多见于足月儿或过期产儿，常有窒息史，是由胎儿在宫内或分娩时吸入混有胎粪的羊水，导致呼吸道机械性阻塞和化学性炎症，出生后多出现呼吸窘迫表现、胸廓前后径增加、两肺湿啰音。X线检查可见两肺有明显的肺气肿、肺实变、肺不张或气胸的表现。

3. 感染性肺炎　感染可发生在产前、产时或产后，主要症状是口周发绀、口吐泡沫、呼吸困难、呛奶、鼻塞、呼吸增快或三凹征阳性等表现。X线主要表现为双肺肺纹理增粗、肺影模糊、点片状影或大片状影等表现。外周血可见感染指标增高。

四、治疗要点

1. 延迟选择剖宫产的时间，产前选择性使用糖皮质激素。

2. 适当限制液体量，保证足够的热量供给，同时可静脉应用抗生素预防感染。

3. 完善血气分析，依据血气分析结果给予纠正。若血气分析结果提示代谢性酸中毒可给予5%碳酸氢钠2～3ml/kg，稀释后缓慢静注1次，必要时可重复，注意及时复查血气分析。

4. 轻症者可给予吸入适当浓度的氧缓解症状，不能缓解者可给予无创呼吸支持，如nCPAP、经鼻间歇正压通气（NIPPV），重症者给予机械通气。

（刘君丽　魏　兵）

第三节　新生儿窒息和复苏

新生儿窒息是由于产前、产时或产后的各种病因引起气体交换障碍，在出生后1min内无自主呼吸或未能建立规律呼吸，伴有低氧血症、高碳酸血症和酸中毒。新生儿窒息多为胎儿窒息（宫内窘迫）的延续。在分娩过程中，胎儿的呼吸和循环系统经历剧烈变化，然而85%～90%的胎儿能够顺利地完成这种从子宫内到子宫外环境的转变，建立有效的呼吸及循环，保证机体新陈代谢和各器官系统功能的正常进行。虽然绝大多数新生儿出生后都有轻度窒息，都能较快恢复正常。仅10%～15%新生儿在出生时需要初步复苏帮助才能开始正常呼吸，另有约1%新生儿需要使用各种复苏手段才能成活。

一、病因

1. *孕妇缺氧*　①呼吸功能不全（严重肺部疾病、子痫、特发性癫痫）。②严重贫血。③血红蛋白携氧能力降低（CO中毒）。

2. *孕妇因素导致胎盘循环障碍*

（1）充血性心力衰竭。

（2）周围血管收缩（妊娠高血压综合征、特发性高血压、慢性肾炎）。

（3）低血压（失血、休克）。

（4）糖尿病（伴血管病变）。

（5）过期妊娠（胎盘老化）。

3. 临产和分娩因素导致胎盘-脐带循环障碍

（1）难产（产力异常、子宫收缩无力或过强、产道狭窄、胎位异常、巨大儿、难产处理不当）。

（2）胎盘并发症（前置胎盘、胎盘早剥）。

（3）脐带并发症［脐带过短或过长导致绕颈、绕体、打结、扭转或脱垂，牵拉和（或）受压］。

4. 胎儿及新生儿因素导致呼吸中枢功能障碍或肺通换气障碍

（1）多胎、早产、宫内发育迟缓。

（2）呼吸中枢受抑制（产妇应用麻醉药、镇痛药、硫酸镁，新生儿颅内出血、大脑产伤、缺血缺氧性脑病）。

（3）呼吸道梗阻（羊水、胎粪、黏液或血液吸入，双侧鼻后孔闭锁，小儿小颌畸形（Robin）综合征，喉蹼、隔、狭窄或囊肿，气管蹼或狭窄，气管食管瘘）。

（4）肺发育不全或先天性肺囊肿。

（5）宫内感染（中枢神经系统感染，心肌炎，肺炎）。

（6）宫内失血（胎-母输血，胎-胎输血）。

（7）贫血（同种免疫性溶血病，血红蛋白病）。

（8）先天性心脏病，心力衰竭或休克。

（9）中枢神经系统、心脏或肺畸形、膈疝。

二、病理生理

大多数胎儿在出生后2s内开始呼吸，5s后啼哭，10～60s出现规律呼吸。若由于各病因通过不同途径导致气体交换障碍，出生后不能建立有效的呼吸和循环，即发生窒息，出现一系列病理生理变化。

窒息新生儿出生后，脐带-胎盘循环及其气体交换功能被阻断，但仍无自主呼吸，肺内充满肺液；或仅有浅表或不规则的无效呼吸，不能使肺泡充分扩张和肺液的迅速清除。患儿循环中都是静脉血，而自身不能执行气体交换功能，组织代谢持续耗 O_2 和产生 CO_2。低氧血症、高碳酸血症和酸中毒迅速加重，使肺小动脉仍然收缩，肺血流灌注量仍很少，动脉导管和卵圆孔仍然开放（即持续肺动脉高压和心脏血液的右向左分流），不能完成从胎儿型心肺循环到成年人型心肺循环的转变。因此，复苏的关键是扩张肺泡，加速肺液清除，同时增加肺灌注。否则不能完成气体交换功能和肺静脉血的充分氧合，以及向全身供氧。

三、临床表现

胎儿窒息时，胎动增强，逐渐减弱或消失。心率先增快，可超过 160/min，以后减慢，可低于 100/min，有时不规则，最后心脏停止跳动。较重窒息者常排出胎粪，羊水呈黄绿色。由于低氧血症和高碳酸血症使呼吸中枢兴奋性增高，出现真正的呼吸运动，可吸入羊水或混胎粪。

目前，广泛应用新生儿 Apgar 评分法判定新生儿窒息的严重程度。观察皮肤颜色、呼吸、心率、肌张力和反射五项指标，可提供一个更为全面的判定窒息程度、复苏效果和预后的量化指标。在胎儿出生后 1min 和 5min 进行常规评分。新生儿窒息的严重程度按胎儿出生后 1min 的 Apgar 评分法判断。5 项评分相加的满分为 10 分，总分 8～10 分为正常，4～7 分为轻、中度窒息，0～3 分为重度窒息。1min 评分多与动脉血 pH 相关，但不完全一致。因为 Apgar 评分还受一些因素的影响，例如母亲分娩时用麻醉药或镇痛药使胎儿受到抑制，评分虽低，因无宫内缺氧，血气改变相对较轻，早产儿发育不成熟，虽无窒息而评分常低。5min 评分多与预后（特别是中枢神经系统后遗症）相关。若 5min 评分低于 8 分，应每分钟评估 1 次，连续 2 次≥8 分（表 1-1）。

表 1-1 新生儿 Apgar 评分标准

体征	评分标准（分）		
	0	1	2
皮肤颜色	发绀或苍白	躯干红，四肢发绀	全身红
心率（/min）	无	<100	>100
刺激反应	无	皱眉、有些动作	咳嗽、喷嚏、哭
肌张力	松弛	四肢稍屈曲	四肢活动佳
呼吸	无	浅、慢、不规则、哭声弱	正常、哭声响亮

从复苏的实际考虑，Apgar 评分不能作为决定是否进行复苏的指标。因为若等到出生后 1min 评分结果出来后才做决定就太晚了，会影响预后。出生后应即刻快速评估：羊水清吗？是否有哭声和呼吸？肌张力是否好？肤色是否红润？是否足月儿？5 项指标，作为是否进行初步复苏的依据。而在随后的复苏过程中再以呼吸、心率和皮肤颜色作为决定下一步复苏的指标（参见复苏评估）。

四、诊断要点

新生儿窒息主要是根据临床表现进行诊断。但同样重要的是在复苏中和复苏后对新生儿器质性疾病（非原发性供氧不足）的病因尽早做出判断，采取相应的治疗措施。有些疾病单纯进行复苏步骤是不能都取得良好效果的：①引起呼吸道梗阻的疾病；②肺发育不全、畸形、肺炎；③膈疝；④发绀型先天性心脏病、心肌炎、心力衰竭、休克；⑤中枢神经系统感染、畸形；⑥失血、严重贫血。

五、并发症

重度窒息可能发生的并发症：①羊水、胎粪吸入综合征，呼吸窘迫综合征；②缺氧缺血性脑病，颅内出血；③缺氧缺血性心肌病（三尖瓣闭锁不全，心力衰竭，心源性休克）；④肾衰竭；⑤酸中毒、低血糖、低血钙、抗利尿激素分泌增多；⑥坏死性小肠结肠炎，肝功能障碍；⑦血小板减少症，弥散性血管内凝血。

六、预后

预后与窒息的严重程度和复苏是否及时、恰当有关。轻度窒息经过及时复苏后可以完全恢复正常。窒息越严重，开始复苏越延迟或不恰当，发生并发症和死亡的概率越增加。如果能及时、恰当地复苏，绝大多数窒息儿可以得到满意复苏。仅很少数极严重的窒息新生儿复苏无效或由于严重并发症死亡。但重度窒息常发生中枢神经系统后遗症，如脑性瘫痪、智能低下、耳聋、视力减退、癫痫等。出生后5min的Apgar评分低者后遗症发生率较高。

七、治疗要点

应由产科、儿科（或新生儿科）医师协作进行。做好能够随时进行复苏的准备工作（抢救台、保暖设备、氧气、吸引器、各种器械设备和熟练掌握复苏技术的人员）。有完善的器械设备和复苏工作的管理制度。治疗方面除复苏外还包括复苏后的监护和继续治疗。

（李银萍　刘亚丽）

第四节　胎粪吸入综合征

胎粪吸入综合征（meconium aspiration syndrome，

MAS）是指胎儿在宫内排出胎粪污染羊水，于宫内或产时吸入混有胎粪的羊水，导致呼吸道和肺泡机械性阻塞和化学性炎症，出生后以呼吸困难为主，同时伴有其他脏器受损的一组综合征。

一、病因及发病机制

胎儿宫内窘迫和出生时存在窒息（常见于胎盘早剥、脐带脱垂等异常情况）使胎儿因缺氧发生肠壁痉挛、肛门括约肌松弛，导致胎粪排至羊水，从而羊水被污染。患儿缺氧导致低氧血症，低氧血症又刺激胎儿呼吸中枢，出现喘息样呼吸而吸入被胎粪污染的羊水，使胎粪颗粒吸入远端呼吸道。

二、病理及病理生理

胎粪吸入后肺及全身各脏器发生一系列病理及病理生理变化。

1. 气道阻塞　胎粪吸入的颗粒物使气道发生机械性阻塞，气道发生充血水肿，加重气道阻塞。不完全性阻塞时气道内呈活瓣样，发生肺气肿，严重者发生气漏。完全阻塞则发生肺不张。

2. 发生炎性反应　胎粪的成分含有脂肪酸、胆固醇、脱落细胞等，可刺激气道和肺泡发生炎性反应，胎粪吸入后 24～48h 炎性反应最为严重。在炎性反应过程中，释放大量炎症介质。炎性反应破坏气道和肺泡上皮细胞，使肺泡毛细血管通透性增加，造成肺水肿，血浆物质（如白蛋白、纤维蛋白原、蛋白溶解酶等）大量渗出，2～3d后，这些物质可形成肺透明膜，加重肺损伤。同时肺血管广泛性坏死、出血、微血栓形成。

3. 肺表面活性物质被破坏　由于胎粪的直接损害作用、炎症介质和血浆渗出物的抑制作用，使肺表面活性物质的合成、分泌及活性严重受损，导致肺泡萎陷和肺透明膜，进一步加重肺损伤。

4. 合并呼吸窘迫综合征　由于气道和肺泡严重炎性反应、炎症介质的作用、肺表面活性物质受损伤、肺水肿、渗出等，重症胎粪吸入综合征易并发呼吸窘迫综合征（respiratory distress syndrome，RDS）。

5. 合并持续肺动脉高压　由于低氧血症、酸中毒导致肺血管痉挛，容易发生持续肺动脉高压，右向左分流，加重缺氧。

三、诊断要点

1. 多见于足月儿或过期产儿，有宫内窘迫史和（或）出生窒息史。

2. 羊水中混有胎粪。

（1）分娩时可见羊水中混有胎粪。

（2）患儿皮肤、脐窝和指（趾）甲床留有胎粪痕迹。

（3）口、鼻腔吸引物中含有胎粪。

（4）气管内吸出胎粪可确诊。

3. 出生后既有呼吸困难、发绀、前胸隆起，伴有三凹征等呼吸窘迫表现。早期两肺有鼾音或粗、湿啰音，以后出现中、细、湿啰音。如呼吸窘迫突然加重和一侧呼吸音明显减弱，应怀疑发生气胸。

4. 重症 MAS 患儿多伴有持续性肺动脉高压（persistent pulmonary hypertension of newborn，PPHN），主要表现为持续而严重的发绀。

5. 严重 MAS 可并发新生儿缺氧缺血性脑病（hypoxic ischemic eneephalopathy，HIE）、红细胞增多症、低血糖、低钙血症、多器官功能障碍及肺出血。

6. 辅助检查

（1）动脉血气分析显示有低氧血症、高碳酸血症和代谢性或混合型酸中毒。

（2）胸部X线可见明显肺气肿，散在斑片状影，重者呈大片肺不张、继发性肺损伤或继发性肺表面活性物质缺乏所致的肺萎陷表现，可并发纵隔气肿、气胸等。由于围生期的缺氧，心影可以增大。

（3）肺超声虽无特征性改变，但以下几种表现可提示胎粪吸入的可能。

①肺实变伴支气管充气征。通常重度患儿实变范围较大、边界不规则，支气管充气征也较为明显，而轻度则为较小范围的局灶型实变。

②双侧肺或同一侧肺不同肺叶病变性质与程度的不一致性，双侧肺可有范围不同的实变区，同一侧肺不同肺也可以存在大小不同的实变区。

③肺不张，见于少数重症患儿，更为严重者在实时超声下可见肺搏动或动态支气管充气征。

④胸膜线异常，表现为病变区胸膜线消失或增粗、模糊。

⑤A 线消失，所有患儿在实变区和非实变区均不见A线。

⑥B线或肺间质综合征（alveolar interstitial syndrome，AIS），非实变区肺组织在超声下常表现为B线或AIS。

⑦胸腔积液，轻度或重度 MAS 患儿均可有胸腔积液。

此类超声表现也可见于RDS、肺不张和新生儿暂时性呼吸增快症等肺病，虽均非MAS的特有改变，但均有各自的特点，超声很容易对它们做出诊断和鉴别诊断。

四、治疗要点

1. 清理呼吸道促进气管内胎粪排出

（1）当羊水被胎粪污染时，新生儿头部一旦娩出，即用大吸引管（12F 或 14F）迅速吸净口咽部胎粪。

（2）根据新生儿有无活力来决定是否要插管吸引，有活力者可先观察，无活力者需要插管。

（3）吸引时气管插管直接与胎粪吸引管连接，边退边吸，压力不大于 100mmHg（1mmHg=0.133kPa），时间不超过 5s。不建议使用生理盐水灌洗。在气道胎粪清除前不应进行正压通气。

2. 吸氧　轻症患儿出生后有发绀，呼吸困难，可用鼻导管吸氧。

3. 机械通气

（1）若一般吸氧，呼吸困难不见好转，血气有低氧血症，$PaCO_2$ 在 50～60mmHg，可用鼻塞做持续正压通气（CPAP）治疗，压力最大不超过 0.490kPa（5cmH_2O），吸入氧浓度（FiO_2）0.6～0.8，能使部分萎陷的气道开放、使通气血流灌注比值失调得到部分纠正。

（2）CPAP 治疗后发绀不见减轻或 $PaCO_2$ 进行性升高，临床症状逐渐加重，血气 PaO_2＜50mmHg，$PaCO_2$＞60mmHg，应改为间歇正压通气（IPPV）。用 IPPV 时，若胸部 X 线片以肺实变，肺不张为主，表现大片状阴影，血气以 PaO_2 降低为主，则吸气压可稍高，达 2.158～2.648kPa（22～27cmH_2O），吸气时间可适当延长，保持呼吸率每分钟在 35～40 次，吸/呼比 1∶1～1∶1.2，若 X 线胸片以肺气肿为主，或血气以 $PaCO_2$ 增高为主，则吸气压宜偏低，在 1.961～2.452kPa（20～25cmH_2O），呼吸频率增至每分钟 40～45 次，吸/呼比 1∶（1.2～1.5），PEEP 即可为零。若无合并症，2～3 d 后可撤机。

4. 肺表面活性物质的应用　胎粪吸入可破坏肺泡表面活性物质，对以肺泡渗出为主的胎粪吸入性肺炎，可使用肺表面活性物质治疗，剂量为每次 100～200mg/kg，对合并严重 RDS 病例需根据病情重复给药。

5. 体外膜肺　对少数重症病例，高频机械通气治疗效果不理想者，可使用体外膜肺氧合（ECMO）治疗。

6. 抗生素的应用　仅凭临床表现和X线片鉴别MAS和细菌感染性肺炎比较困难。抗生素的选择也存在争议，常需要选广谱抗生素进行抗感染治疗，同时积极寻找细菌感染的证据，以确定抗生素的选择及治疗的疗程。

7. 盐酸氨溴索的应用　盐酸氨溴索能使黏痰溶解及促进 PS 合成。在传统治疗基础上合用盐酸氨溴索雾化吸入可更好缓解病情；用盐酸氨溴索进行支气管肺泡灌洗，可使呼吸道内胎粪更易清除，有效抑制 MAS 发生、发展。

8. 其他　注意保温，适当限制入水量，监测血糖、血钙，若有异常及时纠正，合并神经症状者注意监测颅内压，防止颅内压增高及脑水肿。发生持续肺动脉高压时，使用吸入一氧化氮治疗。

（杨　明）

第五节　新生儿呼吸窘迫综合征

新生儿呼吸窘迫综合征（respiratory distress syndrome，RDS）是由于肺表面活性物质（PS）缺乏所致，多见于早产儿，自然病程为出生当时或很快发病，并在出生后 2d 内进行性恶化，出现进行性呼吸困难、发绀和呼吸衰竭，存活者，在出生后 2～4d 病情开始改善，病理上出现肺透明膜，又称肺透明膜病（hyaline membrane disease，HMD）。

一、病因

早产儿、糖尿病母亲婴儿、剖宫产婴儿、围生期窒息、重度 Rh 溶血病时均有 PS 分泌不足情况，为 RDS

发病的危险因素。胎龄越小，RDS 发生率越高，SP-A 基因变异、SP-B 基因缺陷患儿也易发生 RDS。

二、临床表现

RDS 的临床表现早期出现呼吸窘迫，如发绀、呻吟、吸气性三凹征和呼吸急促。呼吸通常是不规则而快速，每分钟可高达 60 次以上，可有肋下凹陷、鼻翼扇动、呻吟。一般肺透明膜病在出生 6h 内就发病，出生 2～3d 最严重。然后进一步发展为呼吸衰竭，血气分析可提示呼吸衰竭的严重性。肺部 X 线典型表现为磨玻璃样改变和支气管充气征可以确定诊断。

本病 X 线检查有特征性表现，多次床旁 X 线摄片可观察动态变化。按病程可将 X 线胸片改变分为 4 级（表 1-2）。

表 1-2 新生儿呼吸窘迫综合征胸部 X 线分级

Ⅰ级	两肺野透过度减低，可见均匀散在的细小颗粒和网状阴影
Ⅱ级	除Ⅰ级变化加重外，可见支气管充气征，延伸至肺野中外带
Ⅲ级	病变加重，肺野透亮度更加降低，心缘、膈缘模糊
Ⅳ级	整个肺野呈白肺，支气管充气征更加明显，似秃叶树枝

注：因早期干预，经典的新生儿呼吸窘迫综合征（RDS）的 X 线表现已不多见

三、鉴别诊断

1. 湿肺　多见于足月儿，具有自限性，病程短，多在 1d 内恢复正常呼吸，X 线具有特征性表现，肺泡、间质、叶间胸膜积液。

2. 吸入性肺炎　出生后即出现呼吸困难、呻吟，但不呈进行性发展，X 线表现肺气肿明显。

3. B 组溶血性链球菌（GBS）感染　该病常有孕妇胎膜早破病史或感染表现，胸部 X 线改变有不同程度的融合趋势，青霉素治疗有效。

4. 急性呼吸窘迫综合征（ARDS）　该病主要继发

于严重窒息和感染，常在发病后1～3d出现呼吸急促、发绀、呼吸循环衰竭，X线胸片以肺气肿、浸润性改变为主，严重者融合呈大片状，肺泡萎陷不明显。

四、预防

1．RDS的防治应从出生前开始，存在RDS高危因素的早产儿应该在具备专业复苏技术并能提供后续呼吸支持，如气管插管和机械通气的中心出生。给对孕龄34周以下的预期早产孕妇产前使用激素可以减少新生儿病死率，地塞米松或倍他米松静脉或肌内注射每日5～10mg，连用3d。产前激素应用至分娩时的间隔以24h至7d最为合适，超过14d，皮质激素的作用将减弱。

2．延迟断脐至少30～60s，并保持胎儿低于母亲，以促使胎盘向胎儿输血。

3．产房处理要避免吸入高浓度氧，使用空氧混合仪控制氧气浓度，对胎龄不足32周早产儿，以30%的氧浓度开始复苏，如果持续存在心动过缓或发绀，才考虑增加用氧浓度。早产儿出生后转换期，右腕氧饱和度有一个由低到高的过程，一般在5min左右由60%增至80%，在出生后10min左右达到85%或以上。

4．合适的潮气量对减轻不成熟肺的损伤非常重要。使用复苏气囊，尤其是自充气复苏气囊加压呼吸容易导致过度通气和容积伤，对需要呼吸支持的早产儿尽早使用面罩或鼻塞式CPAP保持肺适度的膨胀是最佳策略，可减少机械通气和肺表面活性物质的使用。采用T组合器利用25cmH_2O压力持续15s，比反复手动膨胀肺效果要好。

5．对鼻塞或面罩CPAP无效患儿应给予气管插管，对需要插管来稳定的早产儿，应预防性的给予肺表面活性物质治疗。

五、治疗要点

1. 肺泡表面活性物质的应用

（1）对已患 RDS 或有 RDS 高危因素的患儿应使用天然制备的 PS。

（2）对胎龄<26 周的所有早产儿应在生后 15 min 内预防性应用 PS。所有 RDS 早产儿如需要气管插管，可预防性使用 PS。

（3）对未曾治疗的患儿，如临床出现 RDS 证据，不必等待胸部 X 线结果，应尽早使用 PS。

（4）PS 不同种类推荐计量不同，一般每次 100～200mg/kg。

（5）使用 PS 后，如果患儿情况稳定，考虑尽早拔管，改用非侵入性的呼吸支持（鼻塞式 CPAP）或经鼻间歇正压通气（NIPPV）。

（6）如果有证据提示 RDS 在进展，如持续不能离氧、需要机械通气。需使用第二剂或第三剂 PS，给药间隔 10～12h。

2. 使用持续气道正压通气

（1）一般主张患儿呼气时有呻吟声或使用氧气浓度超过 30%时就应早期使用持续气道正压，它的功能在于防止呼气时肺泡塌陷及减少肺内血液分流。一般持续气道正压压力 4～5cm H_2O。

（2）PS 使用后，应迅速降低 FiO_2 以避免血氧高峰。

（3）对所有 RDS 高危的早产儿（如胎龄<30 周且不需要机械通气者），出生后均应使用 CPAP，直至进一步评估其临床状态。

（4）CPAP 联合补救性 PS 应用是 RDS 患儿的优化管理方案。

（5）早产儿氧疗推荐目标氧饱和度为 90%～95%，

应避免血氧饱和度的波动。

3. 使用呼吸机

（1）需要使用呼吸机的情况：频繁的呼吸暂停。使用持续气道正压氧气浓度超过 60%，压力 8cmH_2O，加上呼吸袋间歇性帮助呼吸，但 PaO_2 还是少于 50mmHg。$PaCO_2$ 大于 70mmHg。酸血症使用碳酸氢钠（$NaHCO_3$）不易纠正，pH 持续小于 7.2。

（2）气管插管和用上呼吸机后，使用间歇性指令呼吸式通气（IMV），呼吸频率给予 25/min，吸气峰压（PIP）取患儿胸壁呈现上下起伏时的最低压力（一般 20～30cmH_2O），吸气时间 0.6s，呼气末正压（PEEP）5cm H_2O。在设定呼吸机参数 30min 后，调变呼吸机参数 15min 后，若患儿一般情况突然变化或每 4 小时均应做血气分析一次。

（3）撤机后可接受 pH＞7.22 的中等程度的高碳酸血症，撤机后可允许较高的二氧化碳水平和呼吸性酸中毒有助于早期拔管。

（4）采用同步和潮气量控制的常频通气模式，以及积极的撤机方案能缩短机械通气时间。机械通气的 RDS 患儿一但病情稳定。就要在临床稳定和血气正常的前提下降低呼吸机参数，为撤机做准备。即使是极早早产儿，常频通气平均气道压 6～7cmH_2O 或高频通气 CDP 8～9cmH_2O 都可以成功撤机，不必长期使用低呼吸频率，可在撤机后使用鼻塞式 CPAP。

4. 并发症的防治

（1）先天性肺炎最常见的致病菌是 B 组链球菌（GBS），也常见于大肠埃希菌或其他病原体感染。因此，对所有 RDS 患儿都应该检测血培养，同时寻找其他感染证据。如中性粒细胞减少或 C 反应蛋白增高。常规方案包括青霉素或氨苄西林联合氨基糖苷类抗生素，直到排除败血症。

（2）真菌败血症临床表现不典型，常常延误诊断，增加病死率及更差的神经系统预后，而广泛的抗真菌治疗又导致耐药性的产生，故需权衡利弊后选择使用。氟康唑的推荐治疗剂量是 3mg/（kg·d），每日 1 次。

（3）呼吸暂停的早产儿要使用咖啡因，有助于撤机。需要机械通气的所有高危因素新生儿，包括出生体重<1250g、使用 CPAP 或 NIPPV 的患儿等，均需使用咖啡因。

5. 支持治疗

（1）置保温箱内，适度保持温度与湿度，使婴儿处于适中温度环境以减少氧气的消耗与需要。辐射保暖台与暖箱相比会使皮肤不显性失水增多，因此使用时间应尽可能缩短。

（2）液体和营养治疗

①置于湿化暖箱中的大多数患儿，静脉补液量从 70～80ml/（kg·d）开始，每日增加 10ml/kg，直至 150ml/kg。

②出生后第 1 天即可使用全静脉营养，包括 10%葡萄糖、3.5g/（kg·d）的氨基酸和 2.5～3.0g/（kg·d）的脂肪乳剂，使早产儿每日能量尽量接近 110kcal/kg。

③出生后第 2 天始补充电解质，钠离子 2～4mmol/（kg·d），见尿补钾，钾离子 1～2mmol/（kg·d）。尿量增多后逐渐增加补钠，需要小心监测水、电解质平衡。

④早产儿液体和电解质疗法应个体化处理，出生后 5d 允许体重每天下降 2.5%～4%（总共 15%）。

⑤出生后第 1 天即可开始微量肠道喂养。尽早使用微量母乳喂养≤20 ml/（kg·d），以促进胃肠道功能成熟，减少喂养不耐受，缩短全肠道喂养时间，增加体重和缩短住院时间。尽可能早地给予微量喂养或“营养性”吸吮，每天 10～20 ml/kg 母乳，可增加肠道成熟度，完善

肠道功能。循证医学综述显示营养性喂养、早期开始喂养和更激进的喂养措施，并未增加 NEC 风险。

（3）持续监视呼吸、心搏、血压及体温。低血压伴有组织低灌注应积极治疗，低血容量性休克者，除外心功能不全的情况，生理盐水 10～20ml/kg 扩容，如扩容后不能维持理想血压，应使用多巴胺。如果需要治疗低心排血量和心功能不全，选用多巴酚丁胺。多普勒超声心动图评估血流动力学改变有助于诊断低血压的发生机制和指导治疗。

（4）灌注及 PDA 的管理。

①血红蛋白浓度应维持在正常范围内。需呼吸支持的患儿血红蛋白干预的阈值：出生后第 1 周 120g/L，出生后第 2 周 110g/L，出生 2 周后 90g/L。

②吲哚美辛和布洛芬关闭动脉导管疗效相仿，但布洛芬引起一过性肾衰竭及新生儿坏死性小肠结肠炎（NEC）的报道更少。

（5）尽量减少对患儿不必要的干扰，如吸痰、测肛温、触摸、听诊等，以防止 PaO_2 的降低。

（李银萍）

第六节　新生儿感染性肺炎

感染性肺炎（infection pneumonia）为新生儿时期常见疾病，由于新生儿具有免疫力低、机体屏障功能差，以及微生态环境平衡尚未建立等生理特点，感染性肺炎成为新生儿死亡的重要原因之一。其可发生在宫内、分娩过程中或出生后，病原有细菌、病毒、真菌及原虫等。

一、病因

1. 宫内感染性肺炎　宫内感染主要是通过胎盘传

播，主要的病原体为病毒，如风疹病毒、巨细胞病毒、单纯疱疹病毒等。常由母亲妊娠期间原发感染或潜伏感染，病原体通过胎盘屏障，经血行传播给胎儿，常引起胎儿肺、肝、脑等多系统感染。因此，肺炎通常为宫内全身感染的一部分，而疾病的严重程度，常与宫内感染时间有关。另外，吸入污染的羊水亦可引发肺炎，母亲阴道内细菌或病毒上行感染羊膜，引起羊膜绒毛膜炎，污染了羊水，致胎儿吸入而产生肺炎。

2. 分娩过程中感染性肺炎　胎儿在分娩过程中吸入母亲阴道内被病原体污染的分泌物或被污染的羊水而发生肺炎，因断脐不洁发生血行感染。常见的病原为细菌，其中以革兰阴性杆菌较多见，如大肠埃希菌、肺炎链球菌、克雷伯菌、李斯特菌、B 族溶血性链球菌等，也有病毒、解脲支原体或沙眼衣原体等。早产、滞产、产道检查过多更易诱发感染。

3. 出生后感染性肺炎　其发生率最高，主要感染途径如下。

（1）呼吸道感染：与患呼吸道感染者接触，病原体经飞沫传给新生儿，先发生上呼吸道感染，继之向下呼吸道蔓延导致肺炎。病原体常为病毒，以呼吸道合胞病毒、流行性感冒病毒、腺病毒多见。

（2）血行感染：病原体随血液进入肺而致肺炎，常为败血症的一部分。

（3）医源性感染：由于医用器械（如暖箱、吸痰器、雾化器、供氧面罩、气管插管、呼吸机管路等）消毒不严格，或呼吸机使用时间过长，或医务人员无菌观念不强，手消毒卫生不严格等引起感染性肺炎。病原体以金黄色葡萄球菌、大肠埃希菌、深部真菌感染多见。随着气管插管、导管等普遍使用及极低出生体重儿抢救成活率提高，机会致病菌（如克雷伯菌、表皮葡萄球菌、铜绿假单胞菌、枸橼酸杆菌等）感染日益增多。广谱抗生素使用过久易发生假丝酵母菌肺炎。

二、临床表现

1. 宫内感染性肺炎　宫内感染性肺炎发病较早，临床表现差异大。出生时常有窒息史，复苏后可有呼吸急促、呻吟、发绀、呼吸暂停、体温不升等表现。肺部体征出现较晚，部分患儿可有呼吸音粗糙、降低或出现啰音。神经系统症状常见，如肌张力改变、抽搐、昏迷等，但不一定有颅内病变。严重者可出现呼吸衰竭、心力衰竭、弥散性血管内凝血（DIC）、休克或持续肺动脉高压等。经胎盘感染者常缺乏肺部体征，而表现为黄疸、肝大、脾大、视网膜炎和脑膜脑炎等，多系统受累表现常较肺炎表现明显。也有出生后数月进展为慢性肺炎者。

2. 分娩过程中感染性肺炎　分娩时的感染常经过一定的潜伏期才发病。发病时间因不同病原体而异，一般在出生数日至数周后发病。如细菌性感染多在出生后3～5d 发病，可伴有败血症。Ⅱ型疱疹病毒感染多在分娩后 5～10d 出现症状，开始可表现为皮肤疱疹，继之出现脑、肝、脾、肺等多脏器受累的症状与体征。而衣原体感染潜伏期长，先出现上呼吸道感染症状，随之出现呼吸急促、呼吸窘迫，肺部湿啰音，病程可达数周或 1 个月以上。

3. 出生后感染性肺炎　出生后感染性肺炎主要症状有呼吸困难、点头呼吸、口吐泡沫、口周发绀、反应低下、吸气性三凹征、体温异常、食欲差等，少数患儿有咳嗽。肺部体征在发病早期常不典型，可有呼吸音粗糙或降低，逐步出现肺部啰音，严重病例可出现呼吸衰竭、心力衰竭等并发症。血行感染者中毒症状重，以黄疸、肝大、脾大、脑膜炎等多系统受累为主。金黄色葡萄球菌肺炎患儿常并发化脓性脑膜炎、脓气胸、肺脓肿、肺大疱、骨髓炎等。呼吸道合胞病毒肺炎可表现为喘息，肺部听诊可闻及哮鸣音。早产儿肺炎表现不典型，常表现为呼吸暂停、不吃、不哭、体温不升等。

三、辅助检查

1. 影像学检查

（1）胸部X线：宫内感染性肺炎出生后第1天肺部X线检查可无改变，24h后逐渐出现改变。而不同病原体感染所致肺炎胸部X线改变有所不同，病毒性肺炎常以间质性肺炎为主，表现为支气管、血管周围的纤维条状密度增高影，肺间质呈网状影，可伴有肺气肿及纵隔气肿。细菌感染性肺炎常表现为肺纹理增粗、边缘模糊，小斑片状、大小不一、不对称的密度增高影，病情进展时病灶可融合成片，常伴肺气肿、肺不张，偶见大叶性实变伴脓胸、脓气胸、肺脓肿、肺大疱。

（2）胸部CT：CT分辨率高，采用薄层扫描可提高图像分辨率，显示早期病变，对于肺部其他疾病的鉴别诊断也有极大的帮助，但CT辐射量较胸部X线高，应慎重选择。

2. 实验室检查

（1）周围血象及血培养：宫内感染性肺炎患儿周围血象白细胞数大多正常或降低或增高，部分巨细胞病毒、弓形虫或梅毒螺旋体感染者红细胞、血小板计数降低。血培养和药敏试验有助于明确致病菌，但血培养阳性率往往不高。

（2）脐血或外周血IgM抗体：当IgM抗体滴度＞200～300mg/L提示宫内感染；血清特异性IgM抗体增高对病原学诊断有价值。

（3）病原学检测：出生后立即进行胃液涂片可发现

胃液中有与母亲产道相同的病原体。取患儿血标本、气管分泌物等进行涂片、培养和对流免疫电泳等检测有助于病原学诊断。对怀疑病毒感染患儿可进行病毒分离、免疫学检查或PCR检查。

（4）其他：血C-反应蛋白增高为感染性肺炎的敏感指标。应动态监测血气变化，有条件者可做肺功能检查，以协助判断肺炎的严重程度。支气管肺泡灌洗液中细胞总数及中性粒细胞增高、灌洗液上清中白细胞介素-1、白细胞介素-6、白细胞介素-8、肿瘤坏死因子升高，有助于感染性肺炎的诊断。

四、治疗

1. 基础治疗　置患儿于适中环境湿度及温度，保证热量供给，部分不能经口喂养者可采用肠外营养，经肠道喂养时需注意有无腹胀、呼吸改变等喂养不耐受的情况。维持体液和电解质平稳，保持内环境稳定。

2. 呼吸道管理　及时清理口、鼻、咽分泌物，必要时雾化吸入，确保呼吸道通畅。痰多者可使用肺部物理治疗，加强翻身拍背，体位引流，以利于分泌物排出，促进肺部病变恢复。

3. 氧疗　当有低氧血症或高碳酸血症时可根据病情和血气分析检查结果，适当给予氧疗。可依患者情况选择鼻导管、面罩、头罩或鼻塞持续气道正压给氧，维持动脉血氧分压在6.65～10.7kPa（50～70 mmHg），不高于13.33kPa（100mmHg），以防止氧中毒。呼吸衰竭时可采用气管插管和机械通气治疗，同时给予心电图、血氧监护，密切注意呼吸机应用可能存在的并发症，适时停机。

4. 抗病原体治疗　应针对病原选用药物。医院内感染者耐药菌发生率较高，应根据当地病原菌特点选择抗菌药，并结合药敏试验结果调整药物。B 族溶血性链球菌可用青霉素 2 万～4 万 U/(kg·d)、氨苄西林 100～200mg/（kg·d），疗程 10～14d；李斯特菌肺炎可用氨苄西林；解脲支原体或衣原体肺炎可选用红霉素 20～30mg/（kg·d），疗程 2～3 周；巨细胞病毒肺炎可用更昔洛韦，单纯疱疹病毒肺炎可用阿昔洛韦 10～15mg/kg。因氨基糖苷类抗菌药对母体和胎儿均有毒性作用，故应避免使用氨基糖苷类抗菌药。

五、预防

1．育龄妇女在婚前应注射风疹疫苗及 GBS 荚膜多糖疫苗等。

2．分娩过程中应避免过多的阴道指检。羊膜早破应严密监测，尽早结束分娩。有绒毛膜羊膜炎或胎盘炎症者应取脐血、羊膜、胎盘做相关检查，以便早诊早治。胎儿娩出后应在无菌操作下吸净胎粪及污染的羊水。

3．母婴同室、婴儿室、新生儿病房及新生儿重症监护室（NICU），应严格执行隔离制度，护理新生儿前必须严格洗手，能引起疾病流行的患儿应给予隔离，病房不应过度拥挤，患有呼吸道感染者严禁探视，有感染性疾病的医护人员应暂时隔离，给予相应治疗。

（李　沫）

第七节　新生儿支气管肺发育不良

对氧的依赖超过 28d，肺部 X 线片表现异常的所有婴儿均可诊断为慢性肺疾病(chronic lung disease，CLD)。支气管肺发育不良（bronchopulmonary dysplasia，BPD）是慢性肺部疾病的新生儿期表现形式，通常发生在生命早期并在呼吸道疾病［例如呼吸窘迫综合征（RDS），胎粪吸入综合征］基础过程之后，是早产儿、尤其是小早产儿呼吸系统常见疾病，也是婴儿期慢性呼吸系统疾病的主要病因，严重影响早产儿存活率及生活质量。

根据较大胎龄的患儿，需要维持正常经皮动脉血氧饱和度（89%）的氧气吸入或呼吸支持的类型而分度。

1. 轻度 BPD　不需要吸氧。

2. 中等 BPD　继续需要吸 30%的氧气。

3. 严重 BPD　需要吸入超过 30%以上的氧气和(或)包括持续气道正压通气或机械通气。

一、诊断要点

1. 出生时胎龄≤32 周，氧疗≥28d，且矫正胎龄 36 周仍需吸氧;出生时胎龄≥32 周者，出生后 56d 仍需要吸氧。

2. 呼吸快，呼吸衰竭或伴气道高反应性。

3. 肺水肿、心力衰竭。

4. 体重增加缓慢。

5. 低氧血症，高碳酸血症。

6. 影像学改变：同 RDS 改变，肺透过度下降，肺气肿、肺纹理紊乱。肺病变部位囊性透光区。心脏影增大。

二、治疗要点

1. 维持适度的氧合和通气：先维持通气功能，之后是维持适度氧合功能。通常转出 NICU 后改为家庭氧气治疗。

2. 适度的营养：BPD/CLD 患儿需要的热量为 150～200kcal/（kg · d）以维持 10～30g/d 的体重增长。

3. 限制液体：控制进入体液量在 150ml/（kg · d）；严重 BPD 时，液体入量为 110～130ml/（kg · d）。

4．早期动脉导管未闭（PDA）的关闭。

5．药物治疗：包括支气管扩张药、类固醇、利尿药等。肺水肿或肺炎症时应用支气管扩张药及糖皮质激素，但不作为常规应用。

（1）支气管扩张药：通过松弛支气管的平滑肌以改善肺结构和气体交换。由于早产儿的支气管平滑肌发育差，支气管扩张药对解除气道阻力也可能无效。沙丁胺醇 0.1～2.5mg/kg 加至 2ml 生理盐水中，q4～6h，雾化吸入；特布他林 0.03～0.3mg/（kg · d），雾化吸入。

（2）类固醇具有减少肺部炎症和改善严重 RDS 患儿的肺功能。BPD 患儿有下气道梗阻表现时根据病情需要可雾化吸入糖皮质激素治疗。反复肺水肿而利尿药无效，以及出现喘鸣等支气管高反应表现时可应用糖皮质激素，如地塞米松 0.5mg/（kg · d）静脉或口服，q12h，用 3d; 减量至 0.3mg/（kg ·d），用 3d; 每 3 天减量 10%～20%。有感染存在时控制感染。

（3）利尿药：单独使用利尿药、联合使用甲基黄嘌呤和利尿药都可以改善肺结构、临床呼吸症状、撤离机械通气的能力。

（岳小哲）

第八节　新生儿肺出血

新生儿肺出血是急性肺水肿的一种特殊表现，即出血性肺水肿，表现为急性肺水肿伴红细胞漏出和毛细血管滤过液进入肺内。肺出血通常发生在体重低于 1.5kg、合并动脉导管未闭（PDA）的早产儿，在使用表面活性物质治疗时，其肺出血发病率为 11.9%。新生儿肺出血可继发于严重的出生后窘迫、恒河猴溶血性疾病所致的婴儿水肿、左侧心力衰竭、先天性心脏病、败血症、低体温、体液超负荷、氧中毒及凝血功能障碍等。小于胎龄儿（SGA）的婴儿更易出现肺出血。继发于弥散性血管内凝血（DIC）并不常见。肺出血的病死率约 38%。

一、诊断要点

1. 临床病情突然恶化。足月儿缺氧时可能出现兴奋、烦躁与呼吸机“对抗”等表现。

2. 气道中自发的、广泛的血性分泌物从气管插管内或口、鼻腔溢出。

3. 临床表现常为低血压、面色苍白、反应迟钝、呼吸暂停、发绀等。

4. 胸部听诊有广泛的捻发音伴通气功能障碍。

5. 血红蛋白可降至 10g/dl，甚至更低。

6. 血气：严重低氧，$PaCO_2$ 升高到 75mmHg 或更高，代谢性酸中毒，pH 7.10 或更低。

7. DIC 改变：凝血功能异常。

8. 胸部 X 线片严重时可呈“白肺”改变。少数情况下，可发现单一肺叶的出血影像，提示肺出血仅局限于肺的一叶。

二、鉴别诊断

1. 气道的直接创伤　由于鼻管插管或气管内插管，剧烈抽吸，机械通气或胸部插管期间的肺创伤等。

2. 胃内或母亲的血液吸入　经常在剖宫产或阴道分娩后出现，多数血液通常从鼻胃管获得。

3. 凝血功能异常　可能由于败血症，DIC 或先天性因素等导致，凝血异常多不是肺出血的原因，但会加重肺出血的程度。

4. 血液系统疾病　严重的 Rh 溶血、血小板减少症、新生儿出血性疾病等。

5. 其他 严重低体温，遗传代谢性疾病等。

三、治疗要点

1. 机械通气：肺出血的患儿均需气管插管和机械通气。患儿通常有严重的肺部疾病，PIP 应保持在 30cmH$_2$O 以上，较高的 PEEP（最高 6～7cmH$_2$O）。患儿常表现烦躁，应常规使用肌松药和镇静药直至出血得到控制。IPPV 时，低氧及低血压纠正后，仍存在严重酸中毒，则需静脉应用碱性药物。在疾病早期不应常规使用吸痰。

2. 维持血压正常，可应用血管活性药物，必要时输注血制品。

3. 液体应限制在 60～80ml/（kg・d），合并 PDA 时更应注意控制液体量。

4. 由贫血引起的心力衰竭，需要输注浓缩红细胞，以使血红蛋白达到 130～140g/L。

5. 一旦发生肺出血，立即给予呋塞米 1mg/kg，必要时可重复使用。

6. 病因治疗：有明确感染时可选择覆盖葡萄球菌和假单胞菌的广谱抗生素。

7. 动态监测生命体征、血气；定期行 X 线胸片检查；高通气压力时，需要观察其潜在的并发症。

（岳小哲）

第九节 新生儿气漏综合征

气漏综合征（air leak symdrome）定义为气体从各级气管、支气管逸出，在其他本不该有气体的体腔内沉积的现象。逸出气体通过不同途径，沉积在不同部位，可造成不同类型的气漏：间质性肺气肿（pulmonary interstitial emphysema，PIE）、气胸（pneumothorax）、纵隔气肿（pneumomediastinum）、心包积气（pneumopericardium）、气腹（pneumoperitoneum）及皮下气肿（subcutaneous emphusema）。

气漏综合征最常见的原因为对脆弱而不成熟的肺应用不适当的机械通气，因此新生儿更为常见，而其严重程度与体重有关。新生儿气漏综合征的发病率为 1%～2%，而机械通气的新生儿发病风险增加 40%。其他危险因素：出生后窒息的复苏、早产儿 RDS，足月儿的胎粪、血液、羊水等吸入，肺炎及先天畸形等。此外，转诊、无产兆剖宫产、湿肺、呼吸系统疾病等，也导致气漏综合征发病率增加。由于气漏综合征会增加 RDS 的死亡率，因此气漏综合征的预防、早期诊断和适当的干预，是严重肺功能不全新生儿护理的关键。

一、间质性肺气肿

间质性肺气肿（pulmonary interstitial emphysema，PIE）是指由于肺泡通气不均，气体更易进入顺应性较好的肺单位，使其过度扩张而导致细支气管和肺泡管断裂，气体从正常气道逸出，沉积在肺间质、淋巴及静脉循环中。

（一）诊断要点

1. 病因　PIE 多数与 RDS 相关，也可由于其他因素引起，如胎粪吸入综合征及败血症。NICU 的新生儿中，2%～3%的新生儿发生 PIE。患有 RDS 的早产儿其发生率升至 20%～30%。早产儿高通气设置的常规机械控制通气（CMV）是 PIE 的主要危险因素。

2. 发病机制　该病主要发生于机械通气下的早产儿，多见于极低或超低出生体重儿，可使邻近肺组织受压萎陷，顺应性降低；气道阻力增加；肺淋巴循环障碍，从而使肺泡和间质液体滞留；由于临床症状加重，常需要进一步提高呼吸机的压力，导致更多的气体进入间质，形成恶性循环。PIE 发生后，可导致各种其他类型的气漏综合征，肺压持续增高，气体沿细支气管或血管旁进入纵隔，可引起纵隔气肿；从纵隔进一步进入胸膜腔，可引起张力性气胸。PIE 和纵隔气肿进入心包腔可引起心包积气。纵隔气肿可进入颈部引起皮下气肿，或进入后腹膜引起后腹膜积气，后腹膜积气又可进入腹腔，引起气腹，而进入阴囊成为阴囊气肿。在少见情况下，气体进入肺静脉可引起空气栓塞。

3. 临床表现　PIE 可单侧，也可以是双侧受累。甚至可与气胸同时存在。这些患儿的 PIE 常在出生后 24h 内出现，会使肺顺应性（compliance）降低，肺部血流减少，而造成换气功能的减低，表现为低血压、心动过缓、低氧、高碳酸血症和酸中毒，从而导致对呼吸支持需要增加。

根据空气潴留位置的不同，可分为如下两类。

（1）肺内（intrapulmonary）间质气肿：空气聚集于肺叶间的间隔中。

（2）胸膜内（intrapleural）间质气肿：空气聚集于脏层胸膜以下，可称为气囊症（pneumatosis）。

根据临床表现不同，两种经典的 PIE，即弥漫性和局限性 PIE，但两者的病因无明显差异，而弥漫性 PIE 常与呼吸机应用时间过长相关。需注意的是，PIE 患儿发生死亡或支气管肺发育不良（BPD）的关系最大的因素是极低出生体重儿或极小胎龄儿。其潜在并发症包括间质气囊上皮化生、肺顺应性下降、肺静脉气体栓塞或导致支气管肺发育不良及慢性肺疾病。

4. 其他检查　临床症状缺乏特异性，主要依据影像学及病理，X 线胸片多呈单叶或多叶散在的囊样变化可见多发、不规则充气型囊肿，包括线状、椭圆或球囊形气囊，常伴有纵隔向对侧移位，心脏体积减少，肺体积增大。

（二）治疗要点

1．如不严重，PIE 通常采用非手术治疗，降低通气。患侧向下卧位，利用健侧呼吸对该病有益。

2．对于非手术治疗无效的患儿可应用 Swan-Ganz 漂浮导管单肺通气。

3．对于局限性的 PIE 可健侧选择性支气管插管，至少 48h。

4．如果 PIE 为双侧性，由于病变肺单位的时间常数较长，可以缩短呼吸机的吸气时间（如 0.1s），潮气量和吸气峰压均降至较低水平，来减少通气，从而得到休息，过度充气现象会逐渐消退。

5．对于严重、复杂的 PIE，需要肺切除术。高频正压通气或高频喷射通气也可减轻气漏的严重程度。

二、气胸

气胸是指气体进入胸膜腔（脏层胸膜与壁层胸膜之间），极低出生体重的早产儿发生率为 6%～10%，足月儿发病率为 1%。

（一）诊断要点

1．病因

（1）肺实质性疾病：新生儿呼吸窘迫综合征和葡萄球菌肺炎等的引起肺泡通气不均匀，以及如血液、羊水或胎粪吸入引起的气道部分阻塞，都是气胸的基本病因。如同时应用正压通气，大大增加了气胸和纵隔气肿的风险。

（2）各种原因所致的肺压（transpulmonary pressure）异常增高

①首次呼吸，胸腔负压可达到 100cmH_2O。

②肺萎陷时，不均一通气、肺出血、PS 缺乏和胎儿期的肺内液体残留等也可以造成肺泡过度扩张破裂。

③RDS 患儿在应用表面活性物质后，肺顺应性得到增加而未及时降低呼吸机参数。

④在肺顺应性降低时，为获得正常的氧合和通气而使用较高的气道压力。

⑤机械通气时，自主呼吸与人工呼吸机不同步，患儿在呼气时与呼吸机对抗，使气道压力明显增高。

⑥常频正压通气时，吸气峰压过高或吸气时间过长等。

（3）直接的机械损伤：医疗器械损伤气道表层均可导致气胸和纵隔气肿，如喉镜、气管插管、吸引管、胃管放置不当等。外伤等造成壁层胸膜的破裂，气体可因胸膜腔负压作用进入胸膜腔，也可引起气胸。

2. 临床表现　轻型气胸早期表现常不典型，通常需要放射检查。随着疾病进展，常见临床表现为自主呼吸恶化，尤其是机械通气的新生儿。突然出现临床症状恶化，包括动脉血气逐渐恶化，增加对氧或机械通气的需要。患儿出现烦躁不安，血压增高，患侧胸廓抬高而导致两侧胸廓不对称，患侧呼吸音降低。随着气漏进展，呼吸窘迫加重，包括呼吸增快、呻吟、鼻扇、胸壁凹陷。出现呼吸暂停和心动过缓的频率增加、心尖冲动移位；大量积气可导致血压降低、心率下降等生命体征不稳定的表现。当张力性气胸发生时，可出现急性或慢性的发绀，常合并急性心率过缓、低血压、脉压及外周灌注降低、桶状胸和急性腹胀。而张力性气胸的死亡常发生在影像诊断之前，其诊断后需立即抢救。

3. 其他检查

（1）胸透光试验，可在进行胸部 X 线摄片检查前做出气胸的诊断并进行治疗。常采用光线强度较大的冷光源直接接触胸壁进行探查，也可利用光线较强的细小手电筒。在检查时，需保持室内光线较暗，当存在大量气胸时，会出现整个患侧胸腔透亮，而对侧由于受压，透亮范围很小。

（2）怀疑气胸时，需完善前、后位X线胸片。较小的气胸，患侧朝上卧位X线片效果更好。当气体在外侧时，可出现肋膈角异常。较大的张力性气胸时在X线片较易辨认，可表现为患侧肺有脏层与壁层胸膜分离的透亮区，横膈平坦和纵隔向对侧移位，同侧肺叶萎陷。而早产儿严重的RDS，由于肺本身已有实变，张力性气胸时肺萎陷可不明显，只有轻微的纵隔移位。

（3）穿刺诊断：当张力性气胸引起临床急剧变化时，可胸腔穿刺进行诊断，同时也作为治疗手段。

（二）治疗要点

1. *治疗* 依据其严重程度而定。

（1）当患儿无典型症状无通气支持时，无须特殊处置，常在24～48h吸收。足月儿存在较小而不复杂的气胸，无须机械通气，应用100%氧气吸入，可促进氮气吸收，改善气胸。而对于早产儿由于氧中毒和ROP风险，不宜应用。

（2）对于有症状的气胸或临床急剧恶化或血流动力学受影响时需胸腔穿刺排气。穿刺部位为锁骨中线或腋前线，第3肋间隙。用23～25号导管或头皮针连接带活塞的20ml注射器，紧急胸膜腔穿刺。在穿刺同时进行抽吸，当进入胸膜腔后即有气体迅速进入注射器，此时不应继续进针，以免肺组织损伤。如有持续的气体吸出，静脉套管针的外套可以留置、连接“T”接头和静脉延伸管进行持续低负压吸引。也有报道称机械通气患儿如果生命体征平稳，无须穿刺。

（3）胸腔穿刺引流在张力性气胸和机械通气气胸进展患儿是必要的。常应用8～12F导管，部位为锁骨中线，2～3肋间隙或腋前、腋中线，4～6肋间隙。胸导管可连接10～20cmH_2O负压促进排出。操作完成后，引流管放置将可见持续的气体排出，临床氧合和循环状态迅速好转。需要完善X线胸片确定肺膨胀程度及胸导管位置。如果胸导管持续气体流出，需考虑导管处肺穿孔或气管内吸入的支气管胸膜瘘。这种情况，需要单侧肺通气，肺切除和支气管瘘缝合。气漏停止后，胸导管水下封闭24h。如无气体继续排出，自主呼吸时呼气时拔出胸导管；机械呼吸时吸气时拔出。拔管需完善胸片。另外，早产儿可应用8～10F猪尾导管或18号导管。值得注意的是早产儿肺穿孔及导管阻塞风险更高。

2. 预防　预防主要依靠在机械通气时尽可能用较低的呼吸机压力，应用低潮气量通气和允许性高碳酸血症及应用PS等肺保护性通气策略，可减少气胸的发生。由于气胸多由间质性肺气肿发展而来，需在PIE发展为气胸前进行积极的治疗。对新生儿减少不必要的气管内吸引和手工球囊加压通气、酌情使用高频通气等对预防气胸有一定的意义。

三、纵隔气肿

当气漏进入纵隔腔，称为纵隔气肿。

（一）诊断要点

1. 临床表现　单纯的纵隔气肿常无症状，在低通气下自行缓解，需密切观察有无其他可能出现的气漏综合征，尤其是气胸。值得注意的是，如纵隔腔气体累积到一定体积，也可导致呼吸急促和低氧。听诊可出现心音遥远。如果纵隔气肿较重，可造成全身及肺静脉栓塞，可导致纵隔区域扩张、颈静脉怒张及低血压。

2. 其他检查 该病的诊断，主要依靠影像学，包括胸部正、侧位X线片，由于纵隔积气通常发生于前纵隔腔，位于心脏之前，以侧位片较为明显。正位X线片特征表现为胸骨与心界之间透亮。积气常位于中央，将胸腺包围或使其抬高，形成大三角帆影像。而侧位X线片可看见集于纵隔腔的空气而确立诊断。

（二）治疗要点

纵隔气肿的治疗：一般纵隔气肿的临床意义较小，没有必要进行引流治疗，以保持适中环境温度、避免哭闹、维持体液酸碱平衡，治疗原发疾病及并发症为主。极少数情况下，纵隔积气不能通过其他途径进行减压，如进入胸腔、后腹膜、颈部软组织等，可引起张力性压迫，需要纵隔引流。

（朱俊丞）

第十节 新生儿持续肺动脉高压

新生儿持续肺动脉高压（persistent pulmonary hypertension of the newborn，PPHN）是指出生后肺血管阻力持续性增高，肺动脉压超过体循环动脉压，使由胎儿型循环过渡至正常“成人”型循环发生障碍，而引起的心房和（或）动脉导管水平血液的右向左分流，临床上出现严重低氧血症等症状。本病多见于足月儿或过期产儿。

一、病因

1. 宫内慢性缺氧或围生期窒息。

2. 肺实质性疾病，如呼吸窘迫综合征（RDS）、胎粪吸入综合征等。

3. 肺发育不良，包括肺实质及肺血管发育不良。

4. 心功能不全，病因包括围生期窒息、代谢紊乱、宫内动脉导管关闭等。

5. 肺炎或败血症时由于细菌或病毒、内毒素等引起的心脏收缩功能抑制、肺微血管血栓、血液黏滞度增高、肺血管痉挛等。

二、诊断要点

1. 临床表现　多为足月儿或过期产儿，常有羊水被胎粪污染的病史。生后除短期内有呼吸困难外，常表现为正常；然后，在出生后 12h 内可发现有发绀、气急，而常无呼吸暂停、三凹征或呻吟。

2. 查体及辅助检查　可在左或右下胸骨缘闻及三尖瓣反流所致的心脏收缩期杂音。动脉血气显示严重低氧，二氧化碳分压相对正常。约 50%患儿胸部 X 线片示心脏增大。对于单纯特发性 PPHN，肺野常清晰，血管影少；其他原因所致的 PPHN 则表现为相应的胸部 X 线特征，如胎粪吸入性肺炎等。心电图检查可见右心室占优势，也可出现心肌缺血表现。超声多普勒检查能排除先天性心脏病的存在，并能评估肺动脉压力。

3. 诊断试验

（1）高氧试验：头罩或面罩吸入 100%氧气 5～10min，如缺氧无改善或测定导管后动脉氧分压＜50mmHg 时，提示存在 PPHN 或发绀型先天性心脏病所致的右向左血液分流。

（2）动脉导管开口前（常取右桡动脉）及动脉导管开口后的动脉（常为左桡动脉、脐动脉或下肢动脉）血氧分压差：当两者差值大于 20mmHg 或两处的经皮血氧饱和度差＞10%，又同时能排除先天性心脏病时，提示患儿有 PPHN 并存在动脉导管水平的右向左分流。

（3）高氧高通气试验：对高氧试验后仍发绀者在气管插管或面罩下行气囊通气，频率为 100～150/min，使二氧化碳分压下降至“临界点”（30～20mmHg）。PPHN血氧分压可大于100mmHg，而发绀型先天性心脏病患儿血氧分压增加不明显。如需较高的通气压力（>40cmH_2O）才能使二氧化碳分压下降至临界点，则提示PPHN患儿预后不良。

三、治疗要点

1. 支持治疗

（1）监测血氧浓度，尽量减少人为操作造成患儿哭吵而导致血氧分压下降。

（2）积极寻找病因，治疗原发病，合并肺炎时应用抗生素。

（3）维持正常血压：当有血容量丢失或因应用血管扩张药后血压降低时，可输注5%的白蛋白、血浆或全血。

2. 辅助通气治疗　PPHN时可出现持续低氧血症，当吸入氧浓度大于60%，PaO_2<45mmHg时，应使用气管插管机械通气。呼吸机模式和采用间歇正压通气。当吸气峰压（PIP）>30cmH_2O，平均气道压（MAP）>15cmH_2O 效果仍差时，建议高频振荡通气治疗，建议MAP设置>20cmH_2O，高$PaCO_2$时，可以将振幅水平设置在高水平范围，注意监测血气分析。

3. 一氧化氮吸入治疗　一氧化氮吸入治疗为目前唯一公认的有效降低肺动脉压力的治疗方法。

（1）常用治疗PPHN的NO剂量开始用20×10^6/L浓度，可在4h后降为（5～6）$\times10^6$/L维持；一般持续24h，也可以用数天或更长时间，一般不超过5d。

（2）应持续监测吸入气NO和NO_2浓度，间歇测定血高铁血红蛋白的浓度（可每12小时测定1次），使其水平不超过7%。

（3）早产儿应用NO后应密切观察，注意出血倾向。

4. 降低肺动脉压力的药物

（1）肺表面活性物质：肺表面活性物质可使肺泡均一扩张，促进 NO 弥散入肺泡邻近的血管内皮细胞，以降低肺动脉压力。尤其适用于合并胎粪吸入综合征及新生儿急性呼吸窘迫综合征的患儿。推荐剂量 120mg 稀释成浓度 12mg/ml，分次气道灌洗。

（2）西地那非：通过抑制磷酸二酯酶 5，提高环磷酸鸟苷水平，从而促进内源性 NO 生成，起到扩张血管作用，降低肺动脉压力。可作为 NO 治疗的替代及补充治疗。用法用量：每次 0.3～1mg/kg，6～12h 一次，口服，最大用量为 3mg/kg。静脉用药：饱和量 0.4mg/kg 持续泵入 3h 以上。维持量 1.5mg/（kg · d），持续静脉泵入。

（3）米力农：通过抑制磷酸二酯酶 3，增加细胞内环磷酸腺苷水平，从而降低肺动脉压力。饱和量 50～75mcg/kg 静脉泵入 60min 以上。维持量 0.33～0.99mcg/（kg · min），24～72h 静脉泵入。

（4）其他：前列环素（伊洛前列素）、内皮素受体拮抗药（波生坦）、重组人超氧化物歧化酶（rhSOD）、亚硝基乙酯（ENO）、精氨酸等在国内外均有应用，但缺乏大样本对照试验。托拉唑啉、硫酸镁、前列腺素 E_1、肌松药因其副作用大目前已较少用于本病。

（李银萍）

第十一节　新生儿呼吸衰竭

呼吸衰竭是呼吸中枢和（或）呼吸器官病变所引起的肺部气体交换障碍，继而造成机体缺氧及二氧化碳潴留的呼吸功能障碍。新生儿呼吸衰竭是新生儿时期最常见的危急重症之一，也是引起新生儿死亡的主要原因。

一、分类

1．根据血气变化的特点分为低氧血症型（Ⅰ型呼吸衰竭）和低氧血症伴高碳酸血症（Ⅱ型呼吸衰竭）。

2．根据发病机制，也可将呼吸衰竭分为通气和换气性两大类。

3．根据发病部位的不同，又分为中枢性和周围性。

4．根据病程经过分为急性和慢性，新生儿呼吸衰竭多为急性呼吸衰竭。

二、病因

1．上呼吸道梗阻　后鼻孔闭锁、小颌畸形、声带麻痹、喉蹼、鼻咽肿物、喉气管软化症、咽喉或会厌炎症水肿、分泌物阻塞上气道等。

2．肺部疾病　肺透明膜病、肺炎、吸入综合征、湿肺、肺不张、肺出血、肺水肿、肺发育不良等。

3．肺扩张受限　气胸、胸腔积液（血、脓、乳糜液等）、膈疝、胸腔或纵隔肿瘤、肿块、腹部严重膨胀等。

4．心血管疾病　先天性心脏病、心肌炎、急性心力衰竭、休克等。

5．神经系统与肌肉疾病　围生期窒息、脑病、颅内出血、中枢神经系统感染、早产儿原发性呼吸暂停、新生儿破伤风、先天畸形、药物中毒等。

6．其他　代谢紊乱，如低血钠、低血糖、严重代谢性酸中毒等；低体温或体温过高；先天遗传代谢障碍等。

三、病理生理

呼吸衰竭通常分为通气功能障碍、换气功能障碍和弥散障碍。

1．通气功能障碍（肺泡通气量减少）　$PaCO_2$ 增高明显，同时可有 PaO_2 降低。

（1）阻塞性通气障碍：气道阻力增加，新生儿的气道直径小，毛细支气管的平滑肌薄而少，气道阻力明显大于成年人，呼吸道梗阻主要是黏膜肿胀和分泌物堵塞；气管及支气管壁软弱，易于塌陷，增加气道阻力；在新生儿肺部疾病时易于发生阻塞性通气功能障碍。

（2）限制性通气障碍：肺泡扩张受限制。

①肺外病变：中枢病变或药物使呼吸中枢抑制或受损；神经肌肉疾病累及呼吸肌；胸壁和肺的顺应性降低，使肺泡不易扩张和回缩（如胸腔积液、积气、横膈疝）。

②肺部实质性病变：如HMD、肺炎等使肺僵硬不易扩张。

2. 换气功能障碍（肺泡氧与肺毛细血管网之间气体交换障碍）　主要表现为肺泡通气与血流比例（V/Q）失调，以 PaO_2 降低为主。

（1）V/Q 过高：肺泡通气正常，而血流量减少，吸入的气体很少或没有参与交换，增加了肺泡的无效腔量，称无效腔通气。

（2）V/Q 过低：肺泡萎陷时，血液经过肺血管而未进行气体交换，有效肺泡通气量减低，而肺泡毛细血管血流量正常，称为肺内分流。

3. 弥散障碍　指气体分子通过肺泡毛细血管膜进行气体交换的过程，是物理性的弥散过程发生障碍。

（1）肺泡膜面积：越小弥散量越少，在肺实质病变肺不张时，易于引起弥散功能不足。

（2）肺泡膜增厚，弥散量小。

（3）血液与肺泡气体接触时间过短，气体弥散量下降。在体力负荷加大、血流加快时，血液与肺泡气体接触时间缩短而发生明显的弥散障碍。

（4）肺泡膜两侧的气体分压差降低，弥散量减少。

四、临床表现

1. 原发病表现　如 RDS 在生后出现呼吸急促、呻吟；后鼻孔狭窄者闭口后不能有效呼吸等。

2. 呼吸系统症状

（1）中枢性呼吸衰竭：主要表现为呼吸节律、呼吸频率的改变，可出现各种异常呼吸，潮式呼吸、双吸气、呼吸暂停、下颌呼吸等。

（2）周围性呼吸衰竭：主要表现为呼吸困难。呼吸增快、三凹征、鼻翼扇动，早期浅快，后期缓慢。

3. 低氧血症表现

（1）发绀：血氧饱和度低于 80%出现发绀，以口唇、口周、甲床等处最为明显。

（2）神经系统：早期烦躁不安、易激惹，继而嗜睡、意识障碍，严重者出现颅压增高、惊厥、脑疝。

（3）循环系统：早期血压增高，心率增快，严重者心音低钝、心率减慢、心律失常，甚至休克。

（4）肾功能障碍：少尿或无尿等。

（5）消化系统：胃肠道紊乱，严重者可有消化道出血，肠麻痹等。

（6）电解质紊乱和酸碱失衡。

4. 高碳酸血症表现

（1）可有烦躁、嗜睡、昏迷、多汗、抽搐，甚至出现脑疝的相应症状。

（2）心率增快、血压上升，严重时可有心率减慢。

五、诊断要点

1. 症状（临床指标）

（1）呼吸困难：安静时呼吸频率持续＞60/min 或呼吸＜30/min，出现呼吸节律改变，甚至呼吸暂停，三凹征（胸骨上、下，锁骨上窝及肋间隙软组织凹陷）明显，伴有呻吟。

（2）发绀：除外周围性及其他原因引起的发绀。

（3）神志改变：精神萎靡，反应迟钝，肌张力低下。

（4）循环改变：肢端凉，毛细血管再充盈时间延长、心率增快或减慢等。

注意：临床指标中（1）（2）为必备条件，（3）（4）为参考条件。无条件做血气分析时，若具备临床指标的（1）（2）两项，可临床诊断为呼吸衰竭。

2. 实验室检查（血气分析指标）

（1）Ⅰ型呼吸衰竭：海平面，吸入空气时 $PaO_2 \leqslant$ 50mmHg（6.7kPa）。

（2）Ⅱ型呼吸衰竭：$PaO_2 \leqslant$ 50mmHg，$PaCO_2 \geqslant$ 50mmHg。

轻症：$PaCO_2$ 在 50～70mmHg。

重症：$PaCO_2 \geqslant$ 70mmHg。

六、治疗要点

呼吸衰竭的治疗原则是保证足够的通气和氧供，改善肺循环，纠正酸中毒，降低机体耗氧量，治疗原发病及并发症。

1. 病因治疗　治疗原发病是根本的治疗，如 RDS 采用 PS 替代治疗，对先天性心脏病，心脏衰竭伴肺水肿所致呼吸衰竭应采用正性肌力药和利尿药；对于肺部感染选用合理的抗感染治疗；后鼻孔梗阻者给予口腔人工气道放置，因先天畸形引起者，应及时手术矫治等。

2. 一般治疗

（1）保温：保持周围环境温度在中性温度范围，使其耗氧量最小并减少能量的消耗。

（2）保持呼吸道通畅：舒适卧位、翻身、叩背、吸痰等。

（3）其他：营养支持，液体平衡。

3. 氧疗

（1）指征：$PaO_2 \leqslant 50mmHg$。

（2）目的：提高氧分压；改善机体氧供应，保证通气量；纠正呼吸性酸中毒。

（3）供氧方法：鼻导管法，鼻旁管法，面罩给氧，头罩给氧。

4. 辅助通气

（1）持续气道正压通气（CPAP）：适用于有自主呼吸能力，肺泡功能残气量减少，肺顺应性降低的肺病，或者为有创呼吸机撤离后的过渡。

（2）常频机械通气：目的在于改善通气、换气功能，纠正低氧及高碳酸血症，改善临床症状，为治疗引起呼吸衰竭的原发病争取时间。

（3）高频振荡通气（HFOV）：是目前新生儿高频通气中临床采用最多的方式，HFOV 呼吸过程是主动的，在共振条件下气道阻力最小，气体容易出入肺泡，通气效率高，利于气体交换；适用于常频机械通气参数吸气峰压较高，其动脉血氧饱和度仍<90%，或二氧化碳分压>65mmHg 时。

5. 特殊呼吸支持

（1）肺表面活性物质（PS）

呼吸窘迫综合征的应用：用法用量参照本章第五节。

非呼吸窘迫综合征的应用：PS 不仅能替代治疗新生儿呼吸窘迫综合征，且对新生儿严重肺部疾病导致的难治性呼吸衰竭有明显疗效，如 ARDS、MAS、重症肺炎、肺出血等，因为这些疾病常伴随 PS 合成、分泌减少或 PS 失活及生物活性发生改变。用法用量：气管内给药，100～200mg/kg。

注意事项：用药前要充分清理呼吸道分泌物，一般用药 6h 内禁止吸痰。

（2）一氧化氮（NO）吸入治疗：NO 是血管内皮细胞产生的内皮衍生舒张因子，能有效地扩张且只扩张与通气良好的肺单位相关的肺血管，降低肺血管阻力，减少肺内分流，增加通气与血流比值，改善氧合，降低氧合指数，提高动脉血氧张力，故能有效治疗新生儿难治性呼吸衰竭并发的肺动脉高压。

（3）体外模肺（ECMO）：是通过体外设备，较长时间的全部或部分替代心肺功能的持续性生命支持技术，可使有严重病变的心肺得以充分的休息，从而获得病变治愈和功能恢复的时间（详见第 3 章第八节）。

6. 新生儿生命体征的监护　新生儿呼吸衰竭时生命体征的监护是治疗的重要部分，由于新生儿的生理特点与成年人有巨大差异，成年人监护仪不适用于监护新生儿，而且还存在医疗风险。针对新生儿，特别是早产儿的生理特点，应使用危重新生儿专用监护仪。

深圳市科曼医疗设备有限公司研发的 C60 全球首款新生儿专用监护仪具有专利的呼吸暂停自救技术、氧浓度监测技术、EXNeo™ 心电技术、Adap-DSP™ 血压技术、Masimo 血氧技术等。这些监护仪的特点是具有新生儿窒息唤醒功能，可自动唤醒深度睡眠或其他原因导致呼吸暂停的新生儿。长期的临床实践证实，监护仪的氧浓度监测技术可有效预防新生儿或早产儿氧中毒，监护仪可准确测量新生儿血压、心电等生命体征。为各种患病与危重新生儿的生命体征监护、急救提供重要保证。

（夏艳秋）

第2章 婴幼儿及儿童呼吸系统常见疾病

第一节 急性上呼吸道感染

急性上呼吸道感染（acute upper respiratory infections）是指鼻腔、咽或喉部急性炎症的总称。亦常用“感冒”“鼻炎”“急性鼻咽炎”“急性咽炎”“急性扁桃体炎”等名词诊断，统称为上呼吸道感染，简称“上感”。是小儿最常见的急性感染性疾病。

一、病因

1. *病原* 上呼吸道感染 90%以上的原发病原为病毒，常见病毒为鼻病毒、柯萨奇病毒及艾柯病毒、流感病毒、副流感病毒、呼吸道合胞病毒、腺病毒、人偏肺病毒。细菌感染占 10%左右，常见的细菌有 A 组乙型溶血性链球菌、肺炎链球菌、流感嗜血杆菌及葡萄球菌。肺炎支原体也是引起上呼吸道感染的病原。

2. *小儿上呼吸道的解剖和免疫特点* 婴幼儿时期头面部发育不足，鼻腔、咽部、喉部狭窄，富于血管及淋巴组织，感染时易造成堵塞，甚至呼吸困难。咽喉壁淋巴组织感染可发生咽后壁脓肿。婴幼儿鼻泪管短，开口接近眼的内眦部，且瓣膜发育不全，感染时容易侵入眼结膜。鼻窦发育不充分，鼻窦口相对较大，且鼻窦黏膜与鼻腔黏膜相连接，易发生鼻窦炎。

3. 易感因素　先天性心脏病、免疫缺陷病、营养不良、贫血、佝偻病等；缺乏锻炼、过度疲劳及有过敏体质；大气污染、被动吸烟、气候骤变等均可降低呼吸道黏膜防御能力。

二、诊断要点

1. 临床表现　由于年龄、体质、病原体等不同，病情的缓急及轻重程度也不同。

（1）症状：轻症可有流涕、鼻塞，喷嚏等呼吸道卡他症状，一般3～4d自然痊愈。部分患儿有咳嗽、咽痛、食欲缺乏、呕吐、腹泻、发热、头痛、全身无力、睡眠不安等症状。婴幼儿一般以全身症状为主，可因鼻塞出现拒奶或呼吸急促。年长儿则以局部症状为主，全身症状较轻。

（2）体征：咽部充血，咽后壁组织增生，扁桃体红肿或有脓性渗出物，有时淋巴结大。心肺听诊无异常。

2. 急性上呼吸道感染特殊类型

（1）疱疹性咽峡炎：是由肠道病毒引起的，以粪-口或呼吸道为主要传播途径，夏季、秋季高发。以发热、咽痛、咽峡部黏膜小疱疹和溃疡为主要表现，查体可出现咽部充血，在咽腭弓、软腭、悬雍垂黏膜上可见多个2～4mm大小灰白色疱疹，1～2d后疱疹破溃形成溃疡，为自限性疾病，病程1～2周。

（2）咽结合膜热：由腺病毒3、7型引起，好发于春夏季，散发或小流行。以高热、咽痛、结膜炎为主要表现，查体发现咽部充血，一侧或双侧眼结合膜炎，颈及耳后淋巴结无痛性增大，病程1～2周。

3. 实验室检查

（1）血常规：病毒感染一般白细胞计数偏低或在正常范围内，中性粒细胞百分比减少，淋巴细胞相对增高。细菌感染则白细胞总数大多增高，严重病例有时也可减低，中性粒细胞百分数仍增高。

（2）C-反应蛋白和降钙素原：细菌感染时一般C-反应蛋白和降钙素原会升高。

4. 鉴别诊断

（1）流行性感冒：由流感病毒、副流感病毒引起。有明显流行病史，多有全身症状（如高热、四肢酸痛、头痛等），局部症状较轻。

（2）消化系统疾病：婴幼儿上呼吸感染往往有消化道症状，注意与急性胃肠炎、急性阑尾炎等鉴别，仔细检查腹部，有无固定压痛、反跳痛及肌紧张等特征。

（3）过敏性鼻炎：患儿的全身症状不重，鼻塞、鼻痒、打喷嚏、流清涕等病程较长且反复发作，应考虑过敏性鼻炎可能，鼻拭涂片检查时可见嗜酸粒细胞增多、过敏原检测阳性可助诊断。

三、治疗要点

1. 一般治疗　临床症状轻，不给予药物治疗，主张充分休息、多饮温开水、保持良好的周围环境，注意室内适当的温度、湿度。

2. 对因治疗

（1）抗病毒药物：大多数上呼吸道感染由病毒感染引起，目前尚无特效抗病毒药物。可用利巴韦林［10～15mg/（kg·d）］，口服或静脉滴注，3～5d为1个疗程（严重贫血患者及肝、肾功能异常者慎用）；若为流感病毒感染，可用磷酸奥司他韦口服。

（2）抗生素：合理应用抗生素，继发有细菌感染可选用抗生素治疗，常用青霉素、头孢菌素类，若为链球菌感染，疗程需10～14d。有肺炎支原体或肺炎衣原体感染时应用大环内酯类抗生素，如红霉素、阿奇霉素。

3. 对症治疗

（1）降温：虽然口服退热药物联合温水擦浴可缩短退热时间，但会增加患儿不适感，故不推荐使用温水擦浴退热，更不推荐冰水或乙醇擦浴方法退热；体温超过38.5℃，用适量退热药，儿童常用布洛芬、对乙酰氨基酚。对乙酰氨基酚可引起皮疹、肝肾功能损害、血小板或白细胞减少症，布洛芬可引起恶心、呕吐，甚至胃肠道溃疡及出血、皮疹、增加支气管痉挛及肝肾功能损害等，应适当选择药物，并注意用药剂量，若用过大剂量，容易导致多汗、体温骤降，甚至发生虚脱。

（2）镇静：有高热惊厥应给予镇静药。①地西泮0.2～0.3mg/kg，静脉注射；②苯巴比妥 5～10mg/kg，肌内注射或静脉注射；③5%水合氯醛1ml/kg，灌肠。

（3）局部症状：咽痛、咽部有溃疡可用口腔喷雾剂，如开喉剑喷雾剂，年长儿可口含润喉镇痛消炎片；鼻塞轻者无须处理，严重者，尤其是婴幼儿呼吸困难加重伴拒奶时，可用鼻滴剂，可用0.5%～1%麻黄碱液1～2滴/次滴鼻，此药慎用。

四、预防

1. 积极锻炼增强抵抗力；提倡母乳喂养，按时添加辅食，做到饮食均衡；注意通风换气、保持适宜的温度和湿度，及时更换患儿床铺用品、衣物。

2. 药物预防：反复患呼吸道感染或免疫缺陷病患儿可采用提高免疫力的药物，如匹多莫德、泛福舒、中药黄芪等。适量补充微量元素及维生素也有一定作用。

（吕红娇）

第二节　急性喉炎

急性喉炎又称急性感染性喉炎（acute infectious laryngitis），是指喉部黏膜的急性弥漫性炎症，多在冬春季节发病，以6月龄至3岁的婴幼儿为主。

一、病因

1. *病原*　通常先有病毒入侵，常见的病毒为流感病毒、副流感病毒、腺病毒；有时合并细菌感染，常见的细菌为金黄色葡萄球菌、链球菌和流感嗜血杆菌等。

2. *生理解剖特点*　由于小儿喉腔狭小，黏膜内血管及淋巴组织丰富且松弛，易发生炎性浸润和肿胀，喉部神经易受刺激而引起痉挛，发生喉梗阻。

二、诊断要点

1. *临床表现*　主要为发热、犬吠样咳嗽、声嘶、吸气性喉鸣、三凹征、鼻翼扇动。严重者可出现发绀、烦躁不安，甚至衰竭等，一般白天症状轻，夜间症状重。

2. *辅助检查*　喉镜检查可见声带充血水肿，喉黏膜充血肿胀，声带运动正常。

喉梗阻分度如下。

Ⅰ度：平静时无症状，活动时有吸气性喉鸣和呼吸困难，肺部呼吸音清，心率无改变。

Ⅱ度：安静时有吸气性喉鸣和呼吸困难，听诊可闻及喉鸣传导或气管呼吸音，心率稍快。

Ⅲ度：吸气性呼吸困难严重，除喉梗阻表现外，患儿因缺氧出现烦躁不安、惊恐、大汗、口唇及指（趾）发绀、胸廓塌陷，呼吸音明显减低，心率加快，心音低钝。

Ⅳ度：患儿渐显衰竭，呈昏睡状态，由于呼吸无力，三凹征可不明显，面色苍白或发灰，听诊呼吸音几乎消失，仅有气管传导音，心律失常，心音微弱，可导致死亡。

3. 鉴别诊断　根据声嘶、喉鸣、犬吠样咳嗽、吸气性呼吸困难等临床表现不难诊断，注意与喉痉挛、喉水肿、喉软骨软化症、喉或气管异物等相鉴别。

三、治疗要点

1. 一般治疗　保持呼吸道通畅，防止缺氧加重，缺氧者给予吸氧。

2. 肾上腺皮质激素　有抗炎、抑制变态反应作用。可雾化吸入布地奈德（0.5～1mg）加生理盐水 1ml，每日 2～3 次。呼吸困难可口服泼尼松，喉鸣及呼吸困难缓解或消失即可停药。重度呼吸困难时静脉滴注地塞米松（2～5mg，视年龄酌情增减）或氢化可的松（5～10mg/kg），于 4～6h 滴完，疗程 3～5d，症状缓解后即停药。

3. 抗生素治疗　如考虑细菌感染，可选用青霉素、头孢菌素类、大环内酯类药物。

4. 对症治疗　痰较多者可直接吸痰；呼吸困难严重者多伴有烦躁不安，宜用镇静药。异丙嗪（0.5～1mg/kg）口服或注射，除有镇静作用，还可减轻喉水肿的作用，剂量不宜过大；5%水合氯醛 1ml/kg 灌肠；苯巴比妥钠 5～10mg/kg 肌内注射或静脉给药。

5. 气管切开　严重喉梗阻激素治疗无缓解者应考虑手术气管切开，尤其要特别关注 1 岁以内的小婴儿。

（吕红娇）

第三节　急性支气管炎

急性支气管炎（acutebronchitis）是指由各种致病原

引起的支气管黏膜感染，由于气管常同时受累，称为急性气管支气管炎（acute tracheobronchitis），常继发于上呼吸道感染。是儿童常见的呼吸道疾病。

一、病因

1. 病原　为各种病毒、肺炎支原体或细菌，能引起上呼吸道感染的病原均可引起支气管炎。常见病毒为流感病毒、副流感病毒、鼻病毒、腺病毒、冠状病毒及呼吸道合胞病毒。在病毒感染基础上常继发细菌感染，常见细菌为肺炎链球菌、葡萄球菌及流感嗜血杆菌。肺炎支原体感染也较常见。

2. 易感因素　免疫功能低下、营养不良、过敏体质、大气污染、支气管局部结构异常等。

二、诊断要点

1. 症状　大多先有上呼吸道感染的症状，如鼻塞、流涕、咽痛等，之后咳嗽逐渐加重为主要症状，开始为干咳，1～2d 后有痰，可伴有发热、头痛、周身乏力、食欲缺乏、恶心、呕吐等。全身症状一般 4～5d 消失，咳嗽延续 7～10d，有时可迁延 2～3 周。

2. 体征　双肺听诊呼吸音粗糙，可闻及干啰音或不固定的湿啰音，咳嗽或体位变化后湿罗音减少或消失。

3. 辅助检查　血常规白细胞一般正常或升高；胸部 X 线检查无异常或两肺纹理增强紊乱。

4. 鉴别诊断　根据症状应与肺炎早期、支气管异物及肿物压迫等鉴别。

三、治疗要点

1. 一般治疗　注意休息和保暖、通风，婴儿需经常调换体位，使呼吸道分泌物易于排出，小婴儿防止呛奶。

2. 控制感染

（1）有细菌感染可适当使用抗生素：①青霉素钠 5 万～20 万 U/（kg · d），分 2～4 次，静脉注射；②氨苄西林 50～100mg/（kg · d），分 3 次口服，重症感染可 100～200mg/（kg · d），分 2 次，静脉注射；③头孢克洛 20～40mg/（kg · d），分 3 次口服，每日最多 1g；④头孢呋辛 50～100mg/（kg · d），分 2 次，静脉注射；⑤头孢曲松钠 20～80mg/（kg · d），每日 1 次；⑥头孢哌酮舒巴坦钠 40～80mg/（kg · d），分 2～4 次。

（2）肺炎支原体感染时选用大环内酯类抗生素：①红霉素 20～30mg/（kg · d），分 2 次，口服或静脉注射；②阿奇霉素 10mg/（kg · d），每日 1 次，口服或静脉注射，连用 3d 停 4d 为 1 个疗程。

3. 对症治疗

（1）镇咳：盐酸氨溴索、愈创甘油醚、乙酰半胱氨酸、氨溴特罗等。小儿慎用中枢镇咳药物，如咳嗽影响睡眠时，可适当应用。

（2）镇喘：可用沙丁胺醇、特布他林等 β_2 受体激动药雾化，喘息严重者可短期使用布地奈德、丙酸倍氯米松等雾化吸入型糖皮质激素（ICS），必要时使用全身糖皮质激素。

（吕红娇）

第四节　毛细支气管炎

毛细支气管炎（bronchiolitis）由多种致病原感染引起的病变部位在毛细支气管（主要在直径为 75～300μm 的气道）的炎症。2～6 月龄婴儿多发，冬春两季多见，散发，有时亦呈流行性。呼吸道合胞病毒（RSV）为最常见病原，此外，副流感病毒、腺病毒、鼻病毒、肺炎支原体等也可引起，也可出现混合感染。RSV 侵袭毛细支气管后，致使病变部位黏膜肿胀，黏膜下炎性细胞浸润，黏膜上皮损伤脱落，黏液分泌增多，加之毛细支气管的不同程度痉挛，最终导致部分或完全性气道阻塞，形成呼气性呼吸困难。由于毛细支气管的管壁较薄，故炎症易扩展累及周围的肺间质和肺泡，形成细支气管周围炎。<6 月龄和高危婴儿有较高的病死率。

一、诊断要点

1. 临床表现

（1）多见于 6 月龄内小儿，最大不超过 2 岁。

（2）体温低至中等度发热（>39℃高热不常见）。

（3）早期呈现病毒性上呼吸道感染症状，包括鼻部卡他症状、咳嗽、1～2d 后病情迅速进展，出现阵发性咳嗽，3～4d 出现喘息，喉部可闻及“咝咝”声，呼吸困难，严重时出现发绀，5～7d 时达到疾病高峰。

（4）其他常见症状：呕吐、烦躁、易激惹、喂养量下降，<3 月龄的小婴儿可出现呼吸暂停。

（5）肺部体征：叩诊呈过轻音，肺肝界下移，双肺呼吸音延长，可闻及哮鸣音及细、湿啰音，喘憋严重时喘鸣音有时反而减弱，应给予注意。

（6）严重时可出现发绀、心动过速、脱水、胸壁吸气性凹陷（三凹征）及鼻翼扇动等表现。

（7）X 线胸片特点：双肺气肿为主。亦可表现为斑片状浸润阴影，局部肺不张，支气管周围炎。

（8）体质特点：过敏体质婴儿（如易患湿疹等）、有哮喘或过敏体质家族史者，将来发展成支气管哮喘的概率增加。

毛细支气管炎的病情严重度分级见表 2-1。

表 2-1　毛细支气管炎的病情严重度分级

项目	轻度	中度	重度
喂养量	正常	降至正常一半	降至正常一半以上或拒食
呼吸频率	正常或稍增快	＞60/min	＞70/min
胸壁吸气性三凹征	轻度（无）	中度（肋间隙凹陷较明显）	重度（肋间隙凹陷及明显）
鼻翼扇动或呻吟	无	无	有
血氧饱和度	＞92%	88%～92%	＜88%
精神状况	正常	轻微或间断烦躁、易激惹	极度烦躁不安、嗜睡、昏迷

2. 辅助检查

（1）经皮血氧饱和度监测：建议在疾病早期（最初 72 h 内）或有重症毛细支气管炎危险因素的患儿进行血氧饱和度监测。

（2）鼻咽抽吸物病原学检测：毛细支气管炎病毒病原检测方法包括抗原检测（免疫荧光法、ELISA 和金标法）、PCR、RT－PCR 等方法。RSV、流感病毒 A 和 B、腺病毒等病原谱的检测有助于预防隔离，并避免不必要的进一步检查。

（3）胸部 X 线检查：毛细支气管炎 X 线表现为肺部过度充气征或斑片状浸润阴影，局部肺不张，支气管周围炎。

（4）患儿如果出现下列情况，需要做进一步检查。

①有脱水征象时需要检测血清电解质；

②当体温＞38.5℃或有感染中毒症状时需做血培养；

③重症、尤其是具有机械通气指征时需及时进行动脉血气分析。

3. 住院与转入 ICU 指征　大多数毛细支气管炎患儿临床表现为轻度，疾病呈自限过程，有条件时可以在家护理，关注饮食及液体摄入、呼吸及体温情况。对中、重度患儿，需要入院治疗，密切监测病情变化，及时处理病情的加重和恶化。基于病情严重度的处理流程见图 2-1。

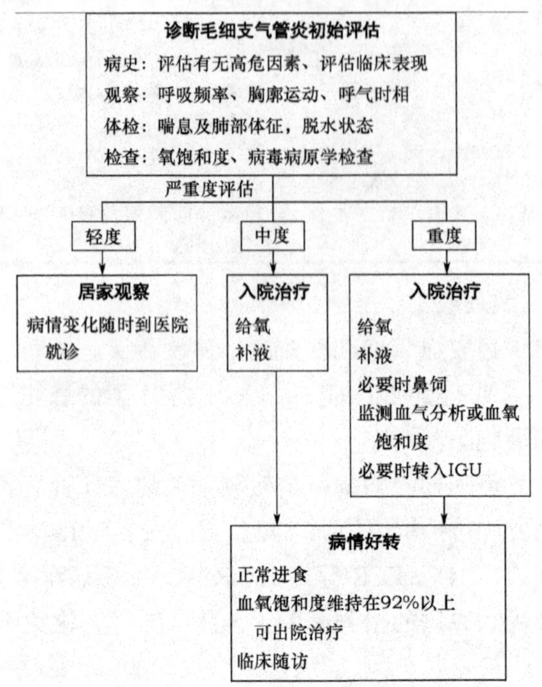

图 2-1　基于毛细支气管炎病情严重程度的处理流程

引自毛细支气管炎诊断、治疗与预防专家共识（2014 年版），中华儿科杂志

（1）中、重度毛细支气管炎患儿需要住院治疗，对于有危险因素的患儿应放宽入院指征。

（2）转入 ICU 指征：对给予浓度 50%的氧吸入仍然不能纠正严重呼吸困难或窒息的患儿，有转入 ICU 的指征，严密观察，必要时可行气道持续正压通气或气管插管机械通气。

4. 鉴别诊断

（1）本病应与该年龄段引起喘憋或呼吸困难的相关疾病鉴别，包括急性喉炎、支气管哮喘、呼吸道合胞病毒性肺炎、原发型肺结核、先天性气道发育异常、心内膜弹性纤维增生症、充血性心力衰竭、异物吸入等相鉴别。

（2）小儿毛细支气管炎与婴幼儿哮喘首次发作的临床表现极其相似，在就诊当时难以鉴别，需要日后定期随访观察。如反复发作超过 3 次以上，支气管扩张药治疗有效且除外其他肺部疾病，则应考虑支气管哮喘的诊断；个人过敏体质、有哮喘或过敏体质家族史、长期被动吸烟等是毛细支气管炎患儿将来发展为哮喘的高危因素。

二、治疗要点

毛细支气管炎的基本处理原则包括监测病情变化、供氧及保持水电解质内环境稳定。

1. 细致观察并随时评估病情变化情况　临床医师需要反复查看患儿病情，评估变化。对处于疾病急性期的住院患儿，运用脉搏血氧监测仪进行经皮血氧饱和度监测。

2. 保证呼吸道通畅及足够的供氧　海平面、呼吸空气条件下，睡眠时血氧饱和度持续低于 88%，或清醒时血氧饱和度持续低于 90%者有吸氧指征。给氧前宜先吸痰清理气道、摆正体位，以保证气道通畅。对有慢性心肺基础疾病的患儿需要更积极用氧。

3. 保证足够糖类供应　患儿若能正常母乳喂养，应鼓励其继续母乳喂养，若患儿呼吸频率大于 60/min 且呼吸道分泌物多、容易发生吐奶呛奶导致误吸时可考虑鼻胃管营养摄入，必要时给予静脉营养。

4. 药物治疗

（1）支气管舒张药：β_2 受体激动药，可以试验性雾化吸入 β_2 受体激动药或联合应用 M 受体阻滞药，尤其是当有过敏性疾病，如哮喘、过敏性鼻炎等疾病家族史时。

（2）糖皮质激素：不推荐常规使用全身糖皮质激素治疗，可选用雾化吸入糖皮质激素治疗。

（3）3%高渗盐水雾化吸入：近年来关于高渗盐水雾化吸入治疗毛细支气管炎受到广泛关注，并未完全明确3%高渗盐水雾化吸入治疗毛细支气管炎的有效性。住院患儿在严密监测下试用3%高渗盐水雾化吸入时，使用前可雾化吸入支气管舒张药；使用中若患儿咳喘加重需立即停用，并注意吸痰、保持气道通畅。

（4）抗菌药物：除非有合并细菌感染的证据，否则不作为常规使用。

三、预防

1. 加强家长对疾病认识方面的宣教，积极提倡母乳喂养。

2. 慢性肺疾病、早产儿（<32 周）或先天性心脏病等高危儿可给予帕利珠单抗（palivizumab）预防，从 RSV 感染高发季节（11 月份）开始，15mg/kg 肌内注射，连续 5 个月，能降低 RSV 感染住院率 39%～78%。

3. 洗手是预防 RSV 院内传播的最重要措施：在与患儿直接接触前、后，接触邻近患儿的物品后，以及摘手套后，均应洗手。

4. 婴幼儿应避免暴露于拥挤的人群或被动吸烟的环境中。

5. 提倡母乳喂养。

四、预后

绝大多数毛细支气管炎患儿能够完全康复，不遗留后遗症。住院患儿中 3%～7%需要机械通气。毛细支气管炎引起的死亡多数发生于小于 6 月龄的患儿，以及合并有心肺疾病的患儿。有 34%～50%毛细支气管炎患儿日后会继发气道高反应性疾病。

（张　超）

第五节　儿童支气管哮喘

支气管哮喘是一种以慢性气道炎症和气道高反应性为特征的异质性疾病，以反复发作的喘息、咳嗽、气促、胸闷为主要临床表现，常在夜间和（或）凌晨发作或加剧。呼吸道症状的具体表现形式和严重程度具有随时间而变化的特点，并常伴有可变的呼气气流受限。

一、诊断要点

1. 儿童哮喘

（1）临床症状典型的患儿

①反复喘息、咳嗽、气促、胸闷，多与接触变应原、冷空气、物理、化学性刺激、呼吸道感染、运动及过度通气（如大笑和哭闹）等有关，常在夜间和（或）凌晨发作或加剧。

②发作时双肺可闻及散在或弥漫性，以呼气相为主的哮鸣音，呼气相延长。

③症状和体征经抗哮喘治疗有效或自行缓解。

④除外其他疾病所引起的喘息、咳嗽、气促和胸闷。

（2）临床症状不典型患儿应至少具备以下 1 项

①证实存在可逆性气流受限：支气管舒张试验阳性，吸入速效 β_2 受体激动药（如沙丁胺醇压力定量气雾剂 200～400μg）后 15min 第一秒用力呼气量（FEV_1）增加 ≥12%；抗炎治疗后肺通气功能改善，给予吸入糖皮质激素和（或）抗白三烯药物治疗 4～8 周，FEV_1 增加≥12%。

②支气管激发试验阳性。

③最大呼气峰流量（PEF）日间变异率（连续监测 2 周）≥13%。

（3）<6 岁儿童如具有以下临床特点时高度提示哮喘

的诊断：多于每个月 1 次的频繁发作性喘息；活动诱发的咳嗽或喘息；非病毒感染导致的间歇性夜间咳嗽；喘息症状持续至 3 岁以后；抗哮喘治疗有效，但停药后又复发。

（4）儿童哮喘诊断中应注意的问题

①喘息、咳嗽、气促、胸闷为儿童期非特异性的呼吸道症状，可见于哮喘和非哮喘性疾病。典型哮喘的呼吸道症状具有的特征：常有上呼吸道感染、变应原暴露、剧烈运动、大笑、哭闹、气候变化等诱因。当遇到诱因时突然发作或呈发作性加重。常在夜间及凌晨发作或加重。常在秋冬季节或换季时发作或加重。平喘药通常能够缓解症状，可有明显的缓解期。

②湿疹、变应性鼻炎等其他过敏性疾病病史，或哮喘等过敏性疾病家族史，增加哮喘诊断的可能性。

③慢性持续期和临床缓解期患儿可能没有异常体征。重症哮喘急性发作时，由于气道阻塞严重，呼吸音可明显减弱，哮鸣音反而减弱甚至消失（沉默肺），此时通常存在呼吸衰竭的其他相关体征，甚至危及生命。

④哮喘患儿肺功能变化具有明显的特征，即可变性呼气气流受限和气道反应性增加，前者主要表现在肺功能变化幅度超过正常人群，不同患儿的肺功能变异度很大，同一患儿的肺功能随时间变化亦不同。如患儿肺功能检查出现以上特点，结合病史，可协助明确诊断。

⑤对于临床症状和体征提示哮喘，均强调尽可能进行肺通气功能检查，以获取可变呼气气流受限的客观诊断依据，避免诊断不足和诊断过度。

2. 咳嗽变异性哮喘（CVA）

（1）咳嗽持续>4 周，常在运动、夜间和（或）凌晨发作或加重，以干咳为主，不伴有喘息。

（2）临床上无感染征象或经较长时间抗生素治疗

无效。

（3）抗哮喘药物诊断性治疗有效。

（4）排除其他原因引起的慢性咳嗽。

（5）支气管激发试验阳性和（或）PEF 日间变异率（连续监测 2 周）≥13%。

（6）个人或一、二级亲属过敏性疾病史或变应原检测阳性。

以上第（1）～（4）项为诊断基本条件。

二、鉴别诊断

1. 咳嗽变异性哮喘需与百日咳、慢性咽炎、呼吸道感染、慢性支气管炎、支气管异物、肺结核、习惯性咳嗽等鉴别。

2. 喘鸣应与急、慢性喉炎、毛细支气管炎、支气管肺炎等感染性疾病相鉴别。

3. 各种原因所致的气管或支气管受压也可产生喘鸣的症状。

4. 其他少见疾病（如肺囊性纤维化，气管、支气管纤毛不动综合征）时也可出现喘鸣。

三、治疗要点

1. 急性发作期治疗

（1）氧疗：有低氧血症者吸氧，以维持血氧饱和度在>0.94。

（2）吸入速效 β_2 受体激动药：如具备雾化给药条件，雾化吸入应为首选。目前常用药物及剂量见表 2-2。

表 2-2　儿童支气管哮喘急性发作期治疗常用吸入速效 β_2 受体激动药药物及剂量

药物	用法	用量	说明
沙丁胺醇	雾化吸入	体重≤20kg，每次 2.5mg	第 1 小时可每 20 分钟 1 次。根据病情每 1～4 小时重复吸入治疗
特布他林	雾化吸入	体重>20kg，每次 5mg	

（续 表）

药物	用法	用量	说明
沙丁胺醇	静脉应用	15μg/kg，静脉注射＞10min 严重时：1～2μg/（kg·min）[≤5μg/（kg·min）]静脉维持	经吸入速效β_2受体激动药及其他治疗无效的哮喘重度发作患儿。容易出现心律失常和低钾血症等严重不良反应，使用时要严格掌握指征及剂量

如不具备雾化吸入条件时，可使用压力型定量气雾剂（pMDI）经储雾罐吸药，每次单剂喷药，连用4～10喷（＜6岁，3～6喷），用药间隔与雾化吸入方法相同。不宜长期单一使用，若1 d用量超过4次或每月用量≥1支气雾剂时应在医师指导下使用或调整控制治疗方案。快速起效的LABA（如福莫特罗）也可在≥6岁哮喘儿童作为缓解药物使用，但需要和ICS联合使用。

（3）糖皮质激素：用全身应用糖皮质激素是治疗儿童哮喘重度发作的一线药物，早期使用可以减轻疾病的严重度，给药后3～4h即可显示明显的疗效。可根据病情选择口服或静脉途径给药（表2-3）。

表2-3 儿童支气管哮喘急性发作期治疗糖皮质激素药物及剂量

药物	用法	用量	说明
泼尼松	口服	1～2mg/（kg·d），疗程3～5 d	效果良好，副作用较小
泼尼松龙	口服		
甲泼尼龙	静脉	每次1～2mg/kg	可间隔4～8h重复使用。疗程不超过10d，无须减量可直接停药
琥珀酸氢化可的松	静脉	每次5～10mg/kg	
布地奈德悬液	雾化吸入	每次1mg，每6～8小时1次	病情严重时不能以吸入治疗替代全身糖皮质激素治疗
丙酸倍氯米松混悬液	雾化吸入	每次0.8mg，每6～8小时1次	

（4）抗胆碱能药物：对β_2受体激动药治疗反应不佳的中重度患儿应尽早联合使用短效抗胆碱能药物。

药物及剂量：体重≤20kg，异丙托溴铵每次250μg；

体重＞20kg，异丙托溴铵每次 500μg，加入 β_2 受体激动药溶液做雾化吸入，间隔时间同吸入 β_2 受体激动药。如果无雾化条件，也可给予 SAMA 气雾剂吸入治疗。

（5）硫酸镁：有助于危重哮喘症状的缓解，安全性良好。

药物及剂量：硫酸镁 25～40mg/（kg・d）（≤2 g/d），分 1～2 次，加入 10%葡萄糖溶液 20ml 缓慢静脉滴注（20min 以上），酌情使用 1～3d。不良反应包括一过性面色潮红、恶心等，通常在药物输注时发生。如过量可静脉注射 10%葡萄糖酸钙拮抗。

（6）茶碱：由于氨茶碱平喘效应弱于β受体激动药（SABA），而且治疗窗窄，从有效性和安全性角度考虑，在哮喘急性发作的治疗中，一般不推荐静脉使用茶碱。如哮喘发作经上述药物治疗后仍不能有效控制时，可酌情考虑使用，但治疗时需密切观察，并监测心电图、血药浓度。

药物及剂量：氨茶碱负荷量 4～6mg/kg（≤250mg），缓慢静脉滴注 20～30min，继之根据年龄持续滴注维持剂量 0.7～1mg/（kg・h），如已用口服氨茶碱者，可直接使用维持剂量持续静脉滴注。亦可采用间歇给药方法，每 6～8 小时缓慢静脉滴注 4～6mg/kg。

（7）其他：经合理联合治疗，但症状持续加重，出现呼吸衰竭征象时，应及时给予辅助机械通气治疗。在应用辅助机械通气治疗前禁用镇静药。

2. 临床缓解期的处理

（1）缓解期常用药物

①吸入用糖皮质激素（ICS）：ICS 是哮喘长期控制的首选药物，主要药物有二丙酸倍氯米松、布地奈德和丙酸氟替卡松等。

②白三烯调节药：目前应用于儿童临床的主要为白

三烯受体拮抗药（LTRA）孟鲁司特，可单独应用于轻度持续哮喘的治疗，尤其适用于无法应用或不愿使用ICS，或伴变应性鼻炎的患儿。LTRA可部分预防运动诱发性支气管痉挛。与ICS联合治疗中重度持续哮喘，可以减少糖皮质激素的剂量，并提高ICS的疗效。LTRA对<6岁儿童持续性喘息、反复病毒诱发性喘息及间歇性喘息部分有效，并可降低气道高反应性。

③长效吸入型β_2受体激动药（LABA）：主要包括沙美特罗（Salmeterol）和福莫特罗（Formoterol）。LABA目前主要用于经中等剂量ICS仍无法完全控制的≥6岁儿童哮喘的联合控制治疗。鉴于临床有效性和安全性的考虑，不应单独使用LABA。

④全身用糖皮质激素：长期（指超过2周）口服糖皮质激素仅适用于重症未控制的哮喘患儿，尤其是糖皮质激素依赖型哮喘。为减少其不良反应，可采用隔日清晨顿服。但因长期口服糖皮质激素副作用大，尤其是正在生长发育的儿童，应选择最低有效剂量，并尽量避免长期使用。

⑤抗IgE抗体（Omalizumab）：对IgE介导的过敏性哮喘具有较好的效果。但由于价格昂贵，仅适用于血清IgE明显升高、高剂量吸入糖皮质激素和LABA无法控制的≥6岁重度持续性过敏性哮喘患儿。

（2）长期治疗方案：≥6岁、<6岁儿童哮喘的长期治疗方案见图2-2、图2-3。

（3）哮喘的管理：①建立医师与患儿及其家长间的伙伴关系，加强科普教育；②确定并减少与危险因素接触；③建立哮喘专科病历，进行定期随访；④评估、治疗和监测哮喘，调整治疗方案。

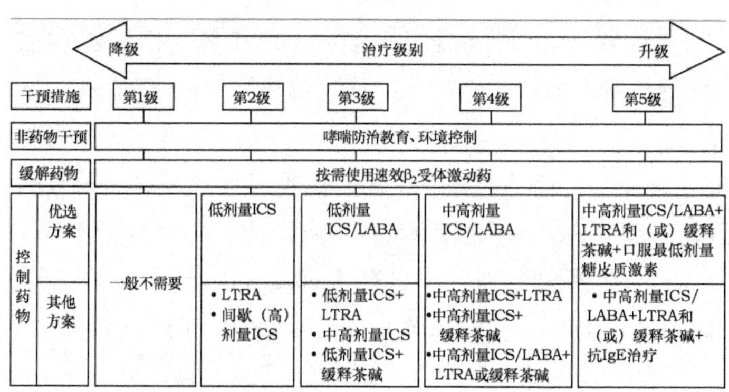

图 2-2　≥6 岁儿童哮喘的长期治疗方案

ICS. 吸入用糖皮质激素；LTRA. 白三烯受体拮抗药；LABA. 长效吸入型β_2受体激动药

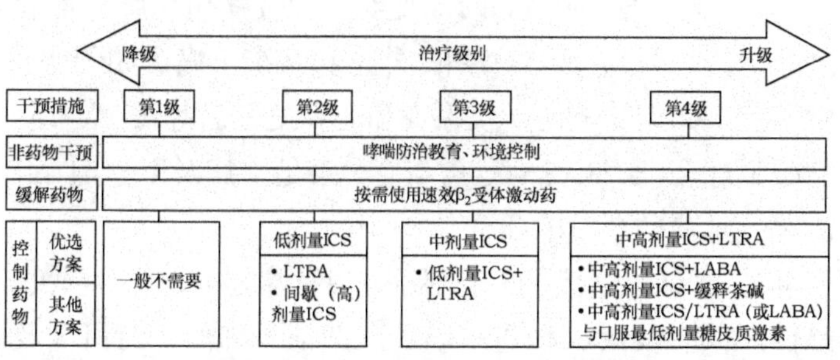

图 2-3　<6 岁儿童哮喘的长期治疗方案

ICS. 吸入用糖皮质激素；LTRA. 白三烯受体拮抗药；LABA. 长效吸入型β_2受体激动药

儿童支气管哮喘诊断与防止指南（2016 年版）见附件 3。

（张　超）

第六节　急性呼吸窘迫综合征

急性呼吸窘迫综合征（acute respiratory distress syndrome，ARDS）是由肺部或全身性损害因素引起的不同程度的广泛急性炎症性肺损伤，表现为急性呼吸窘迫、顽固性低氧血症和非心源性肺水肿，影像学表现为非均一性的渗出改变。

ARDS 的病理基础是由多种炎症细胞（巨噬细胞、中性粒细胞和淋巴细胞等）介导的肺局部炎性反应和炎性反应失控所致的肺毛细血管膜损伤。其主要病理特征为肺泡毛细血管屏障广泛破坏、肺微血管通透性增高而导致的肺泡内蛋白渗出性肺水肿及透明膜形成，并伴有肺不张、肺实变、肺间质纤维化。病理生理改变以肺顺应性降低、肺内分流增加及通气/血流比例失衡为主。临床以肺顺应性下降、呼吸窘迫、发绀、顽固性低氧血症为特征。

一、诊断要点

1. 有引起 ARDS 的原发病　原发病包括肺部疾病（如肺炎、误吸、溺水）和肺外全身系统疾病（如创伤、脓毒症、休克、烧伤、胰腺炎和心肺复苏后等），严重急性呼吸综合征（SARS）、禽流感、手足口病及甲型 H1N1 流感危重症的严重阶段。

2. 体征　气促、呼吸困难、刺激性咳嗽、心率增快、恐惧感伴有发绀、鼻翼扇动、三凹征，肺部有时可闻及哮鸣音，一般面罩吸氧时缺氧状态不能改善。

3. 血气分析　应动态观察血气变化。

（1）早期为明显低氧血症，低碳酸血症，呼吸性碱中毒。

（2）晚期二氧化碳潴留，呈呼吸性酸中毒和代谢性混合性酸中毒。

（3）根据动脉和混合静脉血气值、吸入氧浓度（FiO_2）和平均气道压计算各项参数，如氧合指数（PaO_2/FiO_2）、肺泡动脉氧压差（$AaDO_2$）。

4. X 线检查

（1）早期仅有肺纹理增粗及斑点状浸润。

（2）继之出现融合成片状、实质浸润呈磨玻璃状、肺大疱、肺不张，病灶间肺过度充气。

（3）晚期可见两肺密度增高实变，大片融合、心缘不清呈“白肺”样改变。

不同原发病的胸部 X 线片表现可不一致。新生儿、小婴儿需考虑拍摄 X 线片条件、呼吸气相不同和呼吸机条件的影响。

5. CT 检查　CT 检查有助于早期诊断。

在病变早期可见肺野密度增加，呈点状硬、不规则血管影。ARDS 时肺 CT 表现可分为未损伤肺、受损及萎缩肺、实变和坏死肺等。

2012 年柏林会议 ARDS 诊断标准（表 2-4）、2015 年小儿 ARDS 诊断共识（表 2-5）、ARDS 高危患儿界定标准（表 2-6）如下。

表 2-4　急性呼吸窘迫综合征（ARDS）柏林诊断标准

起病时间	起病 1 周以内具有明确的危险因素 或在 1 周以内出现新的、突然加重的呼吸系统症状
肺水肿原因	呼吸衰竭不能完全用心力衰竭或液体过负荷解释 如无相关危险因素，需行客观检查（如多普勒超声心动图）以排除静水压增高型肺水肿
X 线胸片	两侧浸润影。不能用积液、大叶/肺不张或结影来解释
氧合状况	
轻度	在 CPAP/PEEP＞5cmH_2O 时，200mmHg＜PaO_2/FiO_2≤300mmHg
中度	在 CPAP/PEEP＞5cmH_2O 时，100mmHg＜PaO_2/FiO_2≤200mmHg
重度	在 CPAP/PEEP＞5cmH_2O 时，PaO_2/FiO_2≤100mmHg

CPAP. 持续正压通气；PEEP. 呼气末正压；PaO_2. 动脉血氧分压；FiO_2. 吸入氧浓度

表 2-5　小儿急性呼吸窘迫综合征诊断标准

年龄	除外围生期相关性肺疾病患儿			
发病时间	病因明确的损害发生在 7d 以内			
肺水肿原因	无法完全用心力衰竭或者液体超负荷来解释的呼吸衰竭			
胸部影像学	胸部影像学发现与肺实质疾病一致的新发浸润影			
	无创机械通气（无严重程度分级）	有创机械通气		
		轻度	中度	重度
氧合	全面罩双水平正压通气或 CPAP＞5cmH_2O，P/F 比值≤300，S/F 比值≤264	4≤OI＜8，5≤OSI＜7.5	8≤OI＜16，7.5≤OSI＜12.3	OI≥16，OSI≥12.3

（续 表）

特殊疾病	
发绀型心脏病	符合以上关于年龄、发病时间、肺水肿原因及胸部影像学的标准，且急性氧合障碍不能用自身的心脏疾病来解释
慢性肺疾病	符合以上关于年龄、发病时间、肺水肿原因、胸部影像学表现为新发浸润影，且氧合水平从患者自身基线水平有明显下降，符合以上氧合障碍标准
左侧心功能障碍	符合以上关于年龄、发病时间、肺水肿原因、胸部影像学表现为新发浸润影，氧合障碍符合以上标准且不能用左侧心功能障碍来解释

P/F．动脉血氧分压/吸入氧浓度；S/F．脉氧饱和度/吸入氧浓度；OI．氧合指数；OSI．氧饱和度指数；CPAP．持续气道正压

表 2-6 小儿急性呼吸窘迫综合征风险儿童的诊断

年龄	除外围生期相关性肺疾病患儿		
发病时间	病因明确的损害发生在 7d 以内		
肺水肿原因	无法完全用心力衰竭或者液体超负荷来解释的呼吸衰竭		
胸部影像学	胸部影像学发现与肺实质疾病一致的新发浸润影		
	无创机械通气	有创机械通气	
	鼻面罩 CPAP 或 BiPAP	轻度	重度
氧合	FiO_2 ≥ 40% 才能使 SpO_2 达到 88%～97%	SpO_2 达到 88%～97%，所需氧流量： ＜1 岁：2L/min 1～5 岁：4L/min 6～10 岁：6L/min ＞10 岁：8L/min	供氧后 SpO_2 ＞88%，但 OI ＜ 4 或 OSI＜5

CPAP．持续气道正压；BiPAP．双水平无创正压通气；FiO_2．吸入氧浓度；SpO_2．动脉氧饱和度；OI．氧合指数；OSI．氧饱和度指数

诊断时注意事项：

（1）输液过量不能诊断 ARDS；输液过量多为静水压增高型肺水肿。

（2）心力衰竭不一定就不是 ARDS，既往标准认为只要存在左侧心力衰竭，就不能诊断 ARDS，现在不这样认为，目前认为左侧心力衰竭引起的静水压增高型肺水肿可以与 ARDS 本身的蛋白渗出性肺水肿共存。

（3）每例患儿均需行心脏多普勒超声检查（图 2-4）。

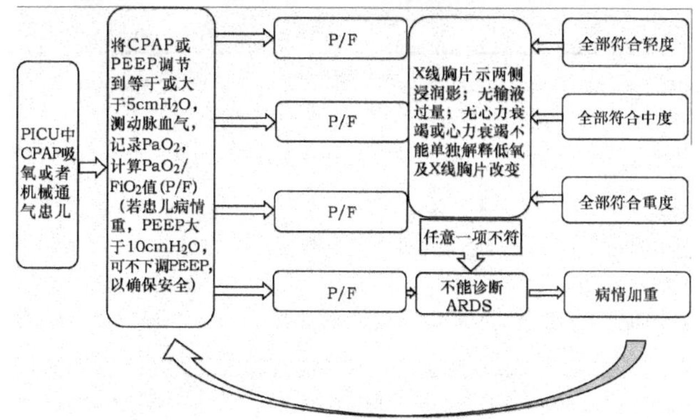

图 2-4　急性呼吸窘迫综合征诊断流程

CPAP. 持续气道正压；PEEP. 呼气末正压；PaO_2. 动脉血氧饱和度；FiO_2. 吸入氧浓度；P/F. 动脉血氧分压/吸入氧浓度

二、鉴别诊断

在病程中应将其与心源性肺水肿相鉴别（表 2-7）。

表 2-7　急性呼吸窘迫综合征与心源性肺水肿的鉴别诊断

项目	急性呼吸窘迫综合征（ARDS）	心源性肺水肿
发病机制	肺实质细胞损害、肺毛细血管通透性增加	肺毛细血管静水压升高
起病	较缓	急
病史	感染、创伤、休克等	心血管疾病
痰的性质	非泡沫状稀血样痰	粉红色泡沫痰
痰内蛋白含量	高	低
痰中蛋白/血浆蛋白	>0.7	<0.5
体位	能平卧	端坐呼吸
胸部听诊	早期可无啰音，后期湿啰音广泛分布	双肺底可闻及湿啰音
肺动脉嵌顿压	<18mmHg	>18mmHg
X 线表现		
心脏大小	正常	常增大
血液分布	正常或对称分布	逆向分布
叶间裂	少见	多见
支气管血管袖	少见	多见
胸膜渗出	少见	多见
水肿液分布	斑片状，周边区多见	肺门周围多见
支气管气像	多见	少见

（续 表）

项目	急性呼吸窘迫综合征（ARDS）	心源性肺水肿
治疗		
强心利尿	无效	有效
提高吸入氧浓度	难以纠正低氧	低氧血症改善
机械通气要点	PEEP 的益处在于肺泡复张改善氧合	适当的 PEEP/CPAP 减少回心血量
机械通气适应证	重要脏器组织顽固的氧合不足	心电不稳，AMI、严重心律失常

PEEP．呼气末正压；CPAP．持续气道正压；AMI．急性心肌梗死

三、辅助检查

1．评估感染情况与寻找病因

（1）血常规+CRP+PCT：应进行血常规检查，至少每 3 天 1 次，ARDS 早期，由于中性粒细胞在肺内扣押，白细胞常一过性下降，最低可$<1\times10^9$/L，杆状核粒细胞$>$10%。血常规，若白细胞计数$>20\times10^9$/L，应每天查 1 次。

（2）痰培养寻找可能的病原。

（3）血培养寻找可能的病原。

（4）血呼吸道病原体及痰呼吸道病原体检测，小于 3 月龄者，须行衣原体、沙眼衣原体、解脲支原体检测。

（5）支原体培养及支原体抗体、支原体 RNA、结核抗体及结核感染 T 细胞斑点试验（T-spot）、1,3-β-D 葡聚糖检测（G 试验）及半乳甘露聚糖检测（GM 试验）。

2．影像学检查

（1）X 线胸片：机械通气时至少每 3 天 1 次，病情变化时及时摄胸片，有气漏时应至少每天 1 次。

（2）胸部 CT：有转运呼吸机条件时应及时行胸部 CT 检查。

（3）超声心动图：注意观察有无肺动脉高压。

（4）心电图：及时发现心律失常及急性心肌梗死（AMI）等情况。

3. 其他常规检验

（1）血型+交叉配血、传染病四项。

（2）生化（含肝肾功能、心肌酶、血脂、血糖、血清蛋白、电解质）。

（3）凝血五项。

（4）免疫学检测体液免疫、细胞免疫。

4. 血气分析　反复检查动脉血气，对上机患儿，每天不得少于 1 次，以动态比较。

四、治疗要点

1. 积极治疗原发病　如肺炎、脓毒症、休克等原发病的处理。

（1）注意避免 ARDS 的各种易感因素，分秒必争进行心肺脑复苏；尽快纠正休克；仔细清创，切除坏死组织；昏迷患者，应放置胃管，以免误吸；避免长时间（＞15h）高浓度吸氧（＞50%）；避免过量过快或多次反复输血（液），避免输库存血。切实控制严重感染：①防止交叉感染；②防止医源性感染；③少用或不用 H_2 受体阻滞药和强酸制剂；④清除口咽部及胃肠道感染源，呋喃西林（1∶500）漱口等，以防肺部感染；⑤及时、有效、合理地应用抗生素。

（2）感染所致 ARDS 者，必须强力抗感染，控制原发感染是 ARDS 救治的根本。发热、白细胞、CRP 及 PCT 是评价感染能否控制的最重要指标之一。感染常为 ARDS 的原发病，继发感染也是影响病程和预后的重要因素。最常见的继发感染是革兰阴性菌的支气管肺炎，特别是假单胞菌和克雷伯菌属。针对病因选择 2～3 种有效抗生素。应重视对肠道细菌的控制。

2. 常规监护　行心电、呼吸、无创血压及连续脉搏血氧饱和度监测。

3. 营养支持　尽可能建立肠内营养，可减轻肠道上皮细胞损害。应用促胃肠动力药，避免应用影响胃排空的药物，如多巴胺、山莨菪碱等。

4. 维持液体的平衡或负平衡　合适的液体管理对改善 ARDS 肺水肿具有重要意义。在维持循环稳定、保证器官灌注的前提下，采用限制输液策略控制液体输注速度可以减少血管外肺水、缩短呼吸机使用时间和 ICU 住院时间。鼓励应用血液净化。

（1）当天入量明显大于出量，需仔细评估影响因素（如不显性失水等），若不显性失水因素不存在，应给予呋塞米静脉推注，若仍不能维持液体平衡或负平衡，可给予呋塞米维持。若前几日累计入量明显大于出量，患儿 ARDS 病情加重，可给予血液净化，以排出多余液体兼清除炎症因子。

（2）若在控制液体过程中出现循环灌注不足或低血压，可试行有限液体复苏，首剂可给予 10ml/kg 快速静脉推注。

（3）对于临床症状较为稳定的患儿，如果有充足的氧转运，当血红蛋白浓度低于 7.0g/dl 时，考虑进行红细胞输注（除外发绀型心脏病、出血性疾病及严重低氧血症）。

5. CPAP 及无创机械通气　轻度 ARDS 患儿，可以通过鼻导管或面罩，给予 CPAP 或经呼吸机给予无创机械通气。应密切注意监测潜在并发症，如皮肤破裂、胃腹胀满、气压伤及结膜炎等。

6. 有创机械通气

（1）通气目标：pH 7.35～7.45，PaO_2 55～90mmHg，$PaCO_2$ 35～55mmHg。

（2）机械通气模式选择：最佳模式为压力调节容量控制通气（PRVC），因其在一定潮气量的基础上，可较容量控制通气获得相对更低的气道峰压（PIP）。压力可随顺应性的变化做自动调节是最大优点。容量控制通气

（VCV）在相同潮气量下，其 PIP 要远高于 PRVC；压力控制通气（PCV）只能设定压力不能保证潮气量，当患儿肺顺应性变化后，潮气量不能保持恒定，即患儿病情加重后，潮气量容易偏小，病情减轻后，潮气量容易过大，不利于小潮气量的稳定实施。若无 PRVC 模式，小儿优选 PCV，但一定要密切监测，根据肺顺应性及潮气量变化适时调整 PIP。较大儿童可选 VCV。

（3）小潮气量：控制通气的潮气量应设置在等于或低于生理潮气量范围内（预测呼吸系统顺应性较好的患儿为 5～8ml/kg，呼吸系统顺应性差的患儿为 3～6ml/kg）。

（4）平台压吸气时：平台压限制为 28 cmH_2O，对于胸壁弹性增加（即胸壁顺应性降低）患儿，平台压可提高到 29～32cmH_2O。

（5）相对高的 PEEP：可适度升高 PEEP（10～15cmH_2O）来改善氧合，对于严重患儿可高于 15cmH_2O。密切监测给氧情况、呼吸道顺应性和血流动力学。

（6）吸入氧浓度：维持合适的氧合。氧合>0.6，易致高氧性肺损伤。当患儿病情危重需上调氧浓度时，应尽量避免调至 1.0，病情实在太重，可调到 0.95～0.98，避免纯氧所致的失氮性肺不张。

（7）吸气时间及呼气时间：注意避免吸气时间长于呼气时间，形成反比通气，造成患儿不适。保证吸气时间：呼气时间在 1∶1 至 1∶1.5。

7. 高频通气　当常频无法满足患儿氧合，PIP、PEEP 和 FiO_2 已超出安全范围时，可试行高频通气。应用高频通气后 2h 须拍 X 线胸片，判断横膈位置。

8. 俯卧位通气　注意：并非每个患儿均适合俯卧位通气，若患儿俯卧后患儿血氧无降低，应坚持俯卧位通气，若患儿俯卧后，患儿血氧明显下降或有其他并发症，应暂停俯卧，24h 后再做试验。

9. 镇静肌松　所有机械通气患儿均应给予充分镇静。应用高参数机械通气者应避免人机对抗，避免压力伤及保证小潮气量的实施。重症 ARDS 患儿若充分镇静后仍有人机对抗，或者潮气量始终过大（多见于重症病毒性肺炎合并 ARDS），须行 48h 肌松治疗。可给予罗库溴铵或阿曲库铵，注意应用肌松治疗时严禁使用激素，否则不能给予肌松治疗。

注意：有些重症 ARDS（如甲型流感所致 ARDS、腺病毒所致 ARDS 等），由于呼吸驱动力过强，导致呼吸机设置的小潮气量无法实施，此时必须实行在镇痛、镇静基础上的肌松，在 48h 撤离肌松后若仍有呼吸驱动过强，可短暂休息 2h 后再行一轮为时 48h 的肌松药治疗。

10. 抗炎治疗　可选用小剂量甲泼尼龙，0.5mg/kg，每 6 小时 1 次，连用 3～5d。用激素时不能用肌松药，如需要应用肌松药，可选用乌司他丁抗炎。

11. 其他　肺表面活性物质、吸入 NO 在重度 ARDS 患儿中可选用，但效果多不显著。对于重症患儿，当肺保护性通气造成患儿气体交换不足时，可给予体外膜肺氧合治疗。

（马　明）

第七节　支气管肺炎

支气管肺炎（bronchopneumonia）系支气管壁和肺泡的炎症，为小儿呼吸系统最常见的疾病。分为社区获得性肺炎（community acquired pneumonia，CAP）及院内获得性肺炎（hospital acquired pneumonia，HAP）。

一、病原

1. 社区获得性肺炎常见病原　包括细菌、病毒、支原体、衣原体等，此外还有真菌和原虫（表 2-8）。

表 2-8 社区获得性肺炎常见病原

病原类型	常见病原
病毒	呼吸道合胞病毒、副流感病毒（I 型、II 型、III 型）、流感病毒（A 型、B 型）、腺病毒、巨细胞病毒、鼻病毒、人类偏肺病毒、EB 病毒、EV71 病毒、新型冠状病毒、人类禽流感病毒如 H7N9 病毒、H5N1 病毒
细菌	肺炎链球菌（SP）、金黄色葡萄球菌（SA）、A 群链球菌、流感嗜血杆菌（HI）、大肠埃希菌、肺炎克雷伯菌和卡他莫拉菌（MC）
非典型菌	肺炎支原体（MP）、肺炎衣原体（CP）、嗜肺军团菌
混合感染	病毒-病毒混合、病毒-细菌混合、细菌-细菌感染

2. 医院获得性肺炎的病原分类

（1）内源性：主要来源于患者口咽部的定植菌，反流性胃内容物，以及呼吸道内的定植菌，少部分源于血源性感染。

（2）外源性：主要来源于医院的环境、水、设备仪器、医护人员的手，各种置入人体的管道。常见病原主要是需氧的革兰阴性杆菌，包括流感嗜血杆菌、肺炎克雷伯菌、大肠埃希菌、肠杆菌属、变形杆菌属、沙雷菌属；也可为革兰阳性球菌，包括肺炎链球菌、链球菌属、金黄色葡萄球菌。病毒和真菌感染多见于免疫缺陷患者。

二、诊断要点

1. 临床表现 起病急骤或迟缓。发病前可先有轻度的上呼吸道感染数日。主要临床表现为发热、咳嗽、气促、肺部固定中细湿啰音。

（1）症状

①发热：多为不规则热，亦可为弛张热或稽留热。早期体温多在 38～39℃，亦可高达 40℃左右。新生儿、重度营养不良患儿大多起病迟缓或体温不升，甚至低于正常。

②咳嗽：早期明显，较频繁，常为刺激性干咳，极

期咳嗽反而减轻，恢复期痰多。

③气促：多在发热、咳嗽后出现，呼吸频次可达40～80/min。

④其他全身症状：精神不振、食欲缺乏、烦躁不安，轻度腹泻或呕吐等。

（2）体征

①呼吸增快，严重者有呼吸困难、呼吸时呻吟声、鼻翼扇动、三凹征、口周或甲床发绀。

②肺部检查：啰音早期不明显，可有呼吸音粗糙、降低，后可闻及固定的中细、湿啰音，深吸气末更为明显。

2. 辅助检查

（1）血象检测

①外周血检查：细菌感染时白细胞计数与中性粒细胞百分比多有增高。

②CRP、降钙素原及红细胞沉降率：细菌感染时多有CRP及降钙素原的增高，但不可单独或联合用以区分细菌性或病毒性肺炎。当CRP和ESR都增高，而白细胞计数不增高时，应该考虑MP肺炎的可能。

③血氧饱和度测定：重症肺炎有血氧饱和度的下降。

（2）病原学检测

①细菌检查：血、胸腔积液等标本进行细菌涂片染色与培养分离具有确诊价值。必要时可进行气管穿刺吸引、支气管镜下吸痰或肺泡灌洗液检查。合格的痰涂片标本：中性粒细胞＞25个/低倍视野，鳞状上皮细胞＜10个/低倍视野或白细胞/鳞状上皮细胞≥10为高质量痰标本。

②病毒检查：病毒抗原测定阳性、病毒特异性核酸及病毒特异性IgM水平的升高对病毒感染的早期诊断有一定的价值。急性期和恢复期双份血清特异性IgG抗体比较有4倍以上的升高可作为病毒感染诊断的可靠指标。通过感染肺组织或呼吸道标本（如鼻咽分泌物、肺泡灌洗液）

对病毒进行培养分离是诊断肺部病毒感染的金标准。

③肺炎支原体检查：急性期和恢复期双份血清特异性 MP-IgG 抗体比较有 4 倍以上的升高或下降到原来的 1/4 是 MP 感染的确切依据；单份血清特异性 MP-IgM 抗体的明显升高是目前临床诊断 MP 感染的主要实验室依据。目前认为 MP-IgM≥1：160，有较高的诊断价值；从咽拭子、痰、胸腔积液及肺泡灌洗液中培养分离出 MP 是诊断最可靠的依据；特异性基因检测是目前较新的检测手段。

（3）影像学检查：胸部 X 线及 CT 出现斑片状浸润性阴影或间质性炎性改变。

3. 不同病原肺炎的临床特点

（1）细菌性肺炎特征：①腋温≥38.5℃；②呼吸增快；③存在胸壁吸气性凹陷；④可有两肺干、湿啰音，喘鸣症状少见；⑤临床体征和 X 线胸片呈肺实变征象，而不是肺不张征象；⑥可并存其他病原感染。

（2）病毒性肺炎特征：①多见于婴幼儿；②喘鸣症状常见；③腋温一般＜38.5℃；④明显胸壁吸气性凹陷；⑤肺部多有过度充气体征；⑥X 线胸片示肺部过度充气，多表现为斑片状肺部阴影。

常见不同病原肺炎临床鉴别特点见表 2-9。

表 2-9　常见不同病原肺炎临床鉴别特点

肺炎	多发年龄	热型	发热持续时间	一般病情	肺部体征	X 线所见
肺炎链球菌肺炎（大叶性肺炎）	较大儿童	稽留高热	2 周左右	较重、可见休克型、病初咳嗽不重、无痰，病后可有铁锈色痰	早期体征不明显	全叶或节段实变炎症影
肺炎链球菌肺炎（支气管肺炎）	婴幼儿	不规则	1～2 周	较轻	湿啰音弥漫	多为斑片状炎症影

（续 表）

肺炎	多发年龄	热型	发热持续时间	一般病情	肺部体征	X线所见
金黄色葡萄球菌肺炎	任何年龄	弛张热	1～3周	中毒较重，可见皮疹	湿啰音弥漫	临床症状与X线胸片所见不一致，X线胸片上病灶阴影持续时间较长。常见脓肿、肺大疱、脓气胸
大肠埃希菌肺炎	小婴儿	体温可低于正常	不定	可并发脓毒症及休克	湿啰音弥漫	双侧斑片影，可并发脓胸
流感嗜血杆菌肺炎	婴幼儿	不定	不定	常有痉挛性咳嗽、喘鸣，全身症状重，中毒症状明显	散在湿啰音	X线胸片可示粟粒状阴影
腺病毒肺炎	6月龄至2岁	稽留或弛张高热	1～3周	中毒较重，早期嗜睡	3～5d后湿啰音方显，较密集	大片炎症影较多，重者有胸腔积液
副流感病毒肺炎	婴儿	中度热	1～8d	较轻	湿啰音弥漫	小片炎症影较多，可见气胸
支原体肺炎	儿童、幼儿	不规则	1周以上	频咳偶见恶心、呕吐及短暂的斑丘疹或荨麻疹	湿啰音较少或局限	单侧斑片影或实变影

三、鉴别诊断

1. 急性支气管炎　一般不发热或仅有低热，以咳嗽为主要症状，肺部可闻及干、湿啰音，多不固定。X线片示肺纹理增多、排列紊乱。若鉴别困难，则按肺炎处理。

2. 支气管异物　有异物吸入史，突然出现呛咳，胸部影像学可有肺不张和肺气肿，可资鉴别。若病程迁延，有继发感染则合并肺炎，需注意鉴别。

3. 支气管哮喘 部分儿童哮喘（如咳嗽变异性哮喘）可无明显喘息发作，主要表现为持续性咳嗽，X线片示肺纹理增多、排列紊乱和肺气肿，易与本病混淆。儿童具有过敏体质，肺功能检查及激发和舒张试验有助于鉴别。

4. 肺结核 一般有结核接触史，结核菌素试验阳性，X 线片示肺部有结核病灶可资鉴别。粟粒性肺结核可有气促和发绀，从而与肺炎极其相似，但肺部啰音不明显。

四、并发症

分肺部和肺外并发症，肺部并发症包括胸腔积液、脓胸、脓气胸、肺脓肿、支气管胸膜瘘、坏死性肺炎及急性呼吸衰竭。肺外并发症包括脑膜炎、脑脓肿、心包炎、心内膜炎、骨髓炎、关节炎、脓毒症及溶血尿毒综合征等。

五、治疗要点

采用综合治疗，原则为控制感染、改善通气、对症治疗、防止和治疗并发症。

1. 一般治疗及护理

（1）环境安静、整洁：室内空气流通，温度18～20℃、相对湿度60%为宜。保证患儿休息，给予易消化饮食。重症患儿进食困难，可给予肠外营养。经常变化体位，以减少肺部淤血，促进炎症吸收。注意隔离，防止交叉感染。

（2）注意水、电解质的补充：纠正酸中毒和电解质紊乱，适当的液体补充还有助于气道的湿化。但要注意输液速度，过快可加重心脏负担。

（3）其他：烦躁不安常可加重缺氧，可给镇静药，如苯巴比妥或水合氯醛等。但不可用过多的镇静药，避免咳嗽受抑制反使痰液不宜排出。避免使用呼吸兴奋药，减少患儿的烦躁。

2. 抗感染治疗

（1）抗菌药物治疗：明确为细菌感染或病毒感染继发细菌感染者应使用抗菌药物。

原则：①有效和安全是选择抗菌药物的首要原则。②在使用抗菌药物前应进行细菌培养和药物敏感试验，以指导治疗；在未获药物培养结果前，可根据经验选择敏感药物（表 2-10）。③选用的药物在肺组织中应有较高的浓度。④轻症患者口服抗菌药物有效且安全，对因呕吐等致口服药难以吸收者，可考虑胃肠道外抗菌药物治疗。⑤适宜剂量、合适疗程。⑥重症患儿宜静脉联合用药。

表 2-10 不同年龄肺炎患儿经验型抗生素治疗

年龄组	门诊患儿	住院患儿，无肺叶或肺小叶浸润、无胸膜渗出或两者都无	住院患儿，有脓毒症体征、肺泡浸润、大量的胸膜渗出或三者皆具备
出生至产20日龄	收入院	氨苄西林，可联合使用或不用头孢噻肟	静脉使用氨苄西林，可联合使用或不用头孢噻肟
3周龄至3月龄	不发热，口服红霉素，出现发热或缺氧症状立即收住院治疗	不发热，静脉应用红霉素；如果发热，加用头孢噻肟或头孢呋辛	静脉使用头孢噻肟或头孢呋辛
4月龄至5岁	怀疑细菌性肺炎者口服青霉素类或头孢类药物；病毒性肺炎，不使用抗生素；怀疑非典型病原应用大环内酯类抗生素	病毒性肺炎，不使用抗生素；怀疑细菌性肺炎，静脉使用氨苄西林治疗；非典型病原使用大环内酯类抗生素	静脉使用头孢噻肟或头孢呋辛，效果欠佳者可用万古霉素等
6～15岁	口服红霉素、克拉霉素或阿奇霉素	静脉红霉素或口服阿奇霉素。考虑细菌感染加用阿莫西林或第二代头孢菌素	静脉使用头孢噻肟或头孢呋辛。如患儿病情无改善可考虑加用阿奇霉素

（2）根据不同病原选择抗菌药物，详见表 2-11。

表 2-11　肺炎患儿根据不同病原选择抗菌药物

病原菌		药物	剂量	最大剂量	频次
肺炎链球菌	青霉素敏感	青霉素	每次 2.5 万～5 万 U/kg	—	q6h
	青霉素部分敏感	青霉素	每次 5 万～10 万 U/kg	每次 2.0g	q6h
		阿莫西林	每次 10～15mg/kg		q6～8h
	青霉素耐药	头孢曲松	每次 40～80mg/kg	每次 2.0g	qd
		万古霉素	每次 10mg/kg	每次 0.5g	q6h
流感嗜血杆菌、卡他莫拉菌		头孢呋辛	每次 30～50mg/kg	每次 1.5g	q12h
葡萄球菌	甲氧西林敏感金黄色葡萄球菌	苯唑西林	每次 25～50mg/kg	每次 2.0g	q6～8h
	耐甲氧西林的金黄色葡萄球菌	万古霉素	20～40mg/（kg·d）	每次 1.0g	分 2～4 次
肠杆菌科	无超广谱β-内酰胺酶	头孢他啶	每次 15～50mg/kg	每次 2.0g	q8h
	产超广谱β-内酰胺酶	亚胺培南	每次 15～25mg/kg	每次 0.5g	q6h
		美罗培南	每次 10～20mg/kg	每次 0.5g	q8h
铜绿假单胞菌		头孢哌酮/舒巴坦（规格 2：1 注射液）	每次（15.0/7.5）～（30.0/15.0（mg/kg	舒巴坦不超过 80mg/（kg·d）	q6～12h
		美罗培南	每次 10～20mg/kg	每次 0.5g	q8h
厌氧菌		青霉素联合甲硝唑	首剂每次 15mg/kg，继之每次 7.5mg/kg	每次 1.0g	q12h
支原体、衣原体、军团菌		红霉素	每次 10～15mg/kg	每次 0.5g	q12h

抗生素疗程：至热退且平稳、全身症状明显改善、

呼吸道症状部分改善后3～5d。支原体肺炎一般使用抗菌药物2～3周。葡萄球菌肺炎在体温正常后2～3周可停药，一般总疗程≥6周。

3. 对症治疗

（1）氧疗：病情较重者或者有缺氧表现，如烦躁、发绀或动脉血氧分压<60mmHg时需吸氧，多用鼻导管给氧，经湿化的氧流量为0.5～1L/min，氧浓度不超过40%。面罩给氧时，吸入氧浓度≥0.5，而动脉血氧分压<60mmHg，可考虑应用持续气道正压通气（CPAP）。

（2）气道管理：及时清除鼻痂、鼻腔分泌物，有痰时，可用祛痰剂（如氨溴索口服液），痰多时可吸痰，以保持呼吸道通畅，改善通气功能。气道的湿化非常重要，有利于痰液的排出。可以应用布地奈德、丙酸氟替卡松联合β_2受体激动药和抗胆碱药以解除支气管痉挛和水肿。

（3）腹胀的治疗：低钾血症者，应补充钾盐。缺氧中毒性肠麻痹时，应禁食和胃肠减压，肛管排气、小剂量2%肥皂水或小剂量3%盐水灌肠等刺激结肠活动，也有助于减轻腹胀。

（4）退热：物理降温或恰当应用药物退热。

4. 糖皮质激素　糖皮质激素可减少炎症渗出，解除支气管痉挛，改善血管通透性和微循环，降低颅内压。一般肺炎不需用肾上腺皮质激素。严重的细菌性肺炎，用有效抗生素控制感染的同时，在以下情况下可加用激素。

（1）喘憋明显伴呼吸道分泌物增多者。

（2）中毒症状明显的重症肺炎，例如合并缺氧中毒性脑病、休克、脓毒症者，有急性呼吸窘迫综合征者。

（3）肺炎高热不退伴过强炎性反应者。

（4）胸腔短期有较大量渗出。

上述情况可短期应用激素，可用甲泼尼龙1～2mg/

（kg · d）、琥珀酸氢化可的松 5～10mg/（kg · d）或用地塞米松 0.1～0.3mg/（kg · d）静脉滴注，疗程 3～5d。病毒性肺炎一般不用激素，毛细支气管炎喘憋严重时，也可考虑短期应用。

5. *并发症治疗*

（1）肺炎合并心力衰竭：重症肺炎患儿可合并心力衰竭，需吸氧、镇静、利尿、强心、应用血管活性药物。

（2）肺炎合并缺氧性脑病：脱水疗法、改善通气、扩张血管、镇痉、糖皮质激素、促进细胞恢复。

（3）抗利尿激素异常分泌综合征（SIADH）：与肺炎合并稀释性低钠血症治疗是相同的。原则为限制水入量，补充高渗盐水。

（4）脓胸和脓气胸：应及时进行穿刺引流，若脓液黏稠，经反复穿刺抽脓不畅或发生张力性气胸时，宜行胸腔闭式引流。

6. *其他支持治疗*　重症患儿可酌情给予血浆和静脉注射用丙球蛋白（IVIG），IVIG 400mg/（kg · d），3～5d 为 1 个疗程或 1g/（kg · d），连用 2 个疗程。

六、预防

1. 增强体质，减少被动吸烟，室内通风，积极防治营养不良、贫血及佝偻病等，注意手卫生，避免交叉感染。

2. 针对某些常见细菌和病毒病原，疫苗预防接种可有效降低儿童肺炎患病率。目前已有的疫苗包括肺炎链球菌疫苗、B 型流感嗜血杆菌结合疫苗、流感病毒疫苗、百日咳疫苗等。

儿童社区获得性肺炎管理指南（2013 修订）见附件 4。

（王　晔）

第八节 大叶性肺炎

大叶性肺炎为肺炎的一种类型，炎症常累及一个或多个肺叶，也可仅累及肺段，常见为肺炎链球菌感染，近来发现肺炎支原体（MP）引起的大叶性肺炎较前增多。主要通过影像学确诊。

一、诊断要点

1. 临床表现 儿童大叶性肺炎发病早期常表现为发热、咳嗽，听诊肺部常无明显湿啰音，容易被误诊为急性上呼吸感染。发病后常有寒战、高热、胸痛、咳铁锈色痰为典型特征。但如早期应用抗生素可导致临床症状不典型。

（1）症状

①起病急、病情严重：病情发展速度快，发病早期无典型症状，多因高热导致发病，部分患者有肺部体征或者肺部症状，病情发展到 1 周后开始呈现出大叶肺炎的典型症状且容易合并胸膜炎。

②此病在临床上有群体发病现象，主要集中在儿童聚集的幼儿园、小学，并且发病症状有一定相似性。

③发病季节主要集中在冬季。

（2）体征：早期听诊可无明显湿啰音；发病后可出现呼吸音减弱；肺炎恢复期出现湿啰音及痰鸣音。

2. 辅助检查

（1）外周血：白细胞计数及中性粒细胞明显增高，CRP、降钙素原可有所升高。肺炎支原体感染所致的大叶性肺炎，白细胞计数多无明显升高；重症的肺炎支原体肺炎，白细胞计数可$>10\times10^9$/L 或$<4\times10^9$/L，部分患儿出现血小板升高。CRP 多明显升高。

（2）病原学检查

①细菌病原的监测：血、胸腔积液等标本进行细菌涂片染色与培养分离具有确诊价值。必要时可进行气管穿刺吸引、支气管镜下吸痰或肺泡灌洗等检查。合格的痰涂片标本：中性粒细胞＞25 个/低倍视野，鳞状上皮细胞＜10 个/低倍视野或白细胞/鳞状上皮细胞≥10 为高质量痰标本。

②MP 检测：急性期和恢复期双份血清特异性 MP-IgG 抗体比较有 4 倍以上的升高或下降到原来的 1/4 是 MP 感染的确切依据；单份血清特异性 MP-IgM 抗体的明显升高是目前临床诊断 MP 感染的主要实验室依据。目前认为 MP-IgM≥1∶160，有较高的诊断价值；特异性基因检测；从咽拭子、痰、胸腔积液及肺泡灌洗液中培养分离出 MP 是诊断最可靠的依据。

（3）影像学表现

①X 线：大叶性肺炎充血期可无阳性发现，或仅肺纹理增多，透明度减低。红色及灰色肝变期表现为密度均匀的致密影，不同肺叶或肺段受累时病变形态不一。炎症累及肺段表现为片状或三角形致密影；累及整个肺叶，呈以叶间裂为界的大片致密阴影。实变影中可见透亮支气管影，即“空气支气管征”。消散期实变区密度逐渐减低，表现为大小不等、分布不规则的斑片状影。炎症最终可完全吸收，或只留少量条索状影，偶可演变为机化性肺炎。

②CT：充血期病变呈磨玻璃影，边缘模糊，病变区血管仍隐约可见。肝变期可见沿大叶或肺段分布的致密实变影，内有“空气支气管征”。消散期随病变的吸收，实变影密度减低，呈散在、大小不等的斑片状影，最后可完全吸收。

二、治疗要点

采用综合治疗，原则为改善通气、控制炎症、对症治疗、防止和治疗并发症。

1. 一般治疗及护理　温度及相对湿度适宜。保证患儿休息，给予易消化饮食。

2. 抗感染治疗　根据患儿病情、病源、药敏试验结果、年龄等因素合理选择使用抗生素。

（1）细菌感染：肺炎链球菌感染患儿首选青霉素，其次选头孢曲松、阿莫西林、头孢噻肟；流感嗜血杆菌感染患儿首选阿莫西林克拉维酸、氨苄西林/舒巴坦，铜绿假单胞菌感染患儿首选舒巴坦、头孢他啶、头孢吡肟等。

（2）支原体——大环内酯类药物：红霉素每次 10～15mg/kg，q12h，最大剂量每次 0.5g，疗程 10～14d，个别严重者可适当延长。阿奇霉素每次 10mg/（kg·d），qd，轻症 3d 为 1 个疗程，重症可连用 5～7d，4d 后可重复第 2 个疗程；但对婴儿，阿奇霉素的使用，尤其是静脉制剂的使用要慎重。停药依据临床症状、影像学表现以炎性指标决定，不宜以肺部实变完全吸收和抗体阴性或 MP-DNA 转阴作为停药指征。

3. 糖皮质激素、生物制剂的应用　参考支气管肺炎。

4. 支气管镜　纤维支气管镜灌洗能够改善肺部感染患者的血清炎症细胞因子（IL-8、CRP 及 PCT）水平和呼吸力学参数（气道峰压、动态顺应性、气道阻力及呼吸做功）。具体操作方法请参考支气管镜。

5. 机械振动排痰　使用机械振动排痰设备进行治疗的患者，其治疗效果和治疗时间显著优于未使用任何辅助设备的患者。机械振动排痰设备在工作时产生两个方向的力：一种力，垂直于患者的身体表面，起着松动患者气管黏膜表层的黏液和分泌物的作用；另外一种力，平行于患者的身体表面，能够有效地对患者呼吸器官内的分泌物进行清理。

（王　晔）

第九节　胸　膜　炎

胸膜炎是指由致病因素刺激胸膜所致的胸膜炎症，通常分为三种类型：干性（或成形性）胸膜炎、浆液纤维素性（或浆液渗出性）胸膜炎和化脓性胸膜炎（或脓胸）。

常见病因如下：

1. 原发性胸膜疾病

（1）创伤：心胸外科手术术后、经皮肺穿刺活检、胸部放疗。

（2）肿瘤：原发性胸膜间皮瘤。

2. 相邻组织疾病

（1）肺部感染：肺炎、支气管胸膜瘘、真菌感染、寄生虫感染。

（2）胸壁或横膈下感染：胸壁脓肿、肝脓肿、急性出血性胰腺炎、全胰脾瘘。

（3）纵隔感染或肿瘤：急性纵隔炎（继发于食管破裂）、纵隔肿瘤。

3. 全身性疾病

（1）败血症：远处部位的化脓（因皮肤外伤感染、疖、痈、中耳炎或骨髓炎等）。

（2）血管阻塞：肺梗死。

（3）恶性疾病：淋巴瘤、白血病、神经母细胞瘤、肝脏肿瘤等。

（4）结缔组织疾病：系统性红斑狼疮、多发性动脉炎等。

（5）肉芽肿病：结节病。

一、干性胸膜炎

干性胸膜炎大多数是由于肺部感染侵犯胸膜所致，细菌性肺炎或肺结核均可有此项并发症。病变多局限于脏层胸膜，胸膜表面粗糙、无光泽，一般没有渗出液或很少有渗出液。经过迅速地吸收以后留有纤维素层，可以形成脏层胸膜及壁层胸膜之间的粘连，可能会逐渐吸收，也可能引起局限性胸膜肥厚。

（一）诊断要点

1. 临床表现　本病主要的临床表现为胸痛、牵涉痛、咳嗽、胸闷、气急，甚至呼吸困难。

（1）胸痛：是干性胸膜炎最常见的临床症状。常常突然发生，程度差异较大，可为不明确的不舒适感或严重的刺痛，或仅在患者深呼吸或咳嗽时出现，也可持续存在并且因为呼吸加深或咳嗽剧烈而加重。胸痛是由壁层胸膜的炎症引起，疼痛位置处于炎症部位的胸壁。患儿常呈被动体位，喜患侧卧位。

（2）牵涉痛：可表现为腹部疼痛不适、颈部疼痛或肩部疼痛。

（3）呼吸浅快：呼吸可呈浅快式，为回避深呼吸导致胸痛所致；患侧肌肉运动相比于对侧较弱。

（4）呼吸运动受限：查体可闻及呼吸音减弱及胸膜摩擦音。胸膜摩擦音可在全部呼吸期间听到，由此可以与肺部啰音相鉴别。若同时合并肺炎，则摩擦音可被大量啰音所掩盖。

（5）其他：当缺乏胸膜摩擦音时，要考虑流行性胸痛及带状疱疹前驱期的胸痛。

2. 辅助检查

（1）X 线检查：中、下肺叶密度增深阴影，可以仅表现为胸膜增厚，少量积液时仅表现肋膈角变钝。X 线透视可见患侧膈呼吸运动减弱。

（2）一般需要完善结核菌素试验，必要时完善 T-spot 检验。

（3）痰液培养可明确病原菌，药敏试验可以明确敏感抗生素。

（4）血常规：白细胞计数正常或早期略增高，很少超过 12×10^9/L。红细胞沉降率增快。

（5）由于渗出液较少，一般不进行胸腔穿刺检查。

（6）当疾病诊断困难或病因难以明确时，可考虑进行胸膜活检检查。注意：胸膜活检的并发症发生率较高，注意适应证的选择。目前胸膜活检的适应证：原因不明的胸腔积液、胸膜腔和肺部浅表部位的局限性病变、肺部弥漫性疾病。

（二）鉴别诊断

本病需要与胸膜增厚性疾病相鉴别。多为炎症所致，一般需明确感染原因。

结核性胸膜炎：多见于较大年龄段儿童，3 岁以上常见。起病可急骤，亦可起病平缓，多有发热，典型症状为午后发热、盗汗、颧红，病程较长者可出现结核中毒症状，如消瘦、体重不增等。有些患儿可有结核接触史。化验检查可有红细胞沉降率增快、血结核抗体阳性、痰结核菌涂片阳性、未接种卡介苗者结核菌素试验阳性或已接种卡介苗者结核菌素试验呈强阳性、T-spot 检验阳性等。

（三）治疗要点

1. 一般治疗

（1）加强营养，体弱或重症者可输血浆、丙种球蛋白或人血白蛋白等支持治疗。

（2）咳痰黏稠者给予祛痰药物，如氨溴索等。

2. 药物治疗 抗生素的选择：根据细菌培养及药敏试验结果选择对病原敏感的抗生素。疾病早期或病原体不明确者可经验性选用对本地区常见细菌（如金黄色葡萄球菌、肺炎链球菌等）敏感的抗生素。

二、浆液性胸膜炎

浆液性胸膜炎又称为渗出性或浆液纤维素性胸膜炎，大多数为结核性，也可发生于病毒性肺炎（如腺病毒肺炎）、真菌性肺炎和支原体肺炎的过程中，少数与肿瘤、风湿病、胶原性疾病、血管栓塞有关。渗出液外观可呈清亮或浑浊，视所含有的纤维素及白细胞的多少而异。恶性肿瘤和肺梗死时胸腔积液可呈现血性。一般仅限于单侧发生，积液可短期大量产生，亦可逐渐吸收完全；当积液吸收缓慢时，可以导致胸膜局限性肥厚，致使肺部叩诊呈现长期浊音状态。

（一）诊断要点

1. 临床表现

（1）初发时症状与干性胸膜炎相似，可表现为胸痛、牵涉痛、呼吸浅快、咳嗽等。

（2）病后数天即可出现胸腔积液。若胸腔积液量较大，则积液可将脏层胸膜与壁层胸膜分离，故而胸痛症状有明显缓解。然而大量积液占据胸腔空间、压迫肺组织，使得有效通气减少，因此此时呼吸困难症状明显加重，甚至出现发绀、端坐呼吸及呼吸衰竭。

（3）若胸腔积液聚集较慢，则起病时可无明显症状，可导致诊断延迟。

（4）体征

①患侧肋间隙饱满，严重者肋骨可与地面成平行，呼吸运动减弱。

②气管、纵隔及心脏向健侧移位。

③语音震颤减弱或消失。

④叩诊可呈现浊音。

⑤听诊呼吸音减弱或消失。

⑥若积液发生在右侧，可引起肝浊音界下移。

2. 辅助检查

（1）胸腔穿刺液呈现渗出液特点（表 2-12）。

表 2-12　渗出液与漏出液的鉴别

特点	渗出液	漏出液
外观		
颜色	淡黄、黄绿或粉红色	淡黄
浑浊程度	略浑浊	清、稀薄
凝固程度	易凝固	不凝固
常规生化		
比重	>1.018	<1.018
细胞数	$>0.5\times10^9$/L	$<0.1\times10^9$/L
蛋白定量	>30g/L	<30g/L
胸腔积液蛋白/血清蛋白	>0.5	<0.5
糖定量	<血糖	≈血糖
乳酸脱氢酶（LDH）	>200U	<200U
胸腔积液 LDH/血清 LDH	>0.6	<0.6
胸腔积液黏蛋白定性试验（李凡他试验）	阳性	阴性
溶菌酶水平	增高（>20μg/ml）	—

（2）培养：痰液培养或胸腔积液培养可明确病原菌。血细菌培养亦可以明确病原体。

（3）X 线检查：可见密度均匀的阴影，在正位偏上其上界呈弧形曲线，自积液区达胸壁上方，外侧高于内侧，只在空气进入胸腔后才可出现气-液平面。大量积液时见一侧肺致密暗影，患侧肋间隙增大，气管、心脏向健侧移位及膈肌下降。如果同时拍正位及侧位 X 线片，更可以确定积液位置和包裹性积液的存在，与肺炎相鉴别。

（4）胸部超声：可对胸腔积液进行定位，为胸腔穿刺或胸腔闭式引流做准备。

（二）鉴别诊断

本病需要与胶原性疾病、风湿性胸膜炎、结核等疾病相鉴别。

1. 胶原性疾病　胶原性疾病是胶原及胶原基因变异性疾病，胶原是多种结缔组织的主要成分，维持着组织和气管的完整结构，并与人体早期发育、器官形成、细胞间的连接、细胞趋化、血小板凝集及膜的通透性等功能密切相关。胶原产生过多或过少及胶原结构的缺陷都可以导致疾病。最主要的突变见于先天性成骨不全。为全身性疾病。

2. 结核性胸膜炎　一般结核性胸膜炎需要结合病史、结核菌素试验、X 线肺门阴影、胸腔积液中淋巴细胞增高、γ 干扰素增加等，尤其时在胸腔积液中查出结核杆菌即可明确诊断。

（三）治疗要点

治疗取决于原发病的诊断。

1. 一般治疗

（1）加强营养，体弱或重症者可输血浆、丙种球蛋白或人血白蛋白等支持治疗。

（2）咳痰黏稠者给予祛痰药物（如氨溴索等）。体位引流有助于痰液排出。

2. 药物治疗

（1）抗生素的选择：根据细菌培养及药敏试验结果选择对病原敏感的抗生素。疾病早期或病原体不明确者可经验性选用对本地区常见细菌（如金黄色葡萄球菌、肺炎链球菌等）敏感的抗生素。

（2）激素的应用：对消除全身中毒症状、促进积液吸收、防止胸膜增厚粘连有积极的治疗作用。

3. 胸腔穿刺抽液　适用于渗出性胸膜炎大量胸腔积液、有明显呼吸困难或积液久治不吸收者。必要时可进行胸腔闭式引流。

三、化脓性胸膜炎（脓胸）

化脓性胸膜炎时胸膜腔积脓，故又称为脓胸，在婴幼儿中比较多见。一般胸腔穿刺液在试管内静置沉积 24h 后，1/10～1/2 应为固体成分，少于 1/10 则称为胸腔积液。

（一）诊断要点

1. 临床表现　临床表现可见持续高热、咳嗽、胸痛、呼吸困难、全身中毒症状等。

（1）高热：大多数患儿出现脓胸时可出现高热不退或反复发热。

（2）脓胸多在肺炎的早期发生，最初症状与肺炎症状相仿。一些患儿在治疗肺炎时抗生素治疗不足（剂量不足或疗程不足），也可出现脓胸症状。

（3）婴儿发生脓胸时，只表现为中等程度的呼吸困难加重；稍大儿童发生化脓性胸膜炎时可有明显呼吸困难、全身中毒症状、咳嗽及胸痛表现。

（4）在张力性气胸发生时，可出现突发性的呼吸急促、鼻翼扇动、发绀、躁动、持续性咳嗽、甚至呼吸暂停。

（5）全身中毒症状严重者，可伴有营养不良、贫血、精神不佳、对周围环境反应淡漠等症状。新生儿发生全身中毒症状时，易并发败血症、胸壁感染、感染性休克，甚至呼吸衰竭。

2. 辅助检查

（1）胸腔穿刺：胸腔穿刺液为脓液。根据脓液外观可大致推断病原菌：黄色脓液多为葡萄球菌，黄绿色脓液多为肺炎球菌，淡黄色稀薄脓液为链球菌，绿色有臭味脓液常为厌氧菌。

脓胸的诊断标准需符合以下四项中的任意一项。

①胸腔穿刺抽得脓液；

②胸腔穿刺液细菌涂片呈阳性；

③胸腔穿刺液细菌培养结果为阳性；

④胸腔穿刺液常规及生化检查符合以下指标中的两项：细胞数为 10×10^9/L，糖减少≤40mg/dl，LDH≥1000U/L。

（2）胸腔脓液均应做细菌培养并做药敏试验，根据药敏试验结果选择抗生素。

（3）胸部X线检查：积脓表现为胸部大片均匀昏暗影，肺纹理多被遮盖，且纵隔明显被推向健侧。脓气胸可见气-液平面。必要时可将正位、侧位X线片结合定位脓液位置。

3. 并发症　脓胸最常见的并发症是支气管胸膜瘘及张力性气胸。另外，可并发心包炎、腹膜炎、肋骨骨髓炎、化脓性脑膜炎、关节炎等。当脓胸持续到慢性病程时，可并发全身症状，如营养不良、贫血、慢性脱水等。

（二）鉴别诊断

本病需要与大范围肺萎陷或肺炎、巨大肺大疱及肺脓肿、膈疝、巨大膈下脓肿、肺包虫病、结缔组织病合并胸膜炎相鉴别。

1. 膈疝　膈疝系腹腔内脏器经由膈肌的薄弱孔隙、缺损或创伤裂口进入胸腔所致。临床可表现为上腹部疼痛、饱胀不适、呕吐、食欲差、消化不良、便秘、腹胀等。若大量腹腔脏器进入胸腔亦可导致呼吸困难等呼吸系统症状。若单纯X线平片见多发气-液平（肠疝入）或单个大液平面（胃疝入），可被误诊为脓气胸。穿刺液可见食物残渣、粪样物质等。肺CT检查可见胸腔充盈肠管样内容物。

2. 膈下脓肿　凡位于膈肌以下、横结肠及其系膜以上区域中的局限性积脓，统一称为膈下脓肿。其中，以右肝上后间隙脓肿最为多见。由于其位置与肺脏紧密连接，故容易被误诊为脓胸。可根据穿刺放脓后无负压，或负压进气后 X 线平片可见脓腔在膈下进行鉴别。另外，B 型超声也可有助于脓肿的定位。

3. 结缔组织病合并胸膜炎　结缔组织疾病合并胸膜炎时，有时类似于败血症并发脓胸。胸腔积液外观似渗出液或稀薄脓液，白细胞以多形核粒细胞为主，胸腔积液涂片及培养均未见细菌。肾上腺皮质激素治疗后可以很快吸收。大部分可见全身各系统及器官病变。

（三）治疗要点

化脓性胸膜炎的治疗要在三方面都取得肯定的结果才能获得良好的临床疗效：①解除胸腔压迫、排出脓液；②控制感染；③改善全身状况。

1. 一般治疗

（1）当患儿以全身中毒症状为主、但肺部压迫症状不明显时，应该选择应用全身抗生素进行积极抗感染治疗。抗生素的应用原则：早期、足量、广谱、足疗程、静脉用药。

（2）胸腔脓液较多、肺部压迫症状明显者，应当早期进行穿刺排脓引流治疗，根据患儿临床表现，可以进行多次排脓治疗，每次排脓量要适当，切不可单次大量排脓治疗，易引发休克、肺水肿等不良后果。胸腔积液时一般穿刺位置定位于叩诊实区的最低处，即肩胛线第 7～8 肋间，腋后线第 7～9 肋间。抽液过程中应将患儿及穿刺针固定好，避免刺伤肺组织。穿刺过程中应注意患儿变化，当出现剧烈咳嗽、大汗、面色苍白、穿刺液为鲜血时，应立即停止穿刺，对症治疗。单次抽气、抽液的量不应过多、速度不宜过快，诊断性穿刺年长儿一般为 50～200ml，治疗性穿刺不超过每次 500～600ml，婴儿酌减。穿刺过程中应避免气体进入胸腔，造成医源性气胸。

（3）对于 7d 以上的脓胸且胸腔积脓增长迅速的患者，应当进行胸腔闭式引流排出脓液。

（4）当并发慢性脓胸、以胸腔积气为主而未合并张力性气胸时，无须局部治疗，可等待积气、积脓自然吸收。但是合并发热不退、脓液不减或脓液增多时，需要进行胸腔穿刺排脓排气后拍 X 线片评估病情，必要时进行引流或开胸探查。

（5）支气管胸膜瘘：胸腔注入少量亚甲蓝（成年人剂量为 1%亚甲蓝 2ml，儿童剂量酌减）后痰液呈现淡蓝色，但是阴性结果时不能排除支气管胸膜瘘诊断。先进行开放引流，一般生命体征平稳后可进行胸膜肺切除。

（6）胸廓畸形：大部分患儿是可以自愈的。除结核性脓胸外，极少数情况需要进行胸膜剥脱手术。

2. *药物治疗* 抗生素的选择一般需要根据穿刺脓液培养及药敏试验结果选择敏感药物治疗。在药敏试验结果未报告时，则需要根据当地流行菌或患儿病史选择敏感药物治疗。

（1）考虑社区获得性阳性球菌感染时，可考虑应用头孢曲松钠注射液：①小于 50kg 儿童（15 日龄至 12 岁）每次 20～80mg/kg，每天 1 次，静脉滴注；②大于 50kg 儿童或年龄大于 12 岁者，按成年人剂量使用：每次 1～2g，每天 1 次，静脉滴注。

（2）考虑社区获得性阴性杆菌感染时，可考虑应用头孢哌酮/舒巴坦注射液（2：1）：儿童 30～60mg/（kg·d），分 2～4 次静脉滴注，感染严重时最大剂量可按照 240mg/（kg·d）计算。

（3）考虑耐甲氧西林金黄色葡萄球菌感染时，可应用万古霉素抗感染治疗：40～60mg/（kg·d），分 3～4 次静脉滴注，需要动态监测血药浓度，根据监测结果个体化调整剂量和给药频率。

（4）若存在重度感染，则考虑给予亚胺培南/西司他丁治疗：60～100mg/（kg · d），分 4 次静脉滴注。

3. 局部胸腔治疗

（1）可考虑给予相应敏感抗生素局部胸腔内给药，以达到控制感染的目的。

（2）脓液黏稠者，可考虑在进行胸腔穿刺时局部应用链激酶或尿激酶以溶解纤维素。

（3）胸腔注射药物时可同时给予少量利多卡因及地塞米松，以减轻局部胸痛和发热症状。

（4）胸腔注药后 24h 内要卧床休息，并且定时更换体位，以便药物能与胸膜或病灶广泛接触，提高治疗效果。

（5）注射药物体积不易过大，成年人一般 5～10ml 为宜，儿童酌减。

4. 支持治疗 对于全身中毒症状较重的患儿，必须加强营养，可酌情输注血浆、丙种球蛋白或人血白蛋白等进行支持治疗。

人血白蛋白用量：婴幼儿每次 0.5～1.0g/kg；年长儿初始剂量为每次 12.5～25g，可根据患儿临床表现、贫血、血压情况调整剂量。禁忌证：①对白蛋白过敏者；②高血压、急性心脏病、心力衰竭者；③严重贫血者；④肾功能不全者。

（周 楠）

第十节 肺 脓 肿

肺脓肿是肺实质感染后的化脓和坏死性疾病，肺实质由于炎性疾病坏死形成洞腔并含有脓液。可见于任何年龄段的儿童，主要继发于肺炎和败血症。偶可见于邻近组织的化脓性病变（如肝脓肿、膈下脓肿或脓胸）蔓延至肺部。也可见于肿瘤、异物压迫或寄生虫（如肺吸虫、蛔虫、阿米巴等）梗阻引发的继发性化脓感染。病原菌以金黄色葡萄球菌、肺炎链球菌和厌氧菌多见，其次可见于流感嗜血杆菌、化脓性链球菌、肺炎支原体等。单发性肺脓肿多见于异物吸入感染、金黄色葡萄球菌肺炎及肺囊肿并发感染等；多发性肺脓肿常见于金黄色葡萄球菌败血症和肺炎等。当患儿存在原发性或继发性免疫功能缺陷或者应用免疫抑制药时，均可促使肺脓肿的发生。目前由于抗生素的广泛应用，肺脓肿的发生率已经大大减少。

一、常见病因

1. 吸入性肺脓肿　病原体经口、鼻、咽吸入致病。当有意识障碍时（如醉酒、麻醉、药物过量、药物滥用、癫痫、心脑血管意外等）或全身免疫力与气道防御清除功能降低时（如受寒、疲劳等），吸入性病原可以致病。另外，鼻窦炎、牙槽脓肿等脓性分泌物被吸入时亦可引起致病。

2. 继发性肺脓肿　某些细菌性肺炎（如金黄色葡萄球菌肺炎、肺炎克雷伯杆菌肺炎等）、支气管发育异常（如支气管囊肿、肺隔离症等）、支气管异物、肿瘤、慢性肺疾病（如支气管扩张）。邻近气管化脓性病变亦可引发肺脓肿的发生，如膈下脓肿、肝脓肿等。

3. 血源性肺脓肿　因皮肤外伤感染、疖、痈、中耳炎或骨髓炎等所致的脓毒症。

二、诊断要点

1. 临床表现　典型肺脓肿的临床特征为高热、咳嗽和咳大量脓臭痰。肺脓肿的起病多为隐匿性，不易发觉。故当临床上有以下表现时应引起临床的高度重视。

（1）发热：热型不定，一般多为高热，可呈现稽留热、弛张热或间歇热，可伴有寒战及畏寒表现。

（2）咳嗽及咳痰：初期为阵发性或持续性干咳，若脓肿与气管贯通则可咳出脓臭痰（考虑多与厌氧菌感染相关）或咳血痰（考虑存在血管破坏），甚至出现大咯血。

（3）年长儿可自诉胸痛或腹痛，与呼吸有关；婴幼儿多伴有呕吐及腹泻。

（4）呼吸增快或喘憋、心率加快、乏力及盗汗；病情迁延者可出现消瘦、体重下降、贫血、反复发热、反复咯血，甚至出现槌状指（趾）。

（5）肺部体征与肺脓肿的部位及化脓大小程度有关。病变早期肺部查体多无阳性体征。当病情进展时，可于患侧闻及湿啰音、支气管呼吸音，甚至空瓮音。若脓肿接近胸膜可有胸膜炎体征；若脓肿破溃穿破胸膜则形成脓胸及支气管胸膜瘘。血源性肺脓肿大多数没有阳性体征。

2. 辅助检查

（1）X 线检查：早期与细菌性肺炎相似，呈现大片模糊浸润阴影，边缘不清；脓肿形成后可见圆形脓腔，周围环以炎性浸润影，如与支气管相通则有液平面。脓肿在经过治疗后可残留少量纤维条索状阴影。慢性肺脓肿时则显示脓腔壁增厚，周围炎症消散不完全伴纤维组织增生，可伴有支气管扩张、胸膜增厚等表现。肺部 CT 检查可以很好的显示肺脓肿的特点。

（2）CT 检查：细菌性脓肿壁厚，内壁规则，外壁模糊，伴有液平面，周围有渗出性阴影，壁强化明显；肺隐球菌以厚壁为主，内壁轻度不规则，周围多伴有磨玻璃状片影。

（3）外周血白细胞急性期显著增高，以中性粒细胞升高为主，核左移明显，常有中毒颗粒；慢性期白细胞总数多接近正常，并可见贫血。

（4）脓痰可多至数百毫升，镜检可见弹性纤维，证明肺组织存在破坏。

（5）痰液培养、肺脓肿引流液、胸腔积液培养及血培养均可明确病原菌，需要完善药敏试验。

（6）纤维支气管镜检查：有助于明确病因和病原学诊断，亦可用于肺脓肿的治疗。

三、鉴别诊断

本病需要与支气管扩张合并感染、先天性肺囊肿、肺大疱及肺结核等相鉴别。

1. 支气管扩张合并感染　儿童时期的支气管扩张症早期症状轻微，容易被忽略，而晚期又极易被误诊为支气管肺炎和慢性支气管炎，故该病的确诊率相对较低。主要临床表现：咳嗽、多痰，常见于清晨起床后或变换体位时。病程持久时可见不同程度的咯血、贫血及营养不良，易合并反复呼吸道感染，甚至并发肺脓肿。支气管造影及高分辨率CT对该病有明确的诊断意义，值得注意的是，支气管造影时应注意避免窒息及碘中毒。

2. 肺结核　一般肺结核需要结合结核接触史、结核菌素试验、T-spot检验、X线肺门阴影、胸腔积液中淋巴细胞增高、γ干扰素增加等，尤其时在痰液中查出结核杆菌即可明确诊断。

3. 先天性肺囊肿　先天性肺囊肿是一种比较常见的肺发育异常症。病变的肺组织可以出现单个或多个囊肿，可累及一个或数个肺叶。临床可无典型表现，也可以表现为反复感染、呼吸困难、邻近组织压迫、咳嗽、咳痰等不典型症状。可通过X线平片、肺CT、支气管造影、超声等检查明确诊断。

四、治疗要点

1. 一般治疗

（1）加强营养，注意休息。体弱或重症者可输血浆、丙种球蛋白或人血白蛋白等支持治疗。

（2）咳痰黏稠者给予祛痰药物（如氨溴索等）。体位引流有助于痰液排出。

（3）对于有缺氧症状者应及时供氧。

2. 抗生素治疗

（1）根据支气管分泌物的细菌培养及药敏试验结果选择对病原敏感的抗生素（如头孢菌素、万古霉素、利奈唑胺等）。

（2）疾病早期或病原体不明确者可经验性选用对本地区常见细菌（如金黄色葡萄球菌、肺炎链球菌等）敏感的抗生素。疗程依据病变好转情况而定，一般4～8周。

3. 支气管镜治疗 经支气管镜可取出异物和排出脓液，对异物吸入所致的肺脓肿疗效较为特异。此外，可经纤维支气管镜吸出脓液和进行局部给药。

4. 手术治疗 多数肺脓肿无须手术治疗。儿童肺脓肿合并脓胸的患儿用胸腔镜引流可缩短抗生素的使用疗程和住院时间。病程3个月以上，经内科合理治疗不见效，脓腔过大（5cm 以上）预计不易闭合者者，并发支气管扩张、反复感染、大量咯血者可考虑外科手术治疗。

5. 中医疗法 本病中医称为肺痈，又称“肺脓疡”，早期多属热证、实证，常用千金苇金汤、薏苡附子败酱散、桔梗汤加清热解毒药及活血化瘀药进行治疗。应当注意的是，在用中药进行治疗的过程中，应避免胸腔穿刺，以防因穿刺造成感染的传播。

（周 楠）

第十一节 气 胸

气胸是指气体进入胸膜腔，造成积气状态，称为气胸。从早产儿到年长儿均可见。多因肺部疾病或外力影响，使肺组织和脏层胸膜破裂或靠近肺表面的细微气肿泡破裂，肺和支气管内空气逸入胸膜腔。多见于患有肺气肿、支气管扩张症者，也可见于外伤或者术后。本病属肺科急症之一，严重者可危及生命，及时处理可治愈。

一、常见病因

1. 外伤性 穿透伤或钝挫伤。

2. 感染性 麻疹、结核、细菌（金黄色葡萄球菌）、寄生虫。

3. 医源性 气压伤（机械通气、窒息复苏抱球）、经外周中心静脉置管（PICC）、经气道的操作（气管插管、支气管镜活检）、胸腔镜和腹腔镜检查。

4. 先天肺发育畸形 肺部先天畸形（大叶性肺气肿）、非淋巴管平滑肌瘤病、Marfan 综合征、先天性肺囊肿。

5. 自发性 家族性、特发性。

6. 其他 肿瘤、哮喘、异物吸入、辐射。

二、诊断要点

1. 临床表现 气胸症状的轻重与有无肺基础疾病及功能状态、气胸发生的速度、胸膜腔内积气量及其压力大小三个因素有关。若原已存在严重肺功能减退，即使气胸量小，也可以有明显的呼吸困难症状。

（1）症状

①起病前部分患者可能有持重物、屏气、剧烈活动等诱因，但多数患者在正常活动或安静休息时发生，偶

有在睡眠中发病。

②当小量局限性气胸发生时，可全无症状，只有影像学检查可以发现。如果气胸范围较大，即可出现显著的临床表现。

③大多数气胸起病急骤，患者突感一侧胸痛，针刺样或刀割样，持续时间短暂，继之胸闷和呼吸困难，可伴有刺激性咳嗽。少数患者可发生双侧气胸，以呼吸困难为突出表现，且患者多不能平卧。

④患者可伴有烦躁不安、发绀、冷汗、脉速、虚脱、心律失常，甚至发生意识不清、呼吸衰竭。婴幼儿发病时由于缺氧，多呈现表情惶恐不安。

（2）体征：主要取决于气量的多少和是否伴有胸腔积液。

①少量气胸体征可不明显，尤其在肺气肿患者更难确定，听诊呼吸音减弱具有重要意义。

②大量气胸时，气管向健侧移位，患侧胸廓隆起，呼吸运动与触觉语颤减弱，叩诊呈过清音或鼓音，心或肝浊音界缩小或消失，听诊呼吸音减弱或消失。

③当出现张力性气胸时，可见肋间饱满，膈肌下移，气管与心脏均被移至健侧，同时气促加重，呼吸困难进行性加重，严重缺氧，脉搏微弱、血压降低，发生低心搏出量休克，以上均是张力性气胸所致的危象。

2. 辅助检查

（1）胸部 X 线检查：为气胸诊断的常规手段。若临床高度怀疑气胸而后、前位 X 线胸片正常时，则应进行侧位 X 线胸片或侧卧位 X 线胸片检查。气胸 X 线胸片上大多有明确的气胸线，为萎缩肺组织与胸膜腔内气体交界线，呈外凸线条影，气胸线外为无肺纹理的透光区，线内为压缩的肺组织。大量气胸时可见纵隔、心脏向健侧移位。在新生儿时期，气胸可位于前方及内方而将肺组织向后推移。新生儿气胸相对诊断困难，用透光法可查出患侧透光度增加以协助诊断。CT对小量气胸、局限性气胸，以及肺大疱与气胸的鉴别比胸部X线敏感和准确。

（2）胸内压测定：有助于气胸的分型（闭合性、开放性、张力性）和治疗。

（3）动脉血气分析和肺功能检查：多数气胸患者动脉血气分析不正常，表现为动脉氧分压降低。一般不建议应用肺功能检测。

（4）胸腔镜检查：可明确胸膜破裂口的部位及基础病变，同时可以进行治疗。

（5）胸部超声、胸膜腔造影等对气胸的病因、诊断及类型判断也有一定的价值。

三、鉴别诊断

本病需要与支气管哮喘、肺血栓栓塞症、肺大疱、先天性含气肺囊肿、消化道穿孔、胸膜炎、膈疝等疾病相鉴别。

1. 支气管哮喘　支气管哮喘系一种慢性非特异性气道炎症，常表现为气道高反应性。临床表现可见反复发作的咳嗽、喘息、胸闷等。体征可闻及喘鸣音，哮喘发作严重时由于气道闭锁不可闻及呼吸音。完善相关肺功能检查、支气管舒张试验、呼气峰流速、特异性变应原检查可明确诊断。

2. 肺血栓栓塞症　肺血栓栓塞症是以血栓阻塞肺动脉系统为其病因的疾病或临床综合征的总称。常见原因：先天性心脏病合并感染性心内膜炎、各种原因导致的高凝状态等。常见临床表现：呼吸困难及气促、胸痛、晕厥、烦躁不安、咯血、心悸等。一般需完善血浆D-二聚体、核素肺通气/灌注扫描、肺部CT及造影检查、肺动脉造影等检查可明确诊断。

3. 先天性含气肺囊肿　先天性肺囊肿在小儿并不少见。临床表现十分悬殊，一般小囊肿可无任何临床表现，只有在体检时才偶尔被发现。较大的囊肿一般可并发感染，囊肿突然变大、邻近组织出现压迫症状时才可被发现。临床表现：呼吸、心率增快，以及呼吸窘迫、喘鸣、发绀等，较大囊肿时可并发张力性气胸。

四、治疗要点

1. 非手术治疗　主要适用于稳定型小量气胸。小量气胸一般指气胸容积占胸腔容积不到 20%者。应严格卧床休息，酌情给予镇静、镇痛药物。一般可经过 1～2 个月自行吸收。当气胸容积占胸腔容积超过 20%时，高浓度吸氧（甚至吸纯氧）可加快胸腔内气体的吸收（其原理为吸入高浓度氧气可造成胸膜腔及血液的氧浓度梯度差增大）。注意基础疾病的治疗。

2. 排气疗法

（1）胸腔穿刺抽气：适用于小量气胸、呼吸困难较轻、心肺功能尚好的闭合性气胸患者。抽气可加速肺复张，迅速缓解症状。

（2）胸腔闭式引流：适用于不稳定型气胸，呼吸困难明显、肺压缩程度较重，交通性或张力性气胸，反复发生气胸患者。不论气胸容量多少，均应尽早进行胸腔闭式引流。位置应在锁骨中线第 2 或第 3 肋间或腋中线乳头水平，若穿刺位置难以定位，可借助超声检查辅助定位。

3. 手术治疗　经内科治疗无效的气胸可为手术的适应证，主要适用于长期气胸、血气胸、双侧气胸、复发性气胸、张力性气胸引流失败、胸膜增厚致肺膨胀不全或影像学有多发性肺大疱者。可选择胸腔镜或开胸手术治疗。

4. 并发症的处理 常见的并发症为脓气胸、血气胸、纵隔气肿及皮下气肿等。并发症的及时处理可有效的控制气胸的发展。

（周 楠）

第十二节 反复呼吸道感染

反复呼吸道感染（recurrent respiratory tract infections，RRTI）是儿童十分常见的临床现象。其原因繁多，除了感染相关因素外，还可能涉及免疫系统与呼吸系统等基础疾病。

定义：RRTI 是指 1 年以内发生次数频繁、超出正常范围的上、下呼吸道感染。根据年龄、潜在原因及部位不同，将其分为反复上呼吸道感染和反复下呼吸道感染，后者又可分为反复气管支气管炎和反复肺炎（表 2-13）。

表 2-13 反复呼吸道感染的判断条件

年龄（岁）	反复呼吸道感染（次/年）	反复下呼吸道感染（次/年）	
		反复气管支气管炎	反复肺炎
0～2	7	3	2
3～5	6	2	2
6～14	5	2	2

注：2 次感染间隔时间至少 7d 以上。若上呼吸道感染次数不够，可以将上、下呼吸道感染次数相加，反之则不能。但若反复感染是以下呼吸道为主，则应定义为反复下呼吸道感染。确定次数须连续观察 1 年。反复肺炎指 1 年内反复患肺炎 2 次，肺炎须由肺部体征和影像学证实，2 次肺炎诊断期间肺炎体征和影像学改变应完全消失

一、诊断要点

根据 RRTI 定义询问既往呼吸道感染的特点。符合 RRTI 定义，明确 RRTI 者，进行评估并制订针对性诊疗方案。可疑 RRTI 者，进行随访、管理。不符合 RRTI 定义者，排除。

1. 对符合 RRTI 者的常规评估

（1）病史询问关注重点：起病时间，发病季节；感染病原种类；感染累及部位；以往治疗措施与效果；生活环境；家族史。

注意：①起病时间，患儿 6 月龄内起病应注意排除先天性疾病，尤其是免疫系统的细胞免疫和固有免疫缺陷、先天性呼吸系统疾病等。②病原种类，根据临床表现和常规检查初步判断感染的病原种类，如反复细菌感染应注意排除抗体缺陷病的可能；如为反复呼吸道病毒感染，特征性不强，先天免疫异常可能性较小。③感染累及部位，反复肺炎者存在免疫或呼吸系统基础疾病的可能性较大。

（2）体格检查关注重点：生长发育状况；营养状况；皮肤、淋巴结；上呼吸道局部结构；心肺听诊。

注意：生长发育落后、营养不良，提示可能存在其他基础疾病；合并湿疹，应注意过敏在 RRTI 中的作用，皮肤发绀或槌状指（趾）提示可能存在心脏结构异常或慢性肺病可能；浅表淋巴结大应注意原发性和继发性免疫异常的可能；上呼吸道的体格检查，应注意扁桃体、咽后壁、鼻腔和耳部及乳突体检，有利于发现潜伏病灶和异常淋巴组织增生及结构异常。

（3）常规实验室检查关注重点：血常规、C-反应蛋白。对临床医师基本要求：掌握血常规正确解读。

注意：对血常规的关注可帮助了解多种免疫相关状况，如中性粒细胞绝对计数的评估，淋巴细胞绝对计数的评估，嗜酸性粒细胞的评估，红细胞和血红蛋白的评估。C-反应蛋白对感染病原种类具有一定提示作用。

2. 特殊检查

（1）常规免疫学检查：包括血清免疫球蛋白（Ig）、淋巴细胞亚群、补体。

适用对象：RRTI伴发热，反复化脓性中耳炎，反复肺炎，RRTI伴其他组织器官感染。

注意：应同时检测血清IgG、IgA、IgM、IgE。不同年龄段Ig水平不同，医院检验科或儿科医师应根据不同年龄段的参考值判断Ig结果。4岁内IgA水平很低，不能根据其水平判断是否存在选择性IgA缺陷病。IgG、IgA、IgM水平过高和过低均非正常。IgE对于提示是否存在过敏状况有一定价值。淋巴细胞亚群变化复杂，除了极端某个亚群完全缺如，判断淋巴细胞亚群变化的临床价值应结合临床各项指标综合判断或转诊临床免疫科评估。

（2）过敏原检测：过敏原特异性IgE在各个年龄阶段都可进行检测。

适用对象：RRTIs少伴发热者；呼吸道症状以反复咳嗽、喘息为主者；以鼻部症状喷嚏、清涕、鼻痒为主者。

注意：过敏原特异性IgE对于辅助判断患儿是否存在对某种过敏原过敏并引起呼吸道症状有一定参考价值。患儿是仅为过敏症状而被误以为RRTI，还是因存在呼吸道过敏症状而易发RRTI，需临床医师个体化综合判别。许多患儿往往两者同时存在，治疗时应兼顾。

（3）肺部影像学检查：适用对象为反复下呼吸道感染者。肺部影像学检查对于了解下呼吸道感染的严重程度和性质有重要价值。因此，也有利于帮助判断可能存在的其他基础疾病。

（4）肺功能检查：适用对象为反复下呼吸道感染者。长期反复下呼吸道感染可能影响肺功能，喘息性疾病也会影响肺功能。肺功能检查除了有利于帮助了解疾病严重程度之外，也有利于鉴别疾病性质。

（5）支气管镜检查：适用对象为反复下呼吸道感染者。某些病因不明或肺部结构异常，各种临床证据、辅助检查和肺部影像学不能明确诊断者，需气管镜检查协助明确。

3. 病原学检查　并非所有 RRTI 患者都需要进行病原学检查。缺乏局部病灶的反复上呼吸道感染患儿，多由呼吸道病毒感染引起。病原学检测对于选择针对感染的临床用药具有指导价值。

①反复化脓性扁桃体炎通过咽拭子培养有助于了解感染的病原。EB 病毒感染患儿也可出现扁桃体表面渗出和分泌物，容易与化脓性扁桃体炎混淆，应注意鉴别。

②反复肺炎感染期应进行全面病原学检查，明确感染病原。采用血培养、痰培养、支气管肺泡灌洗液涂片和培养、病原抗体检测及病原分子生物学检测等实验室检查。应涵盖细菌、真菌和病毒等病原学检查。

二、治疗要点

1. 缺少特征性的 RRTI　常以呼吸道病毒感染为主，多累及上呼吸道和（或）气管、支气管，此类患者存在基础疾病的可能性较小。除急性期控制之外，采用细菌溶解产物或其他免疫调节药物预防有一定疗效。

2. 反复化脓性扁桃体炎　多因局部病灶清除不利引起，特点是每次起病外周血白细胞及中性粒细胞增高为主，C-反应蛋白增高。

对策：局部咽拭子培养，合理使用抗生素，可辅以细菌溶解产物免疫调节治疗。手术（包括扁桃体和腺样体切除术）对大多数患儿来说并不是减少 RRTI 的有效方法。手术获益有限，却存在风险及潜在并发症。

3. 反复化脓性中耳炎　注意：可能是原发性免疫缺陷病的重要特征之一。

对策：应进行常规免疫功能检查；应与五官科医师共同治疗。

4. *反复鼻及鼻旁窦感染* 以鼻部症状为主，表现为流涕、喷嚏、鼻痒等表现，学龄前期及学龄期儿童应注意区别过敏所致。以脓涕为主者合理使用抗生素。年龄越大，鼻旁窦慢性感染发生可能性增大，需与五官科医师共同诊治。

5. *反复支气管炎* 如常合并喘息，且偶有发热。婴儿和学龄前期有其他过敏症状。

对策：应排除过敏因素的影响和病毒感染后所致的气道高反应性。

6. *反复肺炎* 应重点注意排查原发性免疫缺陷病和肺部结构性异常疾病，以及婴幼儿时期异物吸入所引起的后果。

三、鉴别诊断

肺结核、特发性肺含铁血黄素沉着症、哮喘、闭塞性细支气管炎并机化性肺炎（BOOP）、嗜酸细胞性肺炎、过敏性肺泡炎、特发性间质性肺炎等（表 2-14 至表 2-16）。

表 2-14 反复呼吸道感染表现的免疫缺陷病

疾病种类	呼吸道感染特点	病原学特点	感染部位	辅助检查特点
抗体缺陷病	一般1～12月龄后起病，发热，下呼吸道感染，中耳炎	化脓性细菌	呼吸道（下呼吸道、中耳炎、鼻窦炎），消化道	Ig减少，淋巴细胞亚群可有异常
联合免疫缺陷病	一般6月龄前起病，发热，下呼吸道感染，其他脏器感染	细菌、真菌、病毒都易感	肺炎、多器官系统感染	Ig减少，淋巴细胞亚群异常，T细胞减少或缺如
有免疫缺陷	多数6月龄前起病	细菌、真菌	肺炎、皮肤、口腔、多器官系统	中性粒细胞数量或功能异常

表 2-15　反复呼吸道感染表现的呼吸系统疾病

疾病	病变	表现
先天性肺实质发育异常	肺结构异常	反复肺炎或慢性肺炎
肺血管发育异常	淤血或充血	反复肺炎
先天性气道发育异常	气管支气管狭窄、软化、结构异常	反复肺炎
原发性纤毛运动障碍	纤毛结构或功能障碍	反复肺炎或慢性肺炎
囊性纤维性变		反复肺炎
肺泡表面活性物质蛋白质基因突变	肺表面活性物质功能异常	反复肺炎

表 2-16　其他引起反复呼吸道感染的基础疾病

疾病	病变与机制	表现
先天性心脏病	肺血流动力学异常	反复肺炎
气道内阻塞或气管外压迫	支气管异物，结核性阻塞，肿瘤阻塞或压迫	反复气管支气管炎
反复吸入	吞咽功能障碍、智力低下、环咽肌肉发育延迟、神经肌肉疾病及胃食管反流	反复肺炎

反复呼吸道感染临床诊治路径见附件 5。

（张　超）

第3章

小儿呼吸系统疾病的辅助诊断与治疗

第一节 小儿呼吸系统疾病影像学检查

新生儿胸部影像：新生儿胸廓前后径与横径几乎一样大，近似圆筒形状，旋转的程度最好通过比较胸廓两侧前肋长度来评估。如新生儿胸片一般采用前后位摄影，正常心胸比可以高达60%。

胸腺大小是可变的，并且可以随着肺组织膨胀程度的变化而不同。胸腺可以和心脏轮廓重叠，也可能会由于肋骨压痕而呈波浪状边缘，更常见在胸部右侧表现出典型“帆征”。胸腺外形可随着产前、产后压力的变化迅速发生改变，也可能在罹患某些严重疾病（例如像肺透明膜病、重症感染或皮质类固醇药物治疗后）发生改变。

正常肺发育：Agrons 等曾详细地阐述过正常肺的发育，在妊娠胚胎期（26天至6周）肺芽从原始前肠分裂成早起支气管树。在假腺体期（6～16周），气道只发育到终末细支气管水平，与缺乏肺泡囊。而在腺泡或腺管发育期(16～28周),多数肺泡管从呼吸性细支气管发育而来。这些肺泡管内衬产生肺泡表面活性剂的Ⅱ型肺泡细胞，进而分化成Ⅰ型薄壁肺泡细胞，在这个阶段的终末期，原始肺泡形成。随着肺间质逐渐变薄，毛细血管和Ⅰ型肺泡数量的扩增，肺泡逐渐具备了气体交换的能力。

在肺泡囊发育期间（28～34 周），由于终末肺泡囊数目逐渐增加，肺间质进一步变薄，毛细血管床持续扩增，真正意义上的肺泡开始发育形成。肺泡发育期从 36 孕周持续至 18 个月，大部分肺泡形成在 5～6 个月。

（一）新生儿呼吸窘迫综合征

【X 线表现】

1. 肺充气不良伴细颗粒样阴影；肺充气不良表现为肺野透过度均匀性减低，肺泡萎陷则表现为细小颗粒样阴影。

2. 支气管充气征；广泛肺泡萎陷，肺野含气量减少，与正常充气的各级支气管形成对比，呈支气管充气征。

根据肺泡萎陷程度，X 线表现分为四级。

Ⅰ级：两肺充气有所减少，肺野透过度稍减低，肺内见细小颗粒阴影。

Ⅱ级：两肺野透过度进一步降低，肺内可见磨玻璃样影、细小颗粒影和支气管充气征。

Ⅲ级：两肺野透过度明显降低，肺内颗粒影增大，边界模糊，支气管充气征更广泛，心脏和横膈边缘模糊。

Ⅳ级：两肺野密度增高，呈现“白肺”，心脏级横膈边缘难辨（图 3-1）。

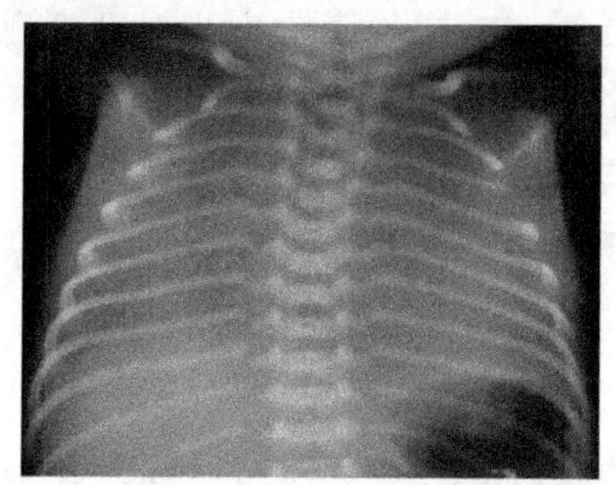

图 3-1　新生儿呼吸窘迫综合征 X 线平片表现

早产儿。出生后进行性呼吸困难、发绀。X 线平片显示两肺野密度增高，成“白肺”，见支气管充气征，心脏及膈肌边缘不清

（二）新生儿吸入综合征

【X线表现】羊水吸入，轻者显示双肺野纹理增粗；中者显示肺野内小片状阴影伴肺气肿；重者显示肺野内大片状阴影并融合，常伴肺气肿、肺不张和气胸等。

胎粪吸入综合征：轻者显示肺野纹理增粗，轻微肺不张、肺气肿。中者显示肺野肺野透过度减低，出现粗颗粒样或小片状阴影，可伴节段行肺不张或肺气肿。重者显示双肺野广泛的斑片状阴影，可伴明显肺气肿（图3-2）。

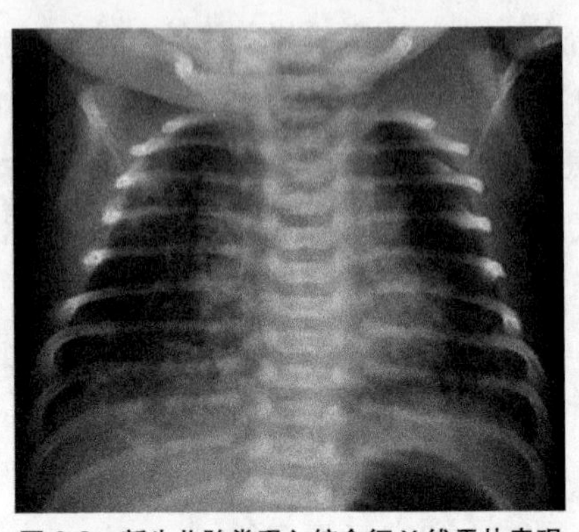

图3-2 新生儿胎粪吸入综合征X线平片表现

男婴，出生4h。羊水Ⅲ度污染。X线平片显示双侧肺纹理增粗，双肺野见不均匀分布粗颗粒和小片状阴影

（三）新生儿肺炎

【X 线表现】足月新生儿肺部常见影像学表现，多见于出生后24～48h急性重症患儿，呈双侧不对称性的肺泡磨玻璃影，伴或不伴有肺间质性改变。这类患儿的影像学改变与胎粪吸入综合征或严重的暂时性呼吸急促相似。胸腔积液、肺气肿和轻度心脏增大等影像表现对新生儿肺炎与其他疾病的鉴别没有帮助。

在早产儿中新生儿肺炎可呈弥漫性、细颗粒状磨玻璃影，表现类似于 IRDS。有些患儿可能同时伴发 IRDS和B族溶血性链球菌肺炎。衣原体感染典型临床表现，首先在出生后1～2周出现结膜炎，而肺部感染症状要到出生后 4～12 周才明显表现出来，其影像学特征为肺部间质性、磨玻璃样病变同时伴有肺气肿。

（四）支原体肺炎

【X 线表现】 病变多见于下叶，早期主要是肺间质性炎症改变，表现为肺纹理增多及网格状影。当肺泡内渗出较多时，则出现斑点状模糊影。病变的分布和形态个体差异较大。多数呈节段性分布，少数为小斑片状影或大叶性实变。较典型的表现为自肺门附近向肺野外围伸展的大片扇形影，其外缘逐渐变淡而消失。实变病灶密度多较淡，病灶中多见肺纹理影（图 3-3）。若病变区支气管内分泌物阻塞可有区域性肺不张，表现宽或窄的带状影。少数患者的病灶可呈分散的多发斑片状模糊影。

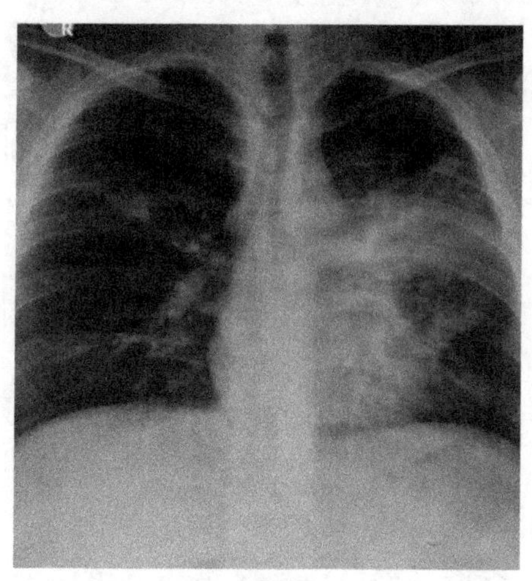

图 3-3 支原体肺炎 X 线胸片检查，左肺野可见小片状及大片状影，以左肺上野为主，密度较淡，透过病灶内可见肺纹理影

【CT 表现】 肺部体征少而胸部 CT 改变明显是支原体肺炎的一大特点。支原体肺炎近 80%有肺部 CT 改变，缺乏特异性，表现多种多样，以间质型为主。儿童病例以下叶多见，但成年人无好发叶、段。阴影呈斑片状浸润，网状结构多，部分为大片状阴影甚至呈大片实变影，

与大叶性肺炎甚至难区别，有时仅有肺纹理增粗。儿童病例可见肺门淋巴结大，部分病例出现胸腔积液，以右侧多见，也可两侧同时受累。胸部 CT 异常多在 1～3 周吸收，完全吸收需 4～8 周。

（五）支气管肺炎

【X 线表现】病变多见于两肺中下野的内、中带；病灶沿支气管分布，呈斑点状或斑片状密度增高影，边缘较淡且模糊不清，病变可融合成片状或大片状（图 3-4）。有时可见肺气囊，为引流支气管因炎症而形成活瓣作用致空洞内其他逐渐增多所致。支气管炎症阻塞时，可见三角形肺不张的致密影，相邻肺野有代偿性肺气肿表现。

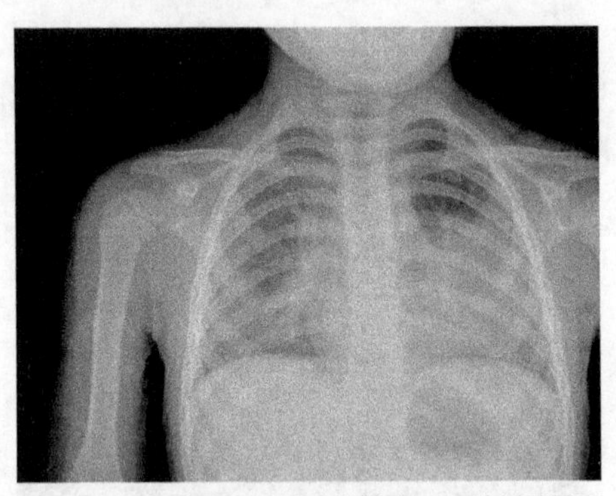

图 3-4　支气管肺炎 X 线胸片检查，两肺门区及下野纹理增多，可见大片状密度增高影，密度较淡，边缘模糊不清

【CT 表现】病灶呈弥漫散在斑片影，典型者呈腺泡样形态，边缘较模糊或呈分散的小片状实变影或融合成大片状。小片状实变影的周围，常伴阻塞性肺气肿或肺不张，阻塞性肺不张的邻近肺野可见代偿性肺气肿表现。

（六）间质性肺炎

【X 线表现】病变分布较广泛，好发于两肺门区附近及肺下野。病变累及支气管、血管周围的间质时，可见纤细条纹状密度增高影，边缘清晰或略模糊，其走行僵直，可数条互相交错或两条平行。病变累及终末细支气管以下的肺间质时，病变显示为短条状，相互交织成网状的密度增高影，其内可见间质增厚所构成的大小均匀而分布不均匀的小结节状密度增高影。有时肺野内可见广泛的细小结节状影，大小一致、分布不均，但肺尖及两肺外带常不受累及。由于肺门周围间质的炎性浸润及肺门淋巴结炎，造成肺门影增大，密度增高，但结构不清（图 3-5）。

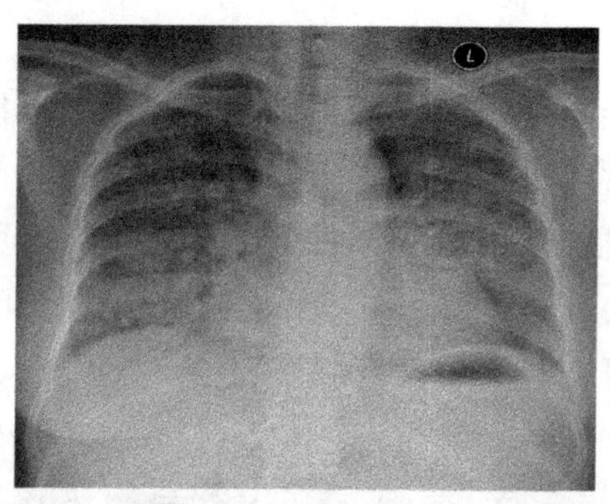

图 3-5 间质性肺炎 X 线胸片检查，双肺纹理增多、紊乱，可见短条状、条带状密度增高影相互交织成网，其内可见不均匀分布的小结节状密度增高影，双侧肺门显示不清

【CT 表现】 常规 CT 扫描可见两侧肺野弥漫分布的网状影，以下肺野明显。高分辨率 CT 可见小叶间隔及叶间胸膜增厚。有时，两肺可见多发弥漫分布的小片状或结节状影，边缘清楚或模糊。有时可见小叶肺气肿或肺不张征象。在急性间质性肺炎早期阶段或清症病理，由于肺泡腔内炎性细胞浸润伴少了渗出液，肺泡内尚有一定的气体，可见磨玻璃样密度影。肺门和气管旁淋巴结可肿大。少数病例胸腔可有少量积液。

（七）呼吸道异物

呼吸道异物指外来的异物误吸入气管支气管树内，

是儿科常见急症，严重者可导致死亡。呼吸道异物可见于任何年龄，以6月龄至3岁的儿童好发。主要临床表现为刺激性呛咳、呼吸困难、喘鸣等，特异性不高。并发症有肺炎、肺不张和支气管扩张等。因多数患儿不能准确表述异物误吸史，加之因异物吸入的位置和梗阻程度不同，致症状表现多样，给临床诊断带来一定困难。

根据异物成分：可为植物性、动物性、矿物性及化学制品。临床上以食物颗粒和天然有机材料的异物居多，如花生、瓜子、糖果、蔬菜等，此类异物由于蛋白含量高或糖含量高，可吸收呼吸道分泌物，而使自身体积变大，并且因刺激呼吸道黏膜引起水肿或形成肉芽组织，使呼吸道管腔进一步狭窄。合成的有机材料异物，如塑料玩具、笔帽等，此类异物无膨胀性，对呼吸道黏膜刺激较小，除非异物体积较大，引起呼吸道梗阻而被发现，小的异物可长时间不被发现。

异物按照是否透X线：分为不透X线异物和可透X线异物，以后者居多。①不透X线异物常为金属、石块、玻璃球、牙齿等，较易发现。②可透X线异物常为食物颗粒和有机物（如木质制品、塑料制品等），一般不容易发现。

【X线表现】常规X线检查仍为最基本的检查方法。胸部透视或拍摄吸气-呼气双相胸片，为诊断本病最进本检查方法。可发现部分气道异物的直接征象及间接征象。不透X线异物及可透X线异物在透视或胸片上表现如下。

1. 不透X线异物　如金属笔帽、贝壳、牙齿等，在胸部透视或胸片上容易发现，可直观显示位于气道内的异物形态（图3-6）、位置及引起的相关肺内并发症。

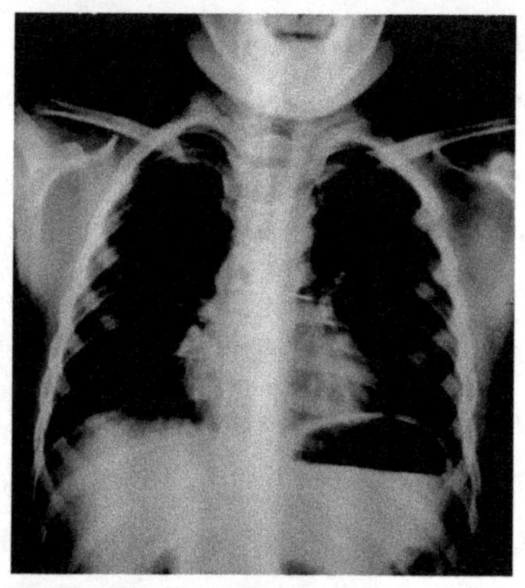

图 3-6　呼吸道异物胸部 X 线检查。左主支气管内可见条状异物影

2. 可透 X 线异物　如花生、瓜子及塑料或木质玩具部件等，透视或胸片均不能直接显示异物的形态及部位，但可通过间接 X 线征象来推断有无呼吸道异物及异物的位置。

（1）气道内异物：胸部 X 线检查可无异常发现。也可变现双肺对称性肺气肿、双侧横膈活动幅度变小。

（2）支气管内异物：以单侧多见。解剖上，右主支气管径相对较大，向下走行较陡直，异物易进入。而左侧支气管管径相对较细，气体流速快，吸力大，小的异物也很容易被吸入。X 线表现根据异物所在的部位、大小、气流动力学和异物吸入时间的长短而有不同的间接征象。

①肺气肿：单侧性肺气肿可高度提示支气管异物的存在，患侧横膈运动幅度减小。

②纵隔摆动：为单侧支气管异物不全阻塞的最重要、最常见的 X 线征象。由于胸腔两侧压力不一致，导致呼气时纵隔向含气量相对较少、压力相对较低的健侧移位，吸气时两侧胸腔压力趋向平衡，纵隔回复中位。无论是吸气行阻塞还是呼气性阻塞，吸气时纵隔均向患侧移位，故吸

气时纵隔向哪侧移位，异物就位于哪侧。

③肺不张：异物存留时间过长，导致异物周围发生粘连、水肿，支气管被完全阻塞，进而发生肺不张，根据异物所在的部位不同，可发生患侧全肺不张、肺叶不张或肺段不张。

④肺部感染：如异物存留时间长，可继发肺部感染、支气管扩张等。

【CT 表现】 MSCT 结合多种后处理方法能直接显示异物。对显示异物的直接征象、间接征象及其并发症的敏感性和特异性均较高，要明显优于胸部透视和 X 线平片，比较适合儿童呼吸道异物的急诊检查。CT 重建图像连续观察可显示完整大气道形态，异物表现为在气道空腔衬托下的致密阴影，形态因异物不同而异。

（八）先天性大叶性肺气肿

【X 线表现】 以单叶性肺气肿最为常见，约占 95% 以上，其中左上叶约占 45%，右中叶约占 30%，右上叶约占 20%，两叶及以上的叶性肺气肿约占 5%。可见肺叶过度膨胀，体积增大，透亮度增加，内可见稀少纤细肺纹理。同时相邻的下肺叶受压致体积缩小和密度增深，为压迫性肺不张。纵隔心脏向健侧推移，有纵隔疝形成。

【CT 表现】 可见患侧胸腔扩大，气肿的肺叶 CT 值减小，肺纹理稀疏，邻近的肺叶受压表现为膨胀不全、纹理聚集，纵隔向对侧移位，虽然测量肺的 CT 值可从定量角度评价肺气肿，但一般通过视觉观察即可判断出有无肺气肿。个别大叶性肺气肿新生儿由于肺泡内的液体尚未完全吸收，其 CT 值可能高于正常肺叶的密度，甚至接近软组织密度，随着液体的逐渐吸收，患侧肺叶的密度才逐渐减低。

本病常需和张力性气胸鉴别，后者以肺野透亮度增加、透亮区内无肺纹理且全肺向肺门区压缩为鉴别要点，CR 和 DDR 等数字化胸部摄片要比普通 X 线平片更易看清透亮区内有无肺纹理。其他（如先天性肺囊肿、单侧透明肺、肺大疱等）也应加以鉴别。

（九）先天性支气管囊肿

胸部 X 线平片单发含液囊肿表现为圆形或椭圆形密度均匀、边缘光整的肿块影。含气囊肿呈薄壁圆形透亮影，内可有液平面。囊肿伴感染时囊壁增厚、模糊。

CT 检查肺内型者表现为圆形囊状块影，其边界大多光滑整齐，CT 值近似水样密度。但当囊内蛋白或黏液性物质含量多时，可呈软组织样密度，增强后一般无强化，囊肿与支气管想通时，囊内可含气或形成气-液平面（图 3-7），当有继发感染时囊壁增厚，而且增强后囊壁可见强化，囊肿周围可伴渗出性改变。纵隔型支气管囊肿肿块位于纵隔，病变性质与肺内型支气管囊肿相似。

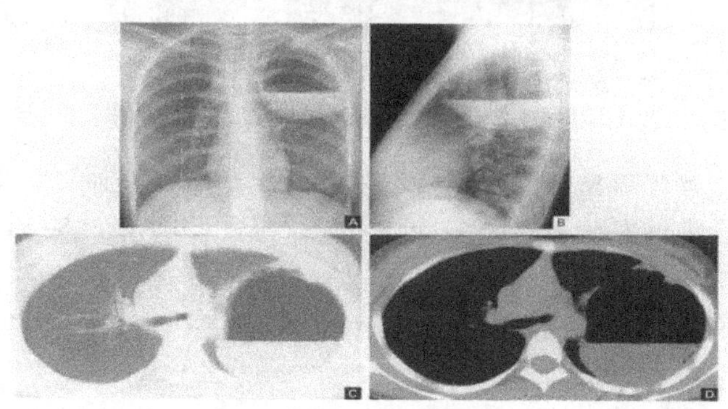

图 3-7　左肺单发性支气管囊肿。X 线胸片（A、B）可见左肺上叶巨大含气囊腔，其内可见液-气平面。CT 扫描（C、D）显示囊性病变巨大，与侧前胸壁及纵隔分界不清，囊壁薄厚不均，内壁欠光整

（十）支气管肺隔离症

支气管肺隔离症又称肺隔离症，是一种最常见的肺发育异常。病灶为与支气管不相通的无呼吸功能的团块肺组织，由异常不规则的动脉供血，异常的供血动脉来自降主动脉或升主动脉（图 3-8）。病理分为两型：①肺叶内型，隔离的肺组织包绕在脏层胸膜内，供血动脉多

来自主动脉或其分支，回流至肺静脉；②肺叶外型，位于脏层胸膜外，有自己独立的胸膜包绕，典型者位于肺的下叶区，以左下肺为最常见，供血动脉来自降主动脉或其分支，引流至体静脉系统。临床上患儿经常发生呼吸道感染症状，症状以肺叶内型支气管肺隔离症常见。肺叶外型支气管肺隔离症可无症状。

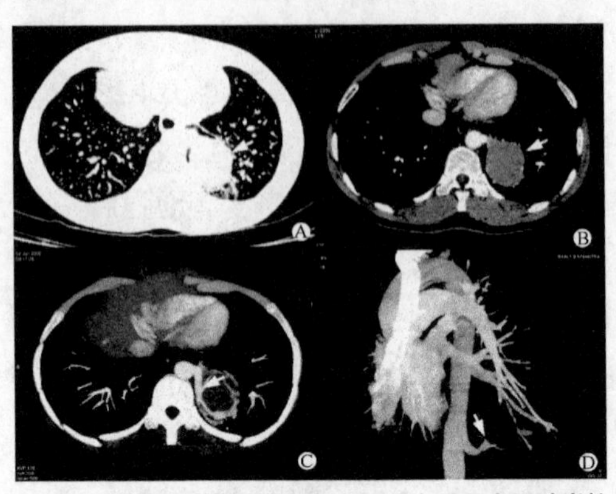

图 3-8 横断面肺窗及纵隔床（A、B）显示左下肺脊柱旁类圆形软组织密度肿块，边界清晰；增强扫描机 VR 重建（C、D）显示病变来自体循环（主动脉）供血动脉

胸片可见肺隔离症好发于下叶后基底段即肺野内侧下后方。左侧较右侧多见。可为圆形或椭圆形、密度均匀、边缘较清楚的肿块影，也可为含气囊肿影，可见多发、走行不一囊腔，隔离肺伴继发感染时，病变区域可增大、边缘模糊。

肺隔离症的 CT 表现取决于其内是否含气，当隔离的肺组织与邻近的肺组织相通气或发生感染后，多呈囊性改变，尤以多囊性改变为常见；当隔离的肺组织未与支气管和邻近的肺通气时，表现为一个密度基本均匀的软组织密度块，尤以左下肺后部为最好发部位。螺旋 CT 增强扫描对发现异常的血管较为敏感，在最大密度投影重建片上，部分患者可显示异常供血动脉和引流静脉的起止部位，对明确诊断和鉴别诊断有重要意义。

主动脉造影为一确诊肺隔离症的传统检查方法。可观察有无来自主动脉的异常分支血管供应病变区，也可了解隔离肺段的静脉回流，但主动脉造影为创伤性检查，目前已为 CT 血管造影和磁共振血管造影所取代。

MR 目前也常用于肺隔离症的诊断，MR 可显示隔离肺的轮廓、形态和位置。造影增强磁共振血管成像 CE-MRA 由于其视野大，一次扫描可包入胸主动脉和腹主动脉，对显示来自主动脉的异常血管进入隔离肺段的效果要稍优于 CT 血管造影。

在鉴别诊断方面，首先要和先天性支气管囊肿鉴别，后者多呈单囊性，而支气管肺隔离症呈单房性者相对少见，与异常的血管相连是隔离肺的典型特征。

（十一）肺不发育和发育不全

肺不发育和发育不全是胚胎发育障碍所致的肺部先天畸形。病变程度与胚胎发育障碍发生的时间有关，胚胎早起发生发育障碍则其程度重且预后差。病因尚未完全明确，有学者认为妊娠期羊水过少，子宫肌壁长期机械性压迫胎儿胸廓，胸腔容量减少影响了胚胎肺的发育。

肺不发育或发育不全是胚胎肺不发育或发育不全临床表现差别很大，双侧病变患儿无法存活，单侧病变患儿可以无症状或有轻到中度呼吸困难，也可有反复肺部感染。肺不发育以单侧为常见，左侧较右侧多见。大多同时伴发其他系统发育异常。单侧肺不发育在胸部正位 X 线片显示患侧肺野密度均匀增高（图 3-9）。心脏、纵隔向患侧移位。健侧肺透亮度增加，体积增大和肺纹理增粗，横膈地平，可有纵隔疝。出生后两侧胸廓大小、形态基本对称，以后患侧肋间隙变窄。

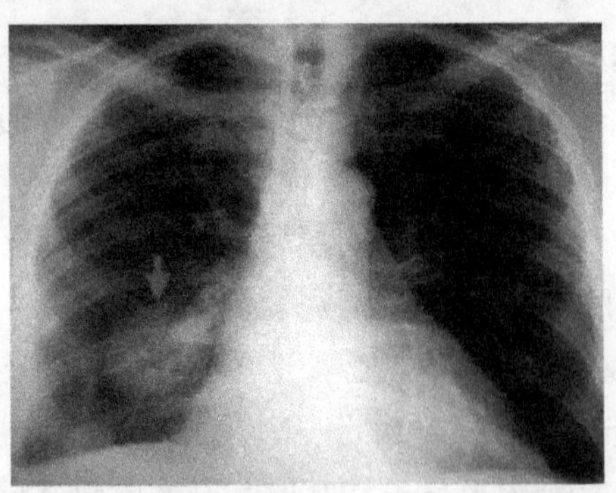

图 3-9 肺不发育和发育不全 X 线胸片检查，右肺下叶可见一团块状密度增高影（箭头示），边界清楚

单侧性全肺不发育 CT 表现常为纵隔明显移向患侧，健侧肺过度膨胀，肺血增加，CT 可清楚显示患侧无肺组织，并可显示有无支气管存在，据此可鉴别是肺未发生（无支气管）还是肺不发育（有部分支气管）。

单侧肺发育不全正位胸部 X 线片示患侧肺容量小于对侧，肺血管纹理也减少，心脏、纵隔向患侧移位。

单侧肺发育不全 CT 可见两侧均有肺组织和支气管，患侧肺容量小，由于患侧肺动脉发育不良可造成肺纹理纤细，增强扫描上可见肺动脉发育细小，而正常侧肺血管增粗，患侧肺泡数目减少还可导致患侧肺纹理聚集。

右肺及右肺动脉发育不全伴右肺静脉异位引流至下腔静脉称肺发育不全综合征或弯刀综合征，除右肺发育不全表现外，螺旋 CT 增强扫描可见右肺动脉发育细小，在最大密度投影重建片上可见异位引流的肺静脉。造影增强磁共振血管成像对右肺静脉异位引流至下腔静脉和右肺动脉发育细小均可很好显示。

（十二）先天性肺动静脉畸形

先天性肺动静脉畸形（图 3-10）其形成可能是胚胎发生时，中胚叶血管发育不全导致肺动静脉短路所致。其病理特征为肺动脉与肺静脉直接相连，其间无毛细血管床。先天性肺动静脉畸形的最常见类型为供血动脉和引流静脉均单根的局限性肺动静脉畸形，但也可为多支供血动脉和引流静脉，还可为弥漫性肺动静脉瘘。运动性呼吸困难、发绀和槌状指为最常见的症状。

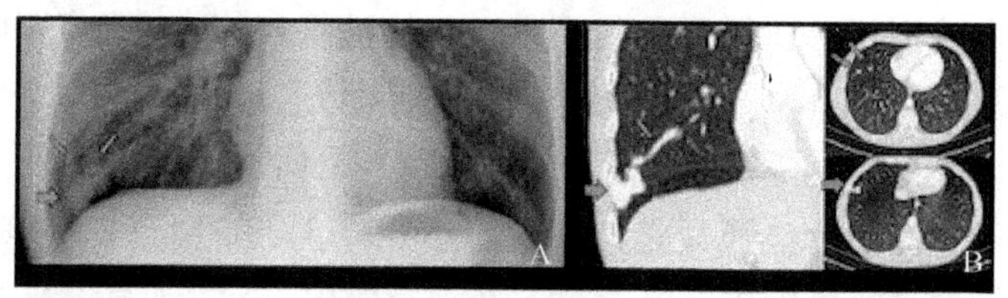

图 3-10 先天性肺动静脉畸形，X 线胸部平片（A）显示右肺下叶可见团状密度增高影，边界较清楚（箭头示）；CT 横轴位、冠状位（B）右肺显示团状高密度影，并与周围胸膜分界不清（箭头示）

胸部 X 线平片大的局限性肺动静脉畸形显示肿块样改变。

局限性肺动静脉畸形 CT 平扫表现为圆形或条形软组织密度肿块影，边界清楚、锐利；增强后迅速强化，密度达肺动脉或静脉密度，峰值密度，以及时间-密度曲线与肺动脉或静脉密度一致，三维重建和 CT 血管成像有利于完整显示肺动静脉畸形血管的结构框架和发现多发病灶。

心脏超声有助于弥漫性肺动静脉畸形诊断，可静脉快速注射生理盐水使血液中产生微小气泡，然后进行超声检查。正常情况下微气泡不能通过肺毛细血管网。如左心内出现气泡，则肺动静脉畸形诊断可成立。但此诊断方法有一定的危险性。

MRI 常规的 SE 序列中，局限性肺动静脉畸形表现为局限性的流空信号或者为等信号的软组织块影，在 CE-MRA 序列经最大密度投影重建后，非常清楚显示流入动脉及回流静脉，与心血管造影相差无几。但是在诊断弥漫性肺动静脉畸形方面与 CT 一样尚有困难。

局限性肺动静脉畸形须与肺部囊肿和肺良恶性肿瘤

鉴别。肺动静脉畸形CT增强后迅速强化，密度达血管密度是同其他性质病变相鉴别的关键。

（十三）先天性气管和支气管病变

先天性气管和支气管病变有很多类型，其临床表现也差别很大，较常见的类型有气管性支气管、支气管闭锁、气管狭窄、气管瘘、支气管异位开口和支气管异构等。气管性支气管通常是右上叶支气管直接开口于气管，先天性气管瘘通常是气管食管瘘并伴食管闭锁，支气管异构是指两侧支气管对称，几乎总伴先天性心脏病。

胸部X线平片仍为本病最初的检查手段，CT和DDR等数字化胸部摄片由于对比分辨率高且黑白明暗可调节，要比普通X线平片更易看清气道结构。

螺旋CT扫描以及多平面和最小密度投影重建可以很容易地把气道形态清楚地显示出来，对气管性支气管的存在，气管狭窄的部位、长度及严重程度和两侧支气管是否对称均可明确诊断。

（刘文源）

第二节 小儿呼吸系统疾病超声检查

由于气体的存在和肋骨的遮挡，一般不采用超声检查小儿胸腔。然而，随着现代仪器更精细的设计及分辨率额提高，小儿胸腔的很多疾病都能应用超声进行检查。

一、胸部解剖概要

胸膜分脏层胸膜和壁层胸膜，在肺根部互相延续，并在两肺周围形成完全封闭的潜在性腔隙，称胸膜腔。胸膜腔两侧互不相通，在肋膈移行处形成隐窝，即肋膈角，是胸腔最低的位置。若液体增多则首先出现于此处。

肺位于胸腔内，在纵隔的两侧和膈肌上方，左右各一。纵隔是胸骨后、脊柱胸段前、两侧胸膜之间间隙，向上达胸廓上口，向下抵膈，内包含多种器官和组织结构。以胸骨角和第 4 胸椎下缘水平，将纵隔分为上纵隔和下纵隔。下纵隔又以心包为界，分为前、中、后纵隔。心包前至胸骨后的间隙为前纵隔，内有疏松结缔组织、胸腺下部、淋巴结。常见疾病包括囊性畸胎瘤、胸腺瘤、淋巴瘤、胸骨后甲状腺肿、平滑肌瘤、脂肪瘤等；心包后至脊柱前的间隙为后纵隔，内有降主动脉、食管、胸导管、神经节和淋巴结等组织。常见疾病包括神经源性肿瘤、食管囊肿、肺隔离症、双侧胸腹膜裂孔疝等；前后纵隔之间为中纵隔，内有心脏和出入心脏的大血管，升主动脉、下腔静脉及气管淋巴结组织等。常见疾病包括支气管囊肿、心包囊肿、淋巴结核、淋巴瘤、膈疝、肺隔离症等。

二、正常声像图

平行肋间扫查，显示胸壁软组织呈低回声，垂直肋间扫查时，可见软组织低回声之间，肋骨形成间断的弧形强回声伴声影。胸壁后方是胸膜腔和肺组织，胸膜腔可表现为无回声，也可表现为高回声的平行带。充气的肺组织在超声上产生全反射，肺内结构无法显示。

2 岁以内的儿童在纵隔上部通常可看到胸腺，超声检查时将探头置于胸骨上窝，可见胸腺回声均匀，略低于肝脏，边界清晰，有包膜，彩色多普勒显示乏血供。胸腺的大小形态变异较大，可从颈部已知延至膈，胸部 X 线片上会被误认为肿块，正常胸腺绕其下方结构（如大血管）生长，但不压迫气管等其他结构，超声有助于鉴别诊断。

三、常见病

（一）胸腔积液

胸腔积液是全身疾病或胸膜疾病的一种反应，可有胸痛及呼吸困难，可导致肺不张及肺内感染。

常见原因：感染，以结核性胸膜炎及化脓性感染常见；胸膜肿瘤导致的血性胸腔积液；创伤引起的血胸及血气胸；心力衰竭、肾病、低蛋白血症引起的胸腔漏出液；膈下脓肿、肝脓肿等所致反应性胸腔积液。

超声的作用：包括明显有无胸腔积液；观察积液特点，清亮或浑浊；判断积液的范围和位置；评估能否穿刺抽液及放置引流管的位置。

超声对积液特点的评价，有助于临床进一步的治疗。单纯的胸腔积液表现为无回声，透声良好（图 3-11）。复杂的积液具有多样的内部回声，可见絮状回声，并可有分隔，且胸膜肥厚。一旦积液机化，如脓胸，则产生很多分隔，造成穿刺引流的困难，这些征象在超声容易发现，而 CT 很难显示，故超声在这方面有独特的优势（图 3-12 至图 3-13）。

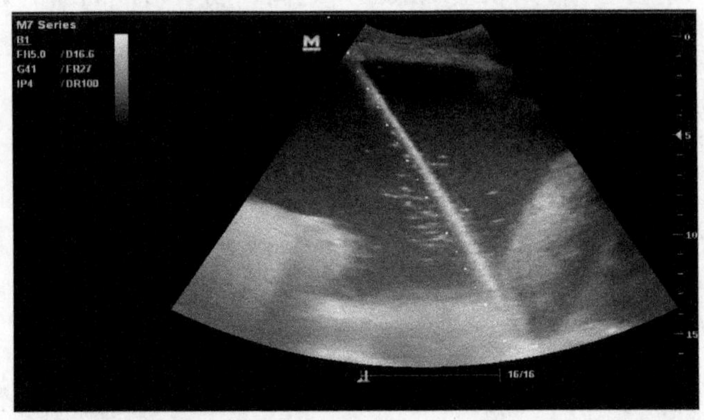

图 3-11　小儿呼吸系统疾病的透声较好的大量胸腔积液（图中亮线为置管引流过程中的导丝）

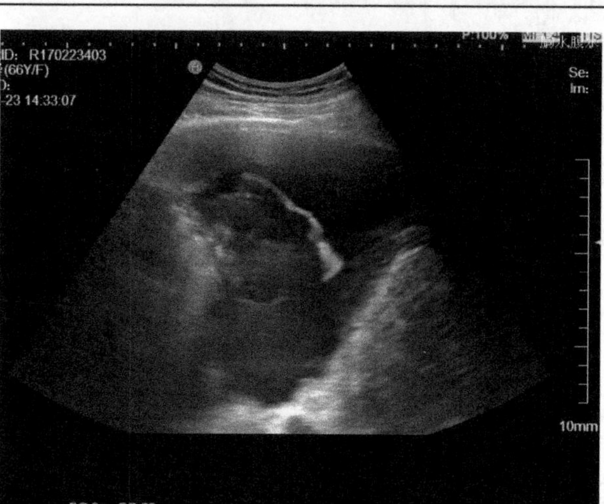

图 3-12　小儿呼吸系统疾病的胸腔积液内见絮状回声

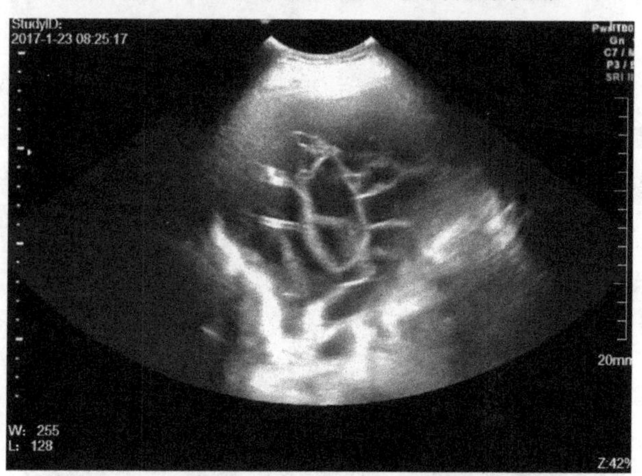

图 3-13　小儿呼吸系统疾病的胸腔积液内见大量分隔

少量胸腔积液多聚集在肋膈角，中等量胸腔积液可见无回声范围较大可达胸腔中部。中等量至大量胸腔积液内常可见被压缩的肺组织的实质性回声。包裹性积液位置不定，可局限于胸腔某侧壁，呈梭形、扁平状或不规则形。

不同性质的胸腔积液其声像图表现有所不同。单纯漏出液的胸腔积液，透声良好，表现为均匀的无回声；

而渗出液或血性积液，因积液内细胞及蛋白成分的增多，无回声内可见细密点状回声，并可见分隔，新鲜出血表现为细密极低点状无回声，随着疾病的进展，可呈混合性回声内见网格状高回声，其间夹杂无回声，也可呈高低相间的，类似“洋葱皮”样回声。脓胸多有高热病史及感染的全身症状，超声表现为透声较差的无回声，并可见絮状回声漂动。

超声可以敏感地发现胸腔积液，清晰地显示胸腔积液内的分隔，鉴别胸部 X 线不易区别的胸膜增厚、肺实质性病变及胸腔积液，具有快速、简便及准确的优点。超声引导下胸腔积液穿刺抽液化验后可明确胸腔积液的性质。

（二）肺不张

炎症、肿瘤、异物等引起支气管阻塞，或大量胸腔积液压迫，导致部分或一侧肺含气明显减少或消失，肺体积缩小即为肺不张。肺不张多伴有胸腔积液，不张肺呈楔状等回声，回声均匀，与肝脏相似，边界清晰，可显示支气管强回声及肺血管结构（图 3-14）。彩色多普勒于实变肺内可见血流信号。

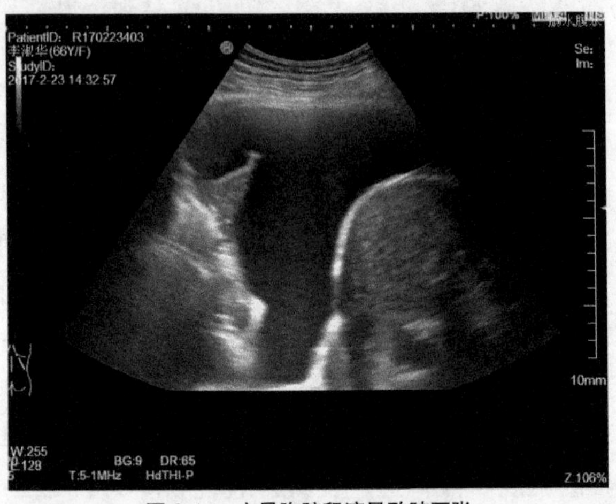

图 3-14　大量胸腔积液导致肺不张

（三）肺炎

正常肺组织在超声下仅可见气体，内部结构无法显示。局灶性肺炎和间质性肺炎很少扩散至胸膜，超声几乎不能显示。支气管肺炎因为经常累及胸膜，因此有一部分可被超声显示。在疾病的不同时期，可有多种不同的表现：早期时，肺实质与肝回声类似；肺实质内空气残留；支气管气像；狭窄后支气管液像；边缘模糊或呈锯齿状；边缘呈混响伪像；形成脓肿时呈低至无回声。

四、介入性超声在胸部疾病中的应用

介入性超声是现代超声医学的一个重要分支，在实时超声的监视或引导下，完成各种穿刺活检、抽液、置管引流、注射药物、消融治疗等。尽管 CT 能够清晰显示肺及纵隔的疾病，但超声引导下穿刺治疗与 CT 相比有明显的优势：准确安全，在超声实时引导下进针，避免损失重要脏器和大血管；灵活方便，对于卧床或行动不便患者，可床旁进行操作；无放射性损伤；费用低，可在门诊进行。目前介入性超声在临床应用日趋广泛，对于疾病的诊断和治疗有重要价值。

（一）介入性超声治疗的术前准备

明确的临床适应证，当日的超声检查结果，其他影像学检查报告，无严重心肺疾病，近期没有使用抗凝药，近期血常规结果，无严重出血倾向或凝血障碍，无传染病（肝炎、梅毒、艾滋病等），近期心电图报告，当日血压平稳，无介入治疗的其他禁忌证，患者及其家属术前签知情同意书。

（二）超声引导下胸腔积液置管引流

1. 适应证

（1）中等量到大量胸腔积液（图 3-15），导致患者呼吸困难。

（2）肿瘤性胸腔积液，需要药物治疗而建立用药通路。

（3）可疑肿瘤性胸腔积液，需查脱落细胞明确诊断。

（4）感染性胸腔积液。

（5）需明确性质（血性或渗出性等）的少量胸腔积液。

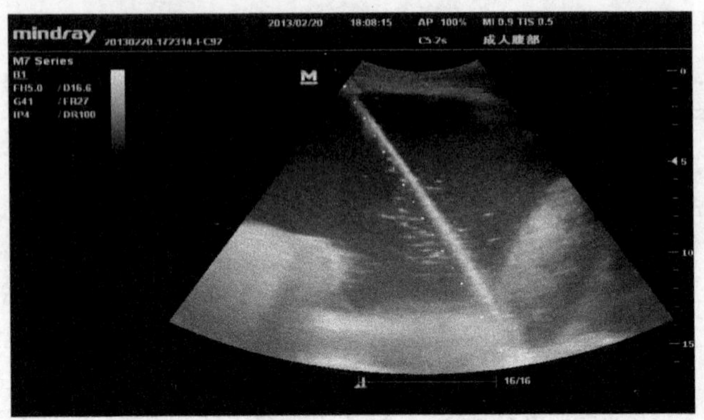

图 3-15　透声较好的大量胸腔积液（图中亮线为置管引流过程中的导丝）

2. 注意事项

（1）从下位肋骨的上缘进针，可用彩色多普勒超声观察穿刺路径有无肋间动脉。

（2）避免损伤肺、脾、肾及膈肌等器官，尤其当胸腔积液较少时，注意进针深度及针尖的位置。

（3）大量胸腔积液首次引流不超过 800ml，引流速度不宜过快，避免引起纵隔摆动及胸膜反应。

3. 常见并发症及处理

（1）少量气胸：可以给予吸氧等非手术治疗，一般可以自行吸收。

（2）中等量到大量气胸：患者多有呼吸困难等症状，需胸腔穿刺抽气或闭式引流。

（3）大量活动性出血：如血压持续降低，如内科非手术治疗无效，需及时外科手术止血。

（4）胸膜反应：密切观察生命体征，穿刺过程如发生迷走性低血压反应，应立即停止穿刺，将患者平卧，给予吸氧及补充葡萄糖，必要时皮下注射肾上腺素等。

（三）超声引导下心包积液置管引流

1. 适应证

（1）大量心包积液（图 3-16）或心脏压塞时。

（2）中等量心包积液，需穿刺明确积液性质时。

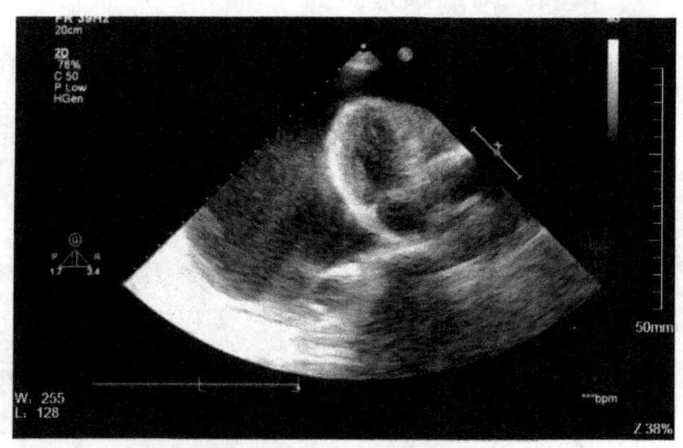

图 3-16　大量心包积液超声图像

2. 穿刺点的选择

（1）可选择心前区穿刺点，位于左侧第 5～6 肋间。

（2）也可选择剑突下与左肋缘相交的夹角处。

（张　筠）

第三节　呼出气一氧化氮检测

一氧化氮（nitric oxide，NO）是机体内重要的内源性调控分子，在多种生物学反应中起到信使的作用，包括气道炎症过程。呼出气一氧化氮（FeNO）检测是一种有效、无创性评估炎症性呼吸道疾病的方法，在哮喘的诊断、管理使用方面均发挥着重要的作用，美国胸科学会/欧洲呼吸学会（ATS/ERS）推荐其为哮喘气道炎症监测指标。

NO在气道和血管中起到一定的调节作用。NO可以引起平滑肌松弛和血管扩张，由此可以合理地匹配气流和血流。NO能够逆转由低氧引起的肺血管收缩并降低血管阻力，参与血小板的抑制及纤毛运动功能并具有杀死肿瘤细胞和抑制病毒复制的作用 NO 还可以作为非肾上腺素能非胆碱能神经。

一、FeNO检测基本原理

气态的 NO 在低浓度时相对稳定，并顺浓度差在细胞间扩散，从而在气道和组织之间形成一个浓度梯度，可通过测定气道内气体中NO含量来反映组织中的含量。下呼吸道NO来源于支气管及肺泡两处，在呼气过程中，气体从支气管壁及肺泡腔向支气管腔流动，NO浓度逐渐升高。正常状态下 NO 与血红蛋白亲和力较高，肺泡处毛细血管网丰富，故 NO 水平较低且维持在一个稳定状态。当呼气流速较低时，NO有足够的时间从支气管壁向支气管腔内顺浓度梯度弥散，这时测定的 FeNO 主要来源于支气管；当呼气流速较高时，NO经支气管壁弥散时间缩短，测得的较低水平的 FeNO 主要来源于肺泡。因而，FeNO 浓度具有流速依赖性，ATS/ERS 指南推荐流速为50ml/s，易于达到且可重复性较好。

不同流速下的 FeNO 可反映不同位置的气道炎症情况，并可根据 NO 气体交换“两腔室模型”判断支气管源性及肺泡源性NO，进而确定病变部位，但是该项技术仍处于研究阶段，尚不能应用于临床。

二、FeNO检测方法

FeNO检测技术包括化学发光法、电化学传感器法、电量传感器法等，其中传感器法在临床上应用广泛，化学发光法主要应用于科研。FeNO检测方法大致可分为在线检测和离线检测两种模式。检测方法的选择主要依赖于患儿的年龄及配合程度。

三、适应证

1. 喘息性疾病考虑哮喘诊断时，但缺乏典型的哮喘症状和体征，尤其是肺功能正常和（或）支气管舒张试验阴性的患儿，或缺乏支气管激发试验的证据。

2. 慢性咳嗽患儿怀疑咳嗽变异性哮喘或嗜酸性粒细胞支气管炎。

3. 哮喘流行病学筛查。

4. 明确哮喘诊断的患儿，需要评价其气道炎症的类型，对其进一步分型，并作为基础值进行动态监测。

5. 预测哮喘患儿在抗炎治疗中气道嗜酸性粒细胞炎症的严重程度。

6. 评价哮喘患儿对抗炎治疗的敏感性和对治疗的依从性，尤其是对吸入糖皮质激素（ICS）类药物的疗效，从而协助 ICS 用量的调整。

四、禁忌证

无绝对禁忌证。但对于无法达到检测所需的呼吸方式的儿童，如剧烈咳嗽或哭闹的患儿，应限制其应用。

五、FeNO 检测操作

目前国内可用的 FeNO 检测设备主要有瑞典 Aerocrine AB 公司生产的 NIOX 呼出气一氧化氮测定系统、瑞士 ECO PHYSICS AG 公司生产的呼出气一氧化氮检测分析仪、无锡尚沃生物科技有限公司生产的纳库仑一氧化氮分析仪。现以瑞典 NIOX 呼出气一氧化氮测定系统为例，说明检测具体操作方法，其他设备应按检测仪厂商提供的测试要求进行测定。

（一）受试者准备

1．检查前2h应禁食富含亚硝酸盐的食物（如莴苣、西蓝花、生菜、芹菜等，熏制或腌制类食品），1h内禁食、水、饮料等。

2．检查前1h内禁止剧烈运动、被动吸烟。

3．若需要完善其他检查，应在肺功能、支气管激发试验、支气管诱导痰液分析等检查前进行FeNO检测。

（二）FeNO的影响因素及处理

1．FeNO检测影响因素

（1）环境NO：相对于呼出气，环境中NO可达到较高的浓度，特别是在交通高峰期、通气不良的空间和周围的空气被污染时。因此，必须防止环境NO进入呼气样本，并记录环境NO浓度。

（2）鼻腔NO：相对于下呼吸道，鼻腔NO浓度较高，因此检测采样时保持呼气压力在5～20cmH_2O以关闭软腭，可避免鼻腔NO的污染。

（3）呼气流速效应：下呼吸道的NO浓度与呼气流速有明显关系，具有流速依赖性，国际上普遍采用50ml/s的呼气流速。

（4）呼吸滞留（屏气）：屏气可引起NO在鼻腔、咽喉、下呼吸道积累，影响下呼吸道NO检测结果，因此呼气采样时应避免屏气。

2．患者因素

（1）年龄与性别：12岁以下儿童FeNO受年龄影响较大，FeNO与儿童年龄、身高相关，而与性别、体重、体重指数及地区分布无关。儿童的FeNO随年龄增长而升高，因此指南推荐12岁以下儿童FeNO的切点值应根据年龄进行计算。

（2）呼吸运动：肺功能及激发试验检测可导致FeNO暂时性降低，因此FeNO检测应在肺功能检测之前进行。

亦有报道，剧烈运动会导致 FeNO 降低；但也有学者称运动过程中 FeNO 保持稳定，因此建议在检测 1h 内禁止剧烈运动。

（3）气道阻塞情况：由于 FeNO 受 NO 在气道内传播时的流体力学效应的影响，因此其测量值会因气道阻塞程度不同或支气管扩张药的使用而改变，故检测时应记录最近一次支气管扩张药使用情况。

（4）饮食因素：目前尚无足够证据规定 FeNO 检测前应禁食哪些食物及饮料，但是研究表明进食富含硝酸盐的食物之后测量值偏高，如进食莴苣 2h 之内将增加 FeNO 测量值。也有研究表明在饮水和咖啡后测量值会有瞬时的改变，饮酒会使 FeNO 值降低。因此，为避免饮食对测量值得影响，有学者主张在测量前 1h 应该禁止进食、饮水、饮酒等，同时询问受检者近期的饮食情况。

（5）昼夜节律：有关 24 h FeNO 的变化仍在研究中，目前尚不明确是否需要根据 24 h 节律进行标准化，但是建议检测应该尽量在白天的同一个时间段进行，并记录测量时间。

（6）吸烟：长期吸烟可以使 FeNO 降低，但是在吸烟后立即行 FeNO 检测，呼出气中混杂烟气可导致测定值升高，因此检测前 1h 应该禁止吸烟。被动吸烟是否会影响 FeNO 尚不明确，因此应该记录短期和长期的主动与被动吸烟历史。

（7）感染：上、下呼吸道感染可以导致 FeNO 升高，因此哮喘患儿 FeNO 测定应待身体康复后进行，或记录感染情况以结合临床综合分析。而 HIV 感染则可 FeNO 下降。

（8）药物：有些药物可影响 FeNO 值，研究表明，哮喘患者在接受 ICS、NO 合酶抑制药或白三烯受体拮抗剂治疗后，FeNO 水平会降低，而 NO 供体药物或 L-精氨酸则可增加 FeNO 值，其他抗炎药物的影响尚无报道。另外，有些药物不直接对 NO 生成产生影响，而是通过改变气道管径产生作用，如支气管扩张药。因此，在进行检测时应记录患者用药种类及时间。

（9）其他影响因素：某些生理参数的改变可能会影响测量值，如缺氧将使 FeNO 降低，高海拔地区多见。

（三）FeNO 正常值

近年来关于儿童 FeNO 正常值的研究较多，但是由于研究人群、入选标准、排除标准及检测设备等不同，使其获得的正常值略有差异。美国胸科学会（ATS）2011 年指南建议在评估 FeNO 时，应该使用切点而非参考值，将 FeNO 值分为低、中、高三个水平（表 3-1）。

表 3-1 美国胸科学会推荐 FeNO 分级标准（ppb）

年龄	低水平 FeNO	中等水平 FeNO	高水平 FeNO
12 岁以上	<25	25～50	>50
12 岁及以下	<20	20～35	>35

FeNO. 呼出气一氧化氮

六、FeNO 临床意义

FeNO 检测已经被广泛用于哮喘的诊断、鉴别诊断、分型、监测管理、用药指导、ICS 剂量调整等，是哮喘气道炎症无创性检测的良好指标。在临床应用 FeNO 时，应将 FeNO 按照不同水平进行分级评价，同时结合 FeNO 动态监测结果进行综合分析。

1. 低水平 FeNO 值的临床意义 低水平 FeNO 提示不存在嗜酸性气道炎症，多见于正常儿童，但也可以出现在以下情况，其临床意义不尽相同。

（1）对于持续存在呼吸系统症状＞6 周的初诊患儿，应考虑非嗜酸性炎症疾病，如中性粒细胞哮喘、鼻窦炎、喘息性支气管炎、声带功能不良、胃食管反流病、上气道咳嗽综合征、紧张/过度通气综合征、免疫缺陷等，此时不建议采用 ICS 治疗。

（2）若 FeNO 低于 5ppb，应考虑囊性纤维化、原发性纤毛不动综合征等。

（3）肥胖和吸烟也是导致 FeNO 降低的一个因素。

（4）若患儿已诊断哮喘并正接受 ICS 治疗，但仍有呼吸系统症状，不推荐增加 ICS 剂量，而应考虑上述非嗜酸性炎症疾病。

（5）对于无症状且确诊哮喘的患儿，提示 ICS 用量适宜，抗炎治疗有效，可根据临床综合判断进行 ICS 减量，亦可动态检测 FeNO 水平。

2. 中等水平 FeNO 值的临床意义　中等水平 FeNO 提示可能存在嗜酸性气道炎症，应结合临床综合判断。

（1）对于持续存在呼吸系统症状＞6 周的初诊患儿，应结合其他检查，如肺功能、IgE、过敏原等，进行综合判断，并动态监测 FeNO，评价 FeNO 动态变化更有意义。

（2）若患儿已经诊断哮喘并正在接受 ICS 治疗，但仍有呼吸系统症状，首先考虑是否有持续的过敏原刺激、ICS 用量不足、依从性差、吸入技术不当或者激素抵抗等，可考虑增加 ICS 剂量或联合 LABA 或 LTRA 治疗。

（3）对于无症状且确诊哮喘的患儿提示 ICS 用量适宜且依从较好，应动态监测 FeNO。

3. 高水平 FeNO 值的临床意义　高水平 FeNO 提示存在嗜酸性气道炎症。

（1）对于初诊患儿，若持续存在呼吸系统症状，首先应考虑过敏性哮喘、嗜酸性支气管炎，而且推荐使用 ICS 治疗。

（2）若患儿已经诊断哮喘并正在接受 ICS 治疗，但仍有呼吸系统症状，首先考虑是否有持续的过敏原刺激，其次是 ICS 使用的问题，如用量不足、依从性差、吸入技术问题，以及药物在近端沉积导致远端气道炎症未控制，可考虑增加 ICS 剂量或联合 LABA 或 LTRA 治疗。另外也可见于激素抵抗型哮喘，尚需复查 FeNO，动态监测。

（3）对于无症状且确诊哮喘的患儿，不能减少 ICS 的用量，因为高 FeNO 可能提示急性发作的可能，并根据 FeNO 动态监测结果进行调整，若此时停药可能会导致哮喘复发。

FeNO 动态监测的临床意义：FeNO 动态监测可以用于哮喘气道炎症的评价，而且其意义比单次 FeNO 更大。正常情况下，由于检测技术、个体问题，FeNO 值会有一定的波动，一般认为波动范围在 5%以内。目前认为，当基础值＞50ppb 时，增高 20%，或者基础值＜50ppb 时，增高 10ppb，则有临床意义，提示存在嗜酸性气道炎症，对于哮喘患儿则可提示嗜酸性气道炎症尚未控制，或有加重趋势，需要进一步结合临床进行综合判断，其临床意义参照高水平 FeNO。当基础 FeNO＞50ppb，降低 20%，或者基础值＜50ppb，降低 10ppb，则提示抗炎治疗有效。

七、注意事项

1．根据检测厂商提供的设备维护手册，定期进行设备零点标定，并调整室内温度及湿度，避免环境温度骤变。

2．测试前确认所使用的滤器在有效期内，呼气采样的滤器专人专用；部分厂商的滤器有使用次数限制，具体根据要求进行更换。

3．受试者呼气期间漏气、换气、屏气或喷出口水将可能影响准确性与重复性。

4．潮气面罩可一次性或多次消毒使用；采样袋为一次性使用。

5. 关机后检测设备仍需连接滤器。

（焦绪勇 魏 兵）

第四节 小儿支气管镜检查

支气管镜检查在儿科肺疾病的评估和治疗中发挥了很重要的作用。支气管肺泡灌洗、支气管刷检及活检可为诊断提供帮助。气管支架置入、二氧化碳冷冻、氩等离子体凝固等多种介入手段对某些呼吸系统疾病提供治疗措施。

一、支气管镜的选择

1. 支气管镜的分类

（1）纤维支气管镜：主要工作原理为光源通过光导纤维传导到气管内，照亮观察物体。物镜通过光导纤维将气管内影像传导到目镜。目前根据镜身插入部分的直径可有 5.0mm、4.0mm、3.6mm、2.8mm 和 2.2mm 等。5.0mm 和 4.0mm 的有 2.0mm 活检孔道，3.6mm、2.8mm 的有 1.2mm 活检孔道，2.2mm 没有活检孔道。

（2）电子支气管镜：主要工作原理同纤维支气管镜。但镜前端的数码摄像头（CCD）可对观察物摄像后，将信号传入计算机图像处理系统，通过监视器成像。其图像处理系统，通过监视器成像。其图像清晰度大大优于纤维支气管镜。于 CCD 尺寸的限制，镜身插入部分的直径分为 5.3mm 有 2.0mm 活检孔道和直径为 3.8mm 有 1.2mm 活检孔道。后者可以用于儿科。

（3）结合型支气管镜：工作原理包含和电子支气管镜两种，其图像清晰度介于纤维支气管镜和电子支气管镜之间。由于支气管镜插入部分不再受 CCD 尺寸的限制，其插入部分可制作得更细。目前有 4.0mm 和 2.8mm

两种，分别有 2.0mm 和 1.2mm 活检孔道，适合儿科应用。

2. 气管镜的选择　儿童气管的直径因年龄不同则相差很大。新生儿总气管长 3.1cm，直径仅为 6mm，管径随年龄的增长而不断增大，至成年人气管长约 15cm，直径为 22mm。年龄越小应选择越细的纤维支气管镜。纤维支气管镜过粗时，一方面造成声门、气管内膜创伤、术后水肿及喉痉挛等；另一方面由于纤维支气管镜的插入可引起气管腔相对狭窄，可造成术中呼吸困难、窒息的危险。2.8mm 和 3.6mm 直径纤维支气管镜可用于新生儿，因其有一 1.2mm 活检孔道，可进行吸引、给氧、灌洗、活检和刷检。5.0mm 直径的纤维支气管镜多用于 1 岁以上小儿，因其活检孔道较粗（2.0mm），多应用其进行支气管黏膜和肺活检。2.8mm 直径以下的纤维支气管镜多无活检孔道，仅能用于形态学检查。

二、适应证

（1）气管、支气管异物：多发于年幼儿，病史明确，症状明显者，诊断较容易，但对于幼儿，其家长往往不能明确提供准确的异物吸入史，患儿又不能自述发病经过，加上异物反应多种多样，有的表现为肺不张、局限性肺气肿，有的表现为咳嗽、反复呼吸道感染、喘息，有的表现为呼吸困难等，因此明确诊断较困难。无论是已明确诊断或怀疑气管、支气管异物者，皆应行支气管镜检查。遇有反复咳嗽、低热而病因不够明确者，也应行支气管镜检查。

（2）新生儿窒息的病因诊断。

（3）先天性喉喘鸣的病因诊断：包括先天性喉发育异常、先天性声门下梗阻、先天性喉囊肿或肿瘤、声门血管瘤等。

（4）阻塞性呼吸困难的诊断。

（5）长期治疗不愈的肺炎、肺不张及肺气肿、弥散性的肺部疾病。

（6）原因不明的咳嗽、咯血。

（7）在儿科重症监护室（PICU）的应用：入住PICU的危重患儿，如果出现气管插管困难、经呼吸机治疗后不能脱机或拔管失败，怀疑存在气道畸形或阻塞者，可以通过支气管镜检查明确诊断。严重的肺部感染可以经支气管镜获得标本进行病原学检测，并进行冲洗治疗。

（8）检查或扩张狭窄的气管、支气管。

（9）吸取气道的分泌物、冲洗气道局部用药。

（10）取气道的分泌物培养及药敏试验。

（11）气道内肿物活检或取出。

（12）支气管造影或肺切除术前检查。

（13）气管插管：对于颈部疾病后仰困难，各种原因导致的声门暴露困难，不能使用直接喉镜插管的患儿，可使用支气管镜引导气管插管。对于某些需要进行单侧肺通气的手术，也可以使用气管镜引导气管插管至一侧支气管。

（14）其他：如氩等离子体凝固术（氩气刀）、超声支气管镜、激光器、冷冻治疗、球囊扩张气道成形术、气管、支气管支架置入术和防污染采样毛刷等。

三、禁忌证

儿科除有梗阻性呼吸困难等一些急症需紧急处理外，一般情况下多为条件性手术，其适应证和禁忌证范围的选择，很大程度上取决于手术者的技术水平和必要的仪器。支气管镜检查的禁忌证如下。

（1）一般状况较差、无法接受检查者，如严重营养不良、身体状况太衰弱者。

（2）活动性大咯血者：最近1周内有大咯血。

（3）严重的心脏病：心脏功能严重减退，心力衰竭。严重心律失常有心房、心室颤动及扑动，三度以上房室传导阻滞者。

（4）高热患者：持续高热而又需要行支气管镜术的患儿，可用退热药物控制体温在 38.5℃以下再行手术，以防高热惊厥。

（5）其他：伴有出血、凝血功能障碍性疾病；颈椎疾病；喉结核；肺功能严重损害或呼吸困难、缺氧；哮喘发作期；多发性的肺大疱。

四、操作方法

1. 术前准备

（1）支气管镜术前检查常规：必须的检查有血常规、凝血功能、肝功能、胸部 X 线片或胸部 CT、血气分析、心电图、肺功能，同时为了避免操作中的交叉感染和术中可能发生意外的大出血需要输血治疗，还需进行乙型肝炎和丙型肝炎血清学指标、HIV、梅毒等特殊病原的检测。全身麻醉（简称全麻）的患儿还应接受肝肾功能检查，以评估患儿对麻醉药物的耐受情况，并于术前由具有资质的麻醉师对麻醉的风险进行评估。

（2）签署知情同意书：无论采取局部麻醉（简称局麻）或全麻，医师应对所有接受检查的患儿的家长或其监护人详细说明支气管镜术的目的、操作检查中及麻醉的可能并发症，告知其除手术外的可替代治疗方案，以及不同方案的优、缺点，供其家长或监护人选择参考。注意解答患者的各种提问，消除其家长或监护人的疑虑，并签署知情同意书。询问有无对麻醉药物过敏病史。对于 4～5 岁的儿童，应配合进行心理护理，尽量消除其紧张和焦虑，取得患儿的配合。

（3）术前评估：术前须询问患儿病史及做必要的体

格检查，以排除检查的禁忌证。应做好对患儿麻醉方法的选择，以及对于麻醉及手术耐受程度的评估。对新生儿及有严重呼吸困难患儿更需做好评估，并做好应急预案。如果考虑患儿一般情况欠佳、手术操作较复杂，可安排手术在麻醉科、ICU 等具有较好的监护、抢救和高级生命支持手段的部门进行。

（4）支气管镜术急救准备：术前常规准备急救药品，如肾上腺素、支气管舒张药、止血药物、地塞米松、生理盐水等，确认药物均在有效期内；急救及监护设备，如氧气、吸引器、复苏气囊、各型号气管插管、气管插管导丝、适用于不同年龄段的麻醉面罩、脉搏血氧监护仪等，并检查各项器材均处于可正常使用的状态。

（5）物品准备：术前要保证冷光源、气管镜及各种器械处于良好使用状态。仔细检查气管镜是否清晰、管道是否通畅、吸引器及吸引管有无堵塞、活检钳的灵活性、细胞刷有无折断、冷光源系统是否正常，均确定无误后方可使用。

（6）其他：患儿术前 6h 禁食固体食物和奶液，术前 3h 禁水。

2. *麻醉方法*　目前支气管镜术中主要有两种麻醉方法。

（1）采用利多卡因气管内局部黏膜表面麻醉方法：术前用 2%利多卡因注射液 2mg/kg 压缩雾化吸入。静脉注射咪达唑仑 0.1～0.3mg/kg。对婴幼儿用被单加以约束，对学龄期患儿说明手术过程以减轻其恐惧心理，取得配合。经鼻或口（固定口器）插入支气管镜到声门前，将 1%～2%利多卡因 1～2ml 经活检孔道喷洒到喉及其周围。稍后，通过声门下行到气管。观察气管位置、形态、黏膜色泽、软骨环的清晰度、隆突的位置等。按检查方向在左或右侧支气管开口处，通过活检孔道再次给 1%～

2%利多卡因 1ml，再稍后，继续进入。根据需要，先向要检查部位喷洒利多卡因，再推进气管镜到此部位检查治疗。患儿出现局部刺激症状可重复给利多卡因。用药总量应控制在 5～7mg/kg。

6 月龄以下患儿用 1%的利多卡因。患儿不咳嗽、可耐受、不挣扎、无呼吸困难为麻醉成功。另外，术前可在镜身涂抹利多卡因或奥布卡因凝胶，可增加鼻咽部的局麻效果，减轻患儿不适感，又可起到润滑作用。

（2）静脉复合麻醉：采用芬太尼和异丙酚等进行静脉麻醉。

具体方法：①诱导，咪达唑仑 0.05～0.075mg/kg，芬太尼 1～2μg/kg，丙泊酚 1～1.5mg/kg，入睡后常规利多卡因鼻腔、咽喉表面麻醉。②维持，持续泵注丙泊酚 6～8mg/（kg·h）；气管内利多卡因表面麻醉不可省略。亦可不用持续输液泵维持，在麻醉浅时静脉加注 10～20mg（1～1.5mg/kg）。一般在支气管镜术后 5～10min 患儿即可恢复清醒。但此方法有抑制呼吸且不能很好地抑制咳嗽反射的缺点，治疗费用亦明显增高。

3. *术中监护* 监测血氧饱和度，心电图及无创血压。通过鼻导管或面罩（流量 1～2L/min）或经吸引孔（流量 0.5～1L/min）给氧，以保障患儿对氧的需求。全麻患儿也可以在麻醉时应用气管插管或喉管以确保气道通畅和供氧。检查过程中理想的血氧饱和度应达 0.95 以上，如低于 0.85，应暂停操作，调整呼吸，待血氧饱和度恢复到 0.95 以上再继续操作。

4. *术后监护* 监测血氧饱和度及心电图，并观察有无呼吸困难、咯血、发热等。对局麻患儿可在支气管镜室或病房监测 0.5h，对全麻患儿则要待患儿清醒，不吸氧时血氧饱和度维持在 0.95 以上时，方可返回病房继续监测及观察。术后 2h 方可进食、进水。术后监护期间根据患儿情况可以继续吸氧、吸痰保持呼吸道通畅。密切检查发热、咯血和气胸等并发症的征象。

行支气管活检术后出现少量咯血属正常现象，表现为痰中带血或少量血痰。一般不必特殊处理，1～3d可自愈。一旦出现大咯血，应及时治疗、抢救，并采取有效护理措施。

五、并发症及处理

1. *药物反应*　主要为麻醉药物过敏，应用前询问有无麻醉药和其他药物过敏史，用药后仔细观察2～3min。过敏者往往初次喷雾后既有胸闷、脉速细弱、面色苍白、血压降低，甚至呼吸困难。一旦发生麻醉药物过敏，应立即停止用药，并给予吸氧，保持呼吸道通畅，输液，肌内注射或静脉滴注肾上腺素、地塞米松等，必要时行气管插管及对症处理。对于肝肾功能和心功能不全者使用麻醉药物应格外注意，这些患者的利多卡因用量不应>5mg/kg。

2. *邻近组织、器官损伤*　口唇及切牙，咽喉部损伤，声带损伤或杓状软骨脱位。

3. *喉头水肿和喉痉挛*　喉头水肿时最常见的并发症。多在术后2h内发生。由于小儿喉部组织娇嫩疏松、血管淋巴管丰富由以声门下区受刺激后容易发生喉头水肿。经过声门强行进入、支气管镜过粗或技术不熟练反复粗暴抽查支气管镜均可造成喉头水肿、喉痉挛。应立即吸氧，给予抗组胺药或静脉给予糖皮质激素。严重者出现喉痉挛应立即用复苏器经口鼻加压给氧，进行急救。

4. *纵隔气肿或气胸*　①手术操作粗暴，强行插入气管镜损伤气管壁；②取异物或取活组织时损伤气管隆突或支气管嵴；③术后剧烈地咳嗽，进行球囊扩张、高频电刀、氩等离子体凝固术等介入治疗时操作不当导致气管破裂。少量气胸和纵隔气肿无须特殊处理。对于高压性或交通性气胸应及时行胸腔闭式引流术。

5. 发绀或缺氧　支气管镜检查能降低动脉血氧分压10～20mmHg，由于小儿气道相对狭窄，放入实心纤维支气管镜后，比成年人更易引起短暂性缺氧和高碳酸血症。静息动脉血氧分压<70mmHg者进行支气管镜检查，可能有一定危险。纤维支气管镜术中频繁吸引可加重通气不足而导致缺氧。年龄越小，气道的阻塞程度越高，越易发绀。一旦发生发绀，可经纤维支气管镜活检孔给氧或口鼻腔给氧，必要时停止检查。术后应继续给予吸氧并进行监护。术前应用阿托品可有效预防支气管痉挛。

6. 出血　多由于气道黏膜炎症剧烈或由于气管镜、吸烟管及取异物、取活组织创伤、鼻黏膜损伤所致。少量出血一般可自止，出血量多者用纤维支气管镜直接压迫出血或注入少量1∶10 000肾上腺素液止血。出血量>50ml的出血须高度重视，要积极采取措施。

7. 发热　一般状况下如果不进行支气管肺泡灌洗，很少出现发热。对于明确有肺部感染和肺部组织阻塞性疾病患者，检查后发热的概率较一般人高。对有呼吸道感染患儿检查时，应先检查健侧或感染较轻的一侧，以免感染扩散。治疗除适当使用解热镇痛药物外，应酌情应用抗生素。

8. 心律失常、心搏骤停　心律失常最常发生于气管镜通过声门时，且常与缺氧有关。因此，在支气管镜检查中应常规进行心电监护。患者在检查前应建立有效静脉通路，检查室内设备应备有复苏设备。

9. 其他　窒息。

六、常用支气管镜介入技术

随着支气管镜介入治疗技术和医疗器械的发展，

进一步拓展了支气管镜在呼吸系统疾病中的应用范围。支气管镜不仅可以进行检查，还可以在气道内进行多种介入手术治疗。但由于儿童气管管径较成年人小，限制了一些器材的使用，操作难度较大，部分介入手术不适于应用在儿童。以下介绍几种在儿童常见的介入治疗手术。

（一）支气管肺泡灌洗

支气管肺泡灌洗（bronchoalveolar lavage，BAL）是一项经支气管镜进行的无创操作技术。通过向肺泡内注入足量的灌洗液并充分吸引，收集气道及肺泡的分泌物评价细胞组分及免疫组分，为感染和细胞学提供证据，还可以进行半定量的生化分析。主要用于治疗肺部感染、肺不张、肺实变、化学吸入性肺炎、肺泡蛋白沉着症等。

1. 适应证

（1）各种原因引起的吸入性肺炎，例如各种化学物质吸入引起的肺感染性肺炎和在污水中溺水等。

（2）弥漫性实质性肺疾病的诊断：可通过收集灌洗液进行免疫组分、细菌培养、病理检查，具有一定诊断价值。

（3）下呼吸道分泌物储积：支气管扩张、肺实变、昏迷、中毒、呼吸功能失常、机械通气患儿无法将浓痰咳出的患儿。痰栓堵塞导致肺不张、喘息发作持续难以控制者。

（4）肺功能下降明显或者一般情况差，不能耐受全肺灌洗的肺泡蛋白沉着症者。

2. 禁忌证

（1）严重呼吸衰竭、心力衰竭、严重心律失常、全身状况衰竭不能耐受手术者。

（2）近期有大咯血未控制，凝血功能障碍未纠正者。

（3）肺部化脓性感染或活动性肺结核未进行有效抗感染治疗时。

3. BAL 操作方法

（1）术前准备：术前检查项目及监护同一般气管镜检查。

（2）麻醉：麻醉方法同一般气管镜检查，支气管镜进入气道后在病灶相应的支气管腔内喷洒 2%利多卡因追加麻醉，应注意控制麻醉药总剂量，防止发生药物过量中毒。术前给予静脉推注咪达唑仑，有利于患者配合手术。

（3）BAL 方法：选择操作孔径尽可能大的支气管镜，将支气管镜前段嵌顿在灌洗部位叶、段、亚段支气管内，经操作孔道内注入 37℃生理盐水，（体重＜20kg 者，每次 1ml/kg；体重＞20kg 者，每次 3ml/kg；进行 4～5 次），并立即以 25～100mmHg 负压间断吸引。可在同侧肺的不同肺段进行灌洗，一般一次手术不行双侧肺灌洗，每次操作应尽量吸尽灌洗液，避免发生低氧血症。

4. 并发症　常见并发症有发热、低氧血症、支气管痉挛、支气管黏膜损伤出血、心律失常等。

（二）气管支气管腔内 CO_2 冷冻

冷冻治疗是利用超低温度破坏组织的一种方法。应用致冷物质和冷冻器械产生的低温作用使靶组织细胞坏死及脱落，达到治疗疾病的目的。

1. 适应证

（1）气管支气管内良、恶性肿瘤的根治或姑息性治疗。

（2）各种良、恶性病变引起的咳血。

（3）气管、支气管内异物或黏稠分泌物的粘取。

（4）气管、支气管支架置入后肉芽增生堵塞。

2. 禁忌证

（1）不能耐受支气管镜检查或有禁忌证患者。

（2）主气道严重阻塞（＞75%），患者已出现呼吸衰竭。

（3）管腔外肿瘤或淋巴结导致气管狭窄，无可见病变的。

3. 术前准备

（1）仪器准备。

（2）CO_2 冷冻治疗机。

（3）支气管镜的选择：选择钳道孔径＞2.8mm 的支气管镜。

4. 患者准备　按照支气管镜检查术前常规，检查血常规、心电图、凝血四项、肺功能及血气分析等。胸部 CT 了解病灶部位及范围。评估患者一般情况是否能耐受支气管镜检查。

5. 操作方法　冷冻治疗分为冷取和冻融两种方法。

（1）冻取：按常规支气管镜检查步骤，找到病变部位，观察其表面情况和管腔周围情况，对病灶周围的分泌物进行清理。将冷冻探头通过支气管镜指引，达到预定冷冻区，使探头与支气管镜末端保持 4mm 以上距离，避免损伤支气管镜。用脚踩踏板开始冷冻，当探头粘住组织（异物、分泌物）及支气管镜一起取出。

（2）冻融：通过支气管镜插入冷冻探头到病变区域，探头与支气管镜末端保持 4mm 以上距离，探头接触病变组织或者插入到组织内部，脚踏冷冻开关持续约 30s，在冷冻探头顶端就有冰球形成，组织发白、脱水，松开冷冻开关，让其自行解融，完成 1 次冷冻—解融循环需要 1～3min。

6. 术后并发症　可能有发热及咯血，少数患者发生心律失常。无穿孔、气胸及支气管痉挛等严重并发症发生。

（三）球囊导管扩张术

通过扩张的球囊对气道内壁产生压力，使其达到扩张气道或者压迫止血的治疗效果。自 1994 年球囊导管扩张技术开始应用于治疗气道吻合口狭窄以来，经支气管球囊扩张技术迅速发展且广泛应用于临床。

1. 适应证

（1）良性气道狭窄：经支气管镜球囊扩张术主要用于气管、叶以上支气管狭窄的治疗。包括：①结核、严重感染后导致的支气管瘢痕狭窄；②外伤、手术后导致的损伤部位和吻合口狭窄；③支气管异物刺激肉芽增生引起的增殖性狭窄；④气管插管或气管切开口损伤引起的瘢痕性狭窄；⑤气道支架术后再狭窄；⑥气道内肿瘤及气道罕见病引起的气道狭窄。

（2）恶性气道狭窄：中央型肺癌管内型，肿瘤向管腔内呈菜花样或息肉样生长，亦可有纵隔淋巴结转移而导致气道外压狭窄。气道外的肿瘤，如甲状腺癌、食管癌可压迫气道，导致气道狭窄。

2. 禁忌证

（1）同支气管镜检查的禁忌证。

（2）狭窄远端肺功能丧失。

（3）狭窄远端的肺组织存在广泛的病变，无法通过扩张改善。

（4）严重的狭窄或气道闭锁，无法置入气囊。

（5）以软化为主的气道狭窄。

3. 所需器材

（1）支气管镜：使用活检孔道直径不＜2.0mm 的支气管镜。

（2）球囊：临床上根据狭窄的程度、范围及部位选择相应的球囊进行扩张。一般球囊直径不应超过狭窄气管正常的生理管径，球囊长度略长于狭窄段。

（3）引导钢丝

斑马导丝：非血管腔导丝，为一柔软的细钢丝外包裹一层亲水的，特殊塑料薄膜，一头较硬，一头较软，在水中具有超滑性，在管腔内如遇到阻挡时可自动弯曲。

金属导丝：由内芯和外弹簧套管构成。

（4）高压枪泵：用于向球囊导管内注入水或气体，使球囊扩张并维持高压状态，同时可监测球囊填充的压力。

4. 术前准备

（1）患者准备：按照支气管镜检查术前常规，完善血常规、凝血功能、肝肾功能等，术前停用抗凝药物或抗血小板聚集药物，仔细评估患者一般情况是否可耐受手术操作。

（2）狭窄部位和范围的确定：通过胸部CT、三维重建、支气管镜检查，必要时可行碘水造影以确定狭窄的部位、范围，以及气管的直径、狭窄远端的肺功能情况。

5. 操作方法

（1）支气管镜联合X线透视倒入球囊法

导丝置入：在X线引导下，通过支气管经活检孔道把导丝末端置入狭窄支气管远端，推出支气管镜。

球囊导入：在X线透视下确认球囊置入位置合适，球囊两端均匀超出狭窄段的两端。

球囊扩张：重新插入支气管镜，直视下观察扩张过程。球囊连接高压泵，相求囊内注入填充剂（空气、水或造影剂），压力从小逐渐增加，用力要均匀，速度不宜过快，最终使压力达到3～5atm（1atm=101.325kPa）。每次球囊保持膨胀状态1～3min，首次扩张时间应在1min以内，随着扩张进行，持续时间可逐渐延长，一次操作可反复填充3～4次。

球囊退出：小心把球囊和导丝一并退出，过程注意动作轻柔，避免造成气道、声门的医源性损伤。若扩张效果不明显，可在1周后再次进行球囊扩张。

（2）经支气管镜直接导入球囊法：需使用配有较大操作孔道的治疗型支气管镜，只能用于年龄较大的儿童。

（3）支气管镜直视下球囊扩张法：经支气管镜操作孔道把导丝置入狭窄部位远端支气管20mm以上，退出支气管镜，沿导丝插入球囊至预定位置。重新插入支气管镜至扩张部位，在直视下观察扩张效果。

6. 并发症 常见的有胸痛、出血、气道痉挛、肺不张、气胸、纵隔气肿、纵隔炎、气管软化等。

（四）支气管镜下异物取出术

气道异物是指被误吸入气管、支气管内无法自行咳出的异物。是较常见的儿童意外急症，也是引起5岁以下幼儿死亡的常见原因之一。

1. 术前准备

（1）支气管镜。

（2）异物钳：包括鳄鱼钳（适用于较大、光滑的异物、形状复杂的异物）、鼠咬钳（适用于宽平的异物）、橡胶头钳（有助于抓住光滑、尖锐的异物）、钢丝爪（可抓取大部分的异物）。

（3）金属套篮：对于类似果仁等较脆的异物，可以整个取出，避免使用异物钳把异物夹碎。

（4）球囊导管：把球囊送到异物所在支气管的远端，打胀球囊，把异物驱赶至上方气管和支气管，再用其他工具把异物取出。

（5）冷冻探头：异物表面光滑，附着有黏液的异物，特别适合于果仁类等较脆的有机异物。

（6）电刀或氩气刀：异物在体内时间过长，被增生的肉芽组织包裹，无法直接取出，或直接取出可能导致组织损伤，可先用电刀、氩气刀清理肉芽组织，在使用其他辅助工具取出异物。

（7）金属套扎器：适用于较大且不规则，异物钳无法咬住的异物。

2. 操作方法

（1）患者准备：按照支气管镜检查术前完善检查，评估患者一般情况是否能耐受手术。术前应行胸部CT检查。

（2）操作方法：选择合适的支气管镜，一边进入气道，一边仔细观察。一般先检查健侧再检查患侧。仔细观察异物的类型、位置，选择合适的辅助工具，尽量一次取出。异物取出后应重新仔细探查，以防遗漏残留小碎片，确认没有活动性出血、支气管是否通畅。

（3）术后处理：如手术顺利，术中无损伤者，无须特殊处理。如操作时间长，存在喉头水肿者，应给予糖皮质激素。如术前已合并感染者，术后需使用抗生素治疗。

（焦绪勇　魏　兵）

第五节　小儿肺功能检查

儿童肺功能测定的技术和内容繁多，此部分内容仅涉及儿科常用的检测技术，即流速-容积曲线法、脉冲振荡技术、潮气呼吸肺功能测定技术，以及在此基础进行的支气管舒张试验和支气管反应性测定技术。

一、儿童肺功能测定的内容与技术

儿童肺功能检测的内容与成年人相同，包括肺容积测定、通气功能测定、换气功能测定（弥散功能）、呼吸力学测定（气道阻力和顺应性）等。但由于不同年龄儿童，其理解和配合能力不同，在测定技术上与成年人有所不同，一些检测技术则专为儿童设计，为儿童特有。不同年龄儿童可进行的肺功能检查技术大概可以根据儿童生长发育阶段分为三部分，但并非绝对，如一部分4～6 岁儿童可完成最大呼吸流速-容积曲线测定，少数1～3 岁儿童可进行脉冲振荡肺功能检查，1 岁以内儿童可进行潮气肺功能检测。一般而言，5 岁以上儿童可完成与成年人检查基本相同的肺功能项目。

（一）肺容积测定

1. 各种肺容量　概念及其组成。

（1）潮气容积（tidal volume，VT）：在平静呼吸时，每次吸入或呼出的气量，常称潮气量。

（2）补吸气容积（inspiratory reserve volume，IRV）：在平静吸气后所能吸入的最大气量。

（3）补呼气容积（expiratory reserve volume，ERV）：在平静呼气后能继续呼出的最大气量。

（4）残气容积（residual volume，RV）：补呼气后，肺内不能呼出的残留气量，亦称解剖残气容积。

（5）深吸气量（inspiratory capacity，IC）：平静呼气后能吸入的最大气量，由 VT+IRV 组成。

（6）肺活量（vital capacity，VC）：最大吸气后所能呼出的最大气量，由 IC+ERV 组成。

（7）功能残气量（functional residual capacity，FRC）：平静呼气后肺内所含有的气量，由 ERV+RV 组成。

（8）肺总量（total lung capacity，TLC）：深吸气后肺内所含有的总气量，由 VC+RV 组成。

（1）～（4）四种为基础容积，彼此互不重叠。（5）～（8）四种容量是由两个或两个以上的基础容积组成。

2. 临床意义　肺容积测定为最基本的肺功能测定内容。目前很少孤立的测定这些项目，通常和通气功能同时测定，以对患者肺功能状况做出全面评价，尤其是肺活量、肺总量、功能残气量为临床常用项目，有着重要临床参考价值。

（1）深吸气量：为肺活量的主要组成部分，约占肺活量的2/3，可以反映肺及胸廓的顺应性和参与吸气的肌肉力量。

（2）补呼气容积：约占肺活量的1/3，反映气道的通畅度和呼气肌力量。

（3）肺活量实测值与预计值相比：差值＜20%者属于基本正常。很多肺部疾病可导致肺活量降低，如胸廓及肺扩张受限、肺组织损伤、气道阻塞。

（4）功能残气量与残气容积：残气容积增加见于胸廓和肺弹性减退或气道阻力增加，如支气管哮喘、肺气肿。临床上，常以残气量/肺总量的比值作为考核指标。功能残气量减少，见于肺间质纤维化、肺切除后。

（5）肺总量：在健康人实测值与预计值相比的差异通常＜20%。肺总量增加见于肺气肿、老年肺等非弹性降低情况下；减少见于限制性肺疾病，如弥漫性肺间质纤维化、肺占位性病变、肺组织受压、胸廓畸形等。

（二）通气功能的测定

肺通气功能测定是肺功能检查的基本的内容，包括最大自主通气量（maximal voluntary ventilation，MVV）、呼气峰流速（peak expiratory flow rate，PEFR）、用力肺活量（forced vital capacity，FVC）等。以上三项内容均可通过肺量仪描绘用力呼气流速-容积曲线确定，其中MVV在儿童使用较少，PEFR尚可通过单独设计的峰流速仪测定，以下重点介绍用力呼气肺功能检测，此部分是肺功能测定的最主要内容，临床工作中最常用，支气管舒张试验、支气管激发试验亦多通过此检测进行。

1. 测定原理　肺量仪构造相对简单，其主要硬件部分是安置在肺量仪上的流速仪，用以测定个体呼吸时的流速，流速信号经过积分获得同步容积信号。将容积信号作为x轴，流速信号作为y轴，通过计算机程序处理，即描绘出个体吸气-呼气过程的流速-容积曲线。若同时要求个体进行用力呼吸，即获得临床上常用的用力呼气流速-容积曲线，亦称用力呼气肺功能。此肺功能检测技术的测定内容既包含肺容积参数，也包括流量参数。因此，该项技术同时测定了肺容量和通气功能。

2. 操作与质量控制

（1）操作：受检者取立位，加鼻夹，含口器，平静呼吸两三次后，做最大吸气，屏气1s，尽力用力将全部气体呼入肺量仪，共测量3次，最佳2次FVC或$FEV_{1.0}$相差<150ml，取FVC及$FEV_{1.0}$均为最大值者为最佳曲线。

（2）质量控制

①充分吸气至肺总量位。

②突发呼气，迅速最大用力（外推容积<150ml或<5%FVC）。

③呼气要平稳，用力要均匀。

④呼气要充分，10岁以下患儿呼气时间≥3s；10岁以上患儿呼气时间≥6s。

⑤呼气过程中无咳嗽，无中断和转向吸气。

3. 临床应用

（1）主要参数及临床意义：多数肺功能仪上能够提供两个曲线图，即用力呼气流速-容积曲线、用力呼气容积-时间曲线，在以上两个曲线上，可以获以下多项参数。

FVC：用力肺活量。

PEF：呼气峰流速。

$FEV_{1.0}$：1s呼出容积（1s量）。

$FEV_{1.0\%}$：1s呼出容积占用力肺活量之比（$FEV_{1.0}$/FVC%，1s率），大部分正常人1s内能呼出FVC的70%～80%，故$FEV_{1.0}$/ FVC%应≥70%。

FEF_{25}：呼出 25%VC 容积气体时的流速。

FEF_{50}：呼出 50%VC 容积气体时的流速。

FEF_{75}：呼出 75%VC 容积气体时的流速。

$FEF_{25\sim75}$：最大呼气中段流速（MMEF）。

PIF：吸气峰流速。

以上参数通常以占正常预计值的百分比表示，正常儿童通常在 80%以上，主要反映肺通气功能，如果气道存在阻塞或肺存在限制性通气功能障碍时，可导致以上相应参数的降低，以 FVC、$PEF_{1.0}$、PEF 使用最多，$FEV_{1.0}$/FVC 在成年人常使用，在儿科使用相对少，其中 FEF_{50}、FEF_{75}、$FEF_{25\sim75}$ 通常用于评价小气道功能状态。

在受试者最大用力呼气过程中，将其呼出的气体容积与其相应的呼气流速描绘成曲线，即获得此流速-容积曲线。

（2）通气功能障碍的类型：分为阻塞性、限制性及混合型通气障碍三类。

不同通气功能障碍肺功能的改变：①阻塞性通气功能障碍以 $FEV_{1.0}$/FVC%下降为主，继之 $FEV_{1.0}$ 明显减少，RV 增加，RV/TLC%增高，TLC 增加。②限制性通气功能障碍则肺的各组成部分容积均有减少，$FEV_{1.0}$/FVC%增加。③混合性通气功能障碍则肺活量减少的同时兼有阻塞性通气的改变。三种不同类型的通气功能障碍者中，最具特异性的为 $FEV_{1.0}$/FVC%的改变。

一些肺功能仪上提供了评定通气功能障碍类型的简易示意图，但在一些疾病的情况下或某些个体，尤其是儿童，如儿童哮喘发作时，很多患儿出现 $FEV_{1.0}$ 和 FVC 同时甚至同等程度下降，$FEV_{1.0}$/FVC 正常，故不能单纯根据图示或一些参数的改变定性通气功能障碍类型，必须结合患者临床具体情况，或测定患者肺总量（TLC），综合判断其通气功能障碍的类型（图 3-17）。

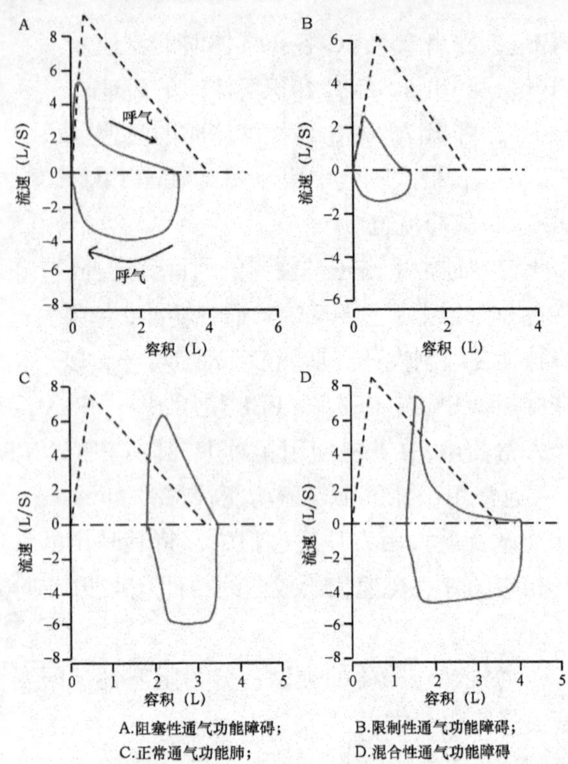

图 3-17 阻塞、限制及混合型通气功能障碍的流速-容积曲线

（3）通气功能障碍严重度分级：通常用于阻塞性通气功能异常，传统的严重度分为 3 个级别（表 3-2）。

表 3-2 阻塞性通气功能障碍

分级	$FEV_{1.0\%}$预计值
正常	≥80%
轻度减退	60%～79%
中度减退	40%～59%
重度减退	≤39%

最新的肺功能损害程度分级标准，不区分阻塞或限制，将其分为 5 个损伤等级（表 3-3），其分级更为严格、更细致，但是不如原分级方便、实用。

表 3-3　肺功能损害程度

严重程度	$FEV_{1.0\%}$预计值
轻度	≥70%～LLN
中度	60%～69%
中重度	50%～59%
重度	35%～49%
极重度	<35%

二、脉冲振荡肺功能测定技术

脉冲振荡技术（impulse oscillometry，IOS）是基于强迫振荡原理对脉冲振荡下的静息呼吸进行频谱分析，以此测定呼吸阻抗的各组成部分。其突出优点是抛弃了传统肺功能测试要求的用力呼气，仅要求患者自主平稳呼吸，所以基本无禁忌证，适用范围非常广泛。由于检测过程是在患者既定生理状态下进行的，所得的结果更能反映患者的呼吸生理状况，重复性好。另外，它所得的参数较多，能比较全面地反映患者呼吸生理的力学特征。目前国内使用的主要是德国耶格公司生产的 Master-Screen 系列脉冲振荡肺功能仪。

1. 检测原理　脉冲振荡肺功能测定技术是利用外部发生器产生矩形电磁脉冲，通过过滤器和放大器放大，并转变为各种频率的机械波，这种信号叠加在被检测者的静息呼吸上，使呼吸波发生相应的变化。连续记录在外加激励信号下自主呼吸时气道压力和流速的变化，进行频谱分析，即可推算出一系列呼吸阻抗值，其中以 5～35Hz 频率范围测定最有价值。这种系统将信号源与被测试者分离，信号源外置，由振荡器产生外加的压力信号，测量呼吸系统在该压力信号下的流速改变，从而获得呼吸阻力。外置的信号源一般从口腔给予，加到整个呼吸系统上。所以 IOS 所测的阻力不是一般所说的气道阻力（黏性阻力），而是整个呼吸系统的呼吸阻力，即呼吸阻抗。

2. 呼吸阻抗的组成和分布　呼吸阻抗（impedance，简称 Zrs）俗称呼吸阻力。根据其物理性质分为黏性阻力（气道阻力）、弹性阻力和惯性阻力。同时呼吸系统各组成部分，如气道（包括中央气道和周围气道）、肺组织和胸廓又有各自的黏性阻力、弹性阻力和惯性阻力。

（1）黏性阻力（resistance）：分布于大气道、小气道和肺组织，但绝大部分来自气道，包括中心气道和周围气道，也就是临床上所指的气道阻力，简称阻力。黏性阻力消耗能量，正常时无频率依赖性。

（2）弹性阻力（capacitance）：主要分布在肺组织、肺泡和细小支气管，临床上常用顺应性（compliance，即弹性阻力的倒数）来描述。弹性阻力表现为能量的储存，具有频率依赖性。

（3）惯性阻力（inertance）：主要存在于大气道和胸廓，也表现为能量的储存，有频率依赖性。

黏性、弹性、惯性阻抗中较为重要的有中央气道黏性阻力，周围气道黏性阻力；肺弹性阻力；中央气道的惯性阻力等。

克服呼吸阻抗的总压力是指克服黏性阻力、弹性阻力、惯性阻力的压力总和。黏性阻力即维持一定的流速所消耗的压差，弹性阻力即引起容积变化所需的压差，容积是流速对时间的积分，惯性阻力为压力差与加速度之比，而加速度是流速队时间的微分。由此可见，测定了压力和流速，并换算出容积和加速度即可计算出各阻抗值。

3. 主要参数及其临床意义

（1）Fres：即响应频率（或共振频率），惯性阻力随着振荡频率的增加而增高，弹性阻力随着振荡频率的增加而减少，在某频率点弹性阻力与惯性阻力因方向相反而相互抵消，此时，呼吸阻抗等于黏性阻力。正常情况下响应频率一般不超过 10Hz，阻塞性和限制性通气障碍均导致其增加。

（2）Zrs：呼吸总阻抗，正常值一般<0.5kP/（L・s）。

（3）R：呼吸阻抗中的黏性阻力部分，其中 R5、R20、R5～R20 如下。

R5：是振荡频率为 5Hz 时的气道阻力，代表总气道阻力。实测值<预计值的 120%为正常，若>预测值的 120%，表示总气道阻力增加。

R20：是振荡频率为 20Hz 时的气道阻力，代表中心气道阻力，实测值<预计值的 120%为正常。

R5～R20：是总气道阻力与中心气道阻力之差，代表外周气道阻力，正常应接近零。

（4）X：呼吸阻抗中的弹性阻力和惯性阻力之和，也称电抗，其中 X5 为周边弹性阻力，<[预计值～0.2Pa/（L・s）]为异常，负值越大，表明周边弹性阻力越大。

（5）Rc：中心阻力，来自结构参数，不仅指黏性阻力，与 R20 不同。

（6）Rp：外周阻力，来自结构参数，包括周边小气道的黏性阻力和弹性阻力。

4. 临床应用

（1）IOS 肺功能测定技术由于对患者要求配合度较低，故多数学龄前儿童可完成操作，对难以完成最大用力呼气肺功能检测的学龄前儿童有着特殊的意义。

（2）临床实践中主要用于阻塞性肺疾病的诊断，是协助诊断，判断病情严重程度的有力工具。患者气道阻塞时 Fres 右移（增加），R5 明显增高，部分患者 R20 亦增高，R5～R20 差值增大，X5 负值加大。

（3）正常值：儿童由于气道口径小，而气道阻力与气道口径成反比，因而低年龄儿童较高年龄儿童的气道阻力高，儿童呼吸阻力和气道阻力较成年人高。目前研究发现，儿童随着身高、年龄的增长，呼吸总阻抗、共振频率降低；气道阻力和外周气道阻力减小；外周弹性阻力增加。对呼吸阻抗的影响，身高是最主要的因素，年龄次之，体重的影响最小，男、女儿童呈同样趋势。因此，使用 IOS 检测儿童判断其肺功能时，一定采用相应的预计值作参考。

当使用此技术进行支气管舒张试验时，对于如何判断支气管试验阳性，国内外均有报道，主要阻力参数下降至少要超过 20%。近年，亦有探讨如何使用该技术进行支气管激发试验的报道。

由于 IOS 直接测定气道阻力，除测定黏性阻力外，尚包括整个呼吸系统的弹性阻力和惯性阻力，测定的指标及临床意义与常规肺功能不同，例如，在有些通气功能检测正常的患者，其 IOS 的 R 和 X 值亦有较大改变，提示 IOS 参数的影响因素与常规肺功能不同，故在进行结果分析时应综合考虑。IOS 技术在临床上应用时间较短，对结果的判断及与临床病情的关系和解释仍需进一步探索，但脉冲振荡技术由于其独特的优点，在临床上将会有广阔的应用前景。

三、潮气呼吸肺功能

潮气呼吸肺功能测定技术是针对婴幼儿完全不能配合的情况而设计的肺功能评价方法，是在平静呼吸条件下进行的，不要求做任何的呼吸动作；亦可用于危重患者和年老体弱患者。目前，潮气呼吸肺功能测定技术逐渐成熟，并走向商业化生产。国内使用的仪器有两种，一种是美国森迪斯公司的 2600 型和 2800 型肺功能仪，另一种是德国耶格公司的潮气呼吸肺功能仪。

1. 测定原理　潮气呼吸肺功能检测的原理比较简

单，即在婴幼儿安静睡眠的状态下，通过与面罩连接的流速传感器，测定个体平静呼吸时的流速，并积分出相应容积，描绘潮气呼吸状态下的流速-容积曲线，从而得出一系列参数，用于反映其功能状况。

2. 主要参数及其意义

（1）潮气量（VT）：为6～20ml/kg，与成年人接近，但年龄越小，潮气量越小，足月儿可低至5ml/kg。1岁以内小儿的潮气量绝对值仅为成年人的1/12，按体表面积计算也只有成人的40%。气道阻塞患儿其潮气量下降。

（2）每分通气量（MV）：潮气量与呼吸频率的乘积，为3500～4000ml/m^2，与成年人接近。阻塞性通气功能障碍时，虽然潮气量降低，但由于呼吸频率代偿性增加，每分通气量下降不一定明显，因此该参数临床意义较小。

（3）呼吸频率：通过测定吸气时间（TI）和呼气时间（TE），获得呼吸频率和呼吸比。小儿尤其是婴幼儿代谢旺盛，但由于肺容量小，只能通过增加呼吸频率来补偿，年龄越小，呼吸频率越快。气道阻塞或肺炎均可导致呼吸加快。

（4）呼吸比：正常儿童呼吸比为1∶1～1∶15（1～0.67）。气道阻塞患儿由于气道阻力增加，呼气时间延长，呼吸比降低。在吸气性呼吸困难的小儿，如先天性喉鸣，吸气时间明显延长，此时可呼吸比>1。

（5）潮气呼气峰流速（PTEF）：潮气呼吸时呼气完全是被动的，呼气流速完全取决于肺和胸廓的弹性回缩力和气道阻力，在气道阻力增加时，患儿PTEF下降，并提前出现。

（6）达峰时间（TPTEF）：从呼气开始至达到呼气峰流速的时间，在阻塞性通气障碍的患儿，由于气道阻力增加，呼气流速下降，呼气流速迅速达到峰值，从而使达峰时间下降。

（7）达峰时间比（TPTEF/TE）：达峰时间与呼气时间的比值，是反映气道阻塞的一个重要指标。阻塞性通气功能障碍患儿由于达峰时间下降，同时呼气时间延长，使 TPTEF/TE 降低，阻塞严重，比值越低。限制性通气障碍患者达峰时间比可正常或增高。混合型通气障碍患者比值可正常或下降。

（8）达峰容积（VPEF）：呼气过程中达到呼气峰流速时呼出的气体容积，在阻塞性通气功能障碍患儿，由于呼气峰流速、达峰时间缩短，以及潮气量下降，从而使达峰容积显著降低。

（9）达峰容积比（VPEF/VE）：是指达到呼气峰流速时呼出的气体容积与呼气容积（潮气量）之比。阻塞性通气功能障碍的患者虽然呼气容积也下降，但下降幅度远小于达峰容积下降幅度，故 VPEF/VE 仍明显下降，阻塞越重，该比值越低。限制性通气障碍患者达峰时间比可正常或增高。混合性通气障碍患者此比值可正常或下降。

（10）TEF75、TEF50、TEF25：呼出 25%、50%、75% 潮气量时的呼气流速，与年长哮喘儿童小气道功能参数类似，一些喘息婴幼儿潮气流速-容量环呼吸相降支明显凹陷，表现为这些参数下降，主要反映了小气道的阻塞程度。

（11）ME/MI 呼气中期流速/吸气中期流速。

（12）PTEF/TV 呼气峰流速/潮气量。

（13）潮气呼吸流速-容量环的形态特点：正常年长儿童或成年人的潮气流速-容量环为圆形或椭圆形（达峰时间比为 0.40～0.60）。在新生儿表现为高峰位置靠前，降支较倾斜的不典型圆（达峰时间比为 0.24～0.30）。阻塞性通气障碍患者因呼气流速下降，呼气峰流速提前，故流速-容量环呼气相变低，降支明显下降倾斜，甚至降支凹陷。限制性通气障碍患者因潮气量下降，流速-容量环显著变窄，呈瘦长型。

3. 临床应用 潮气呼吸流速-容量曲线测定是一项相对新的肺功能检测技术，2005年ATS/ERS对其技术操作进行了规范，可参照执行。

（1）用于判断婴幼儿通气功能障碍的类型，喘息性疾病气道阻塞的程度、判断病情，以及其病情检测。达峰时间比和达峰容积比（正常值≥30%）对判断阻塞性改变意义比较明确，其他参数改变对判断阻塞的意义尚需探讨，亦无根据肺功能改变对婴幼儿病情进行严重度分级的标准。另外，潮气呼吸流速-容量肺功能检测用于进行支气管舒张试验时，其阳性界值亦待探讨。

（2）用于明确诊断大气道阻塞（如上呼吸道梗阻）、喉气管疾病（如先天性喉软骨发育不良、非对称性的声带麻痹、颈蹼等），这些情况下可出现明显异常的流速-容量环。

四、支气管舒张试验

可逆性支气管痉挛是支气管哮喘重要而又特异的表现，因此检测气道阻塞可逆性对支气管哮喘的明确诊断具有重要临床价值。

气道阻塞可逆性可通过支气管舒张试验确定，即测定哮喘患者用药前后肺功能的改变，判断气道阻塞是否为可逆性及可逆的程度。临床上主要用于：①哮喘的诊断和鉴别诊断；②确定哮喘是否发作；③评价支气管舒张药的效果，即在急性重症患者观察给药后肺功能恢复的情况，指导进一步临床用药。

1. 适应证 以下情况可进行支气管舒张试验。

（1）初诊患者怀疑哮喘。

（2）复诊患者哮喘发作时。

（3）部分肺功能“正常”患者，但怀疑哮喘发作或哮喘可能性较大时，亦可适当进行。

（4）患者肺功能异常，即 $FEV_{1.0}$＜80%预计值。

（5）患者有无使用 β_2 受体激动药禁忌证。

2. 操作方法

（1）注意事项：受检者试验前12h内停用短效 β_2 受体激动药，48h内停用长效 β_2 受体激动药，对茶碱缓释片应停用24h，阿托品类药物应停用8h。

（2）判断指标：常用 $FEV_{1.0}$，也可用峰流速PEF。

（3）程序：首先测定受试者基础肺功能（$FEV_{1.0}$），然后雾化吸入 β_2 受体激动药（如沙丁胺醇200～400μg），吸入药物结束15～20min后重复测定 $FEV_{1.0}$，计算吸药后 $FEV_{1.0}$ 改善率。使用定量气雾剂（MDI）时，为保证检测结果的可靠性，在给药前对初次吸入MDI患者，应示范正确使用方法，对使用过MDI的患者，应检查其使用方法是否正确。

3. 结果评价

$$FEV_{1.0}\text{改善率}=\frac{\text{用药后}FEV_{1.0}-\text{用药前}FEV_{1.0}}{\text{用药前}FEV_{1.0}}\times 100\%$$

如 $FEV_{1.0}$ 改善率≥12%，即为舒张试验阳性；成年人要求吸药后 $FEV_{1.0}$ 绝对值至少增加200ml，才能计算改善率；但儿童不要求，改善12%～24%为轻度可逆，25%～40%为中度可逆，＞40%为高度可逆。

如选用PEF，要求其改善率≥20%（或改善绝对值≥60L/min）。

4. 临床应用　由于哮喘患者的气道阻塞为可逆性，故支气管舒张试验阳性可协助明确哮喘诊断。部分轻症患者肺功能无明显异常，但吸入支气管舒张药后肺功能明显改善，结合临床情况，也可以诊断。另一方面，舒张试验结果阴性并不能完全排除支气管哮喘。原因：①轻症患者由于肺功能接近正常，用药后无明显改善；②重症患者由于支气管严重痉挛药物不易吸入，影响药物效果；③有些重症哮喘或合并支气管炎的患者对 β_2 受体激动药反应差，用药后支气管舒张效果不明显。为充分了解这些患者气道阻塞是否真正不可逆，对这部分患者可进行口服泼尼松试验，0.5～1mg/kg，或给予吸入激素，使用 1 周，之后重新测定 $FEV_{1.0}$，如 1 周后改善率≥12%，同样可认为舒张试验阳性。成年人，对基础 $FEV_{1.0}$ 过低的患者，由于吸药后肺功能轻微改善即可超过 12%，为减少假阳性，支气管试验阳性还要求 $FEV_{1.0}$ 增加的绝对值＞200ml，这对年长儿可作参考。

5. 支气管舒张试验在儿童中使用的特殊性　由于传统肺功能（流速-容积曲线）的检测要求患者用力呼吸，患者必须很好配合，故只适用于 5～6 岁儿童。对 5 岁以下儿童无法应用。近年由于肺功能检测技术的迅速发展，对 3～6 岁儿童可使用脉冲振荡肺功能（IOS），对 3 岁以下儿童则可进行潮气肺功能（TVFV）检测。但无论是 IOS，还是 TVFV，在进行支气管舒张试验时，其阳性的判断仅有临床研究结果，尚未达到统一标准。再者，IOS、TVFV 对疾病诊断的特异性不及传统肺功能，用于支气管舒张试验时，同样如此。在使用 IOS 检测时，一般可选择 Fres、Zrs、R5 等指标，其改善率应达到 20%以上。使用潮气肺功能时，其达峰时间比、达峰容积比绝对值或潮气量改善多少可判断试验阳性，尚缺乏统一观点。

五、支气管激发试验

1. 原理　支气管激发试验是临床上常用的肺功能检查方法，用来确定个体是否存在气道高反应性。气道反应性是气道对外界的刺激发生正常生理反应，但在某些人群（特别是哮喘），其气管、支气管表现出对一些刺激的敏感性或反应性增加，即出现过早/过强的反应，称为气道高反应或气道反应性增高。气道高反应性最常见于支气管哮喘，是哮喘的重要病理生理特征。

支气管激发试验按吸入刺激物性质是否为特异性抗原可分为特异性激发试验与非特异性激发试验。前者使用特定过敏原，对患者进行气道反应性测定，这种方法由于特异性过敏原的直接吸入，往往可引起受试者的喘息样发作，具有一定的危险性，通常只用于职业性哮喘的病因诊断上；后者则使用非特异性刺激物，对个体进行气道反应性测定，相对安全，适于临床普遍应用，除可以用于哮喘的诊断、病情判断及疗效评价外，尚可用于相关基础与临床研究。

非特异性支气管激发试验根据激发物性质，又可分为药物激发（组胺、乙酰甲胆碱激发试验）和非药物激发（运动激发试验、冷空气激发）等。另外，支气管激发试验按给药的方法及肺功能测定方法的不同，其操作和结果判断又有所不同，此处只涉及通常常规肺功能检测方法进行药物激发试验。

2. 操作与结果判断　通过磷酸组胺或乙酰甲胆碱进行的激发试验是目前应用最为广泛的气道反应性测定的方法，简单易行。对这两种试验方法已积累了丰富的经验，操作已标准化。组胺与乙酰甲胆碱激发支气管收缩的作用机制不完全相同，前者为具有生物活性的介质，吸入后直接刺激支气管平滑肌收缩，同时也刺激迷走神经末梢，反射性的引起平滑肌收缩；后者为胆碱能药物，吸入后直接与平滑肌细胞上的乙酰胆碱受体结合而使平滑肌收缩。一般来说，对这两种试剂相同剂量药物，其对气道作用的程度是一致的。在使用较大剂量时，乙酰甲胆碱的副作用较组胺小。再者，组胺试验后有一短暂的不应期，在此期间重复试验则支气管平滑肌不起反应，用乙酰甲胆碱则无此现象。

（1）试验前准备：通常是预先将组胺或乙酰甲胆碱配制成 5%的“原液”储存，检测以生理盐水将原液稀释成各实验室自己需要的浓度。

（2）支气管激发剂的吸入方法很多，各有优、缺点，临床使用取决于仪器设备和各实验室的经验。激发剂吸入方法有 Chai 测定法（间断吸入法）、Yan 测定法（简易手捏式雾化吸入法）、Cockcroft 测定法（潮气吸入法）。目前应用较多的是计算机控制给药的 APS 法。

（3）操作过程：先测定 PEF 或 $FEV_{1.0}$ 的基础值，受试者休息 15min，测基础 $FEV_{1.0}$，重复 2 次，取高值，然后吸入生理盐水，使受试者熟悉吸入方法，并证实对生理盐水无反应。

以吸入生理盐水后的 $FEV_{1.0}$ 作为对照数值，如果吸入生理盐水后 $FEV_{1.0}$ 降低不到 10%，继续下一步，如果降低 10%以上，休息 5min，再吸入盐水，重测 $FEV_{1.0}$。按程序由低浓度至高浓度，吸入组胺或乙酰甲胆碱，并记录吸入的累计剂量。在吸入最后一次剂量的 3min、5min，重复测定 $FEV_{1.0}$。必要时给予支气管舒张药雾化吸入以助恢复。

（4）结果判断：以 $FEV_{1.0}$ 下降 20%时组胺或乙酰甲胆碱的累计剂量（PD）或累计浓度（PC）作为定量指标，判断气道反应性是否增高及增高的程度，以及 $PD_{20}FEV_{1.0}$ 或 $PC_{20}FEV_{1.0}$。

当 $FEV_{1.0}$ 下降＞20%时，以累计剂量计，若吸入组胺的累计剂量 $HisPD_{20}\sim FEV_{1.0}<7.8\mu mol$（2.2mg），或吸入乙酰甲胆碱的累计剂量 $MchPD_{20}\sim FEV_{1.0}<12.8\mu mol$（2.2mg）为支气管激发试验阳性。

当 $FEV_{1.0}$ 下降＞20%时，以累积浓度计；$PC_{20}FEV_{1.0}$：

＞16mg/ml 正常；4～16mg 可疑；＜4mg/ml 轻度。

3. 禁忌证和注意事项　除受试者对某种激动药本身过敏外，有严重心和（或）肺疾病、高血压、甲状腺功能亢进、癫痫等，不适于进行此检查。由于影响气道反应的因素很多，因此进行检查前应尽可能排除这些因素存在，如近 4 周之内有过呼吸道感染、预防接种、职业性过敏因素的接触等。此外，一些药物的使用会影响支气管平滑肌的舒缩功能从而影响激发试验的结果判断，受试者在检查前 48h 停用抗组胺药物（如氯苯那敏、异丙嗪）、色甘酸钠。12h 前停用支气管舒张药（如氨茶碱、沙丁胺醇、丙卡特罗等）、抗胆碱药及糖皮质激素类药物。

支气管激发试验通常在基础肺功能正常的情况下进行，成年人要求 $FEV_{1.0}$ 占预计值的 70%以上，儿童一般要求 $FEV_{1.0}$ 占预计值的 80%以上，方进行此试验。受试者应处于病情非急性发作阶段，病情较轻或处于缓解期。

个别患者可有咳嗽、一过性声嘶、面部潮红等，可自行缓解。阳性反应时有气短、胸闷、喘息者可给予沙丁胺醇等支气管解痉药物雾化吸入。

支气管药物激发试验有一定危险性，应备有急救药品，如 β_2 受体兴奋药的吸入剂，1∶1000 注射用肾上腺素，氧气与输液设备，试验时需有经验的临床医师在场。

4. 临床应用

（1）可疑哮喘的诊断与鉴别诊断：对于症状或临床表现不典型的哮喘患者，如仅表现为咳嗽或胸闷，或病史不详的患者，就诊时无明显气喘症状或肺部阳性体征，常规肺功能检查也正常，给诊断带来困难。对这些患者进行气道反应性测定有助于确定诊断。支气管激发试验阳性，或激发过程中出现哮喘样症状，支气管哮喘的可能性较大，或气道反应呈高度阳性，结合临床情况，则基本上可诊断为支气管哮喘。

（2）评估哮喘病情严重度：哮喘的严重程度与气道反应性增高的程度呈正相关，气道反应性越高，哮喘越严重。

（3）评价药物治疗效果及指导用药：哮喘患者经抗炎治疗后气道高反应性下降，提示气道炎症获得控制，可降级治疗。如治疗后气道反应性无下降则可能需要维持，甚至升级治疗。

（4）哮喘预后评估：患者经过长期控制后，患者气道高反应性消失或转阴，提示患者病情获得完全控制，此时停止长期控制用药后，复发的可能性小。

（5）了解其他可能伴有气道反应性增高疾病的气道反应性情况，如过敏性鼻炎、慢性支气管炎、病毒性上呼吸道感染、长期接触污染环境或被动吸烟等。

（焦绪勇　魏　兵）

第六节　新生儿氧疗

氧疗是各种原因引起低氧血症及缺氧的重要对症措施，其目的是以适当的方式给患儿输送氧气，提高肺泡氧分压，改善肺泡气体交换，从而提高动脉血氧分压，纠正缺氧。正确诊断缺氧和掌握氧疗指征，是正确应用氧疗的前提。

一、适应证

1. 各种原因所致的呼吸功能不全　包括呼吸系统疾病及其他系统疾病，引起肺泡换气或通气障碍。

2. 各种原因所致的循环功能不全　包括各种原因所致的心力衰竭及休克。

3. 血液学异常　包括血红蛋白减少导致携氧能力下

降或血红蛋白变性导致血氧亲和力障碍。

4. 氧耗量增加　在重度感染、败血症等情况下，氧消耗量增加。如出现缺氧，在控制感染的同时，应及时给氧。

5. 其他　频繁的反复呼吸暂停。

二、氧疗指征

氧疗的指征包括临床指征和血气指征。

1. 临床指征　明显的呼吸窘迫，表明已有缺氧，对轻中度缺氧患儿是否给氧，最好进行血氧测定。通常吸入空气时，PaO_2 低于 6.67～8.00kPa（50～60mmHg）应给予吸氧。依据有无发绀决定是否给氧对新生儿并不安全，出现发绀时血氧饱和度一般低于 0.85，当 PaO_2 低于 8.00kPa（60mmHg）时其氧离曲线呈陡峭状，PaO_2 的轻微下降可引起血氧含量的明显减少。

2. 血气指征　目前认为 $PaO_2<7.3$kPa（55mmHg），在新生儿相当于血氧饱和度为 0.9，濒临失代偿边缘，为氧疗的绝对指征，不能等到 PaO_2 低于 6.67kPa（50mmHg）才给氧。

三、氧疗方法

1. 单纯氧疗　自主呼吸。

（1）鼻导管给氧：用橡胶管或硅胶管置于鼻前庭，流量为 0.3～0.6L/min。适用于轻度低氧血症患儿。需注意，鼻塞致张口呼吸影响效果。

（2）面罩给氧：氧流量 1～1.5L/min，可与雾化吸入同时应用。

（3）头罩给氧：选择适用于新生儿使用的大小规格。将患儿头部置于头罩内，通过氧流量大小调节头罩内氧浓度，可达 60%或以上。适合轻度 RDS、新生儿短暂的呼吸暂停、胎粪吸入、新生儿肺炎。也可作为撤机时过渡用氧。

注意：①根据患儿的体重、胎龄及缺氧程度选择大小适合的头罩。②通过空氧混合系统可以得到可靠的、固定的吸入氧浓度。③要注意氧流量范围。大于 5L/min 能有效排出罩内的 CO_2，避免滞留，但太大的氧流量寒冷反应也明显，一般小于 12L/min。④头罩与颈部间要保留适当空隙，防治 CO_2 潴留及重复吸入。

（4）箱内吸氧：适合低浓度吸氧并在温箱内的患儿，作为头罩吸氧、停氧的过渡吸氧。氧流量＜5l/min，不会 CO_2 潴留，氧中毒概率小。

2. 其他　气道持续正压（CPAP）治疗，呼吸机治疗，体外膜肺（ECMO）治疗。

四、给氧浓度

一般情况下以维持患儿 PaO_2 在 6.67～9.33kPa（50～70mmHg）为宜，如 PaO_2 高于 12.0～13.3kPa（90～100mmHg），则为血氧过高，对新生儿是危险的，对早产儿尤甚。

五、并发症

1. 呼吸抑制　见于Ⅱ型呼吸衰竭的患儿，$PaCO_2$ 的轻度增高可刺激呼吸中枢，重度增高则反而抑制。

2. 支气管肺发育不良　新生儿，尤其是早产儿肺发育不成熟，肺泡细胞易受高氧和呼吸机压力损伤。病变包括肺不张、水肿、渗出、纤维素沉着、肺泡膜增厚及纤维增生。

3. 脱氮性肺不张　氮气对维持肺泡容积起一定作用，吸入高浓度的氧后，肺泡内氮气被驱出，当氧被吸收后肺泡萎陷，而产生肺不张。

4. 早产儿视网膜病 是一种增殖性视网膜病变，仅见于新生儿，主要是早产儿。其发生率与胎龄成反比，与氧疗时间及 PaO_2 成正比。

（赵诗萌 岳小哲）

第七节 持续气道正压通气

无创呼吸机（CPAP）是在自主呼吸条件下，提供一定的压力水平使整个呼吸周期内气道均保持正压的通气方式。

一、作用机制

1. 增加跨肺压：因 CPAP 可提供呼吸道较高的压力，因此可间接增加跨肺压。

2. 扩张肺泡增加功能残气量：可避免肺泡塌陷，因此可增加肺顺应性，减少肺内分流。

3. 减少肺泡表面活性物质的消耗（PS）：肺泡萎陷时肺泡表面面积减少，导致 PS 消耗增加，CPAP 通过持续呼吸道正压通气防止肺泡塌陷，减少 PS 消耗。

4. 减少呼吸道阻力。

5. 减少呼吸做功。

6. 减少呼吸驱动力：通过改变黑-伯（Hering-Breuer）反射而增加呼吸驱动力。

二、适应证

凡符合以下条件，可应用 CPAP。

1. 患儿有自主呼吸，呼吸频率增快、三凹征、呻吟、发绀。

2. 在 $FiO_2>0.5$ 的情况下，$PaO_2<6.67kPa$，$PaCO_2>7.33kPa$。

3. 胸部X线表现为弥散性透亮度降低，细颗粒状阴影、多发性肺不张、支气管充气征、肺水肿、磨玻璃样改变和肺膨胀不全等。

三、临床应用

1. 新生儿呼吸窘迫综合征（NRDS） 可能发生NRDS的高危早产儿（如胎龄<30周不需气管插管机械通气患儿）;轻度及中度NRDS可先使用CPAP，压力一般先使用 0.38～0.59kPa，如病情需要可调高 0.098～0.196kPa，最高不超过0.78kPa。

2. 早产儿呼吸暂停 CPAP可显著减少呼吸暂停发作次数，开始压力为0.29～0.49kPa，可根据患儿的治疗反应进行适当调整。

3. 新生儿湿肺 CPAP可使湿肺患儿渡过呼吸困难期，避免机械通气。

4. 肺水肿 应用CPAP治疗肺水肿可明显提高动脉血氧分压，改善患儿病情。

作用机制：①可使肺泡内压力增加，直接作用于肺小血管，阻止肺泡内液体的渗出；②可增加功能残气量，使肺容积得到稳定，改善氧合，消除缺氧、酸中毒对肺小血管壁的损害，降低血管壁的通透性，减轻肺水肿。

5. 在气管插管拔管后的应用 气管插管拔管后的早产儿，通常需要CPAP过渡数天，一般CPAP的压力不高于0.49kPa。

四、禁忌证

1. 呼吸窘迫进行性加重，不能维持氧合，$PaCO_2$>60mmHg，pH<7.25。

2. 先天畸形：包括先天性膈疝、气管-食管瘘、后鼻道闭锁、腭裂等。

3．心血管系统不稳定：如低血压、心功能不全。

4．无自主呼吸者。

5．肺气肿、气胸、严重腹胀、鼻黏膜、口腔及面部的局部损伤也不主张应用。

五、参数设定及调节

CPAP 压力调节应根据患儿基础疾病及疾病的不同阶段进行设置。通常为 3～8cmH_2O，呼吸暂停为 3～4cmH_2O，RDS 至少 6cmH_2O，但一般不超过 8～10cmH_2O。气体流量最低为患儿 3～5 倍的每分通气量或 5L/min，FiO_2 则根据 $TcSO_2$ 进行设置和调整。

六、撤机指标

目前尚无统一标准，但在 FiO_2＞0.4 或临床情况尚未稳定时，很难成功撤离。患儿病情稳定，可逐渐降低压力，当压力＜5cmH_2O 时，无呼吸暂停及心动过缓，无 $TcSO_2$ 下降，呼吸做功未增加时可考虑撤机。

七、并发症

1．气压性创伤　根据研究，气压性创伤（如气胸、皮下气肿、纵隔腔积气、间质性肺气肿等）的形成与肺泡过度被扩张有关。当肺泡破裂后的气体沿着血管周边的间隙扩散，可到达纵隔腔甚至胸膜腔而引发病变。

2．腹胀　使用 N-CPAP 于新生儿 4～7d 可明显看到腹胀现象，此乃因气体进入食管、胃使胃部出现胀气。

3．对心脏血管功能的影响　因 CPAP 提供一正压且可经由肺间质传达至胸膜腔，继发性胸腔压力随之升高，阻止静脉血回流；再加上呼吸衰竭本身肺血管阻力已增加，右心室压力因此升高，而使心室中隔向左偏移。诸多因素联合作用使心排血量因此降低。

4. 其他　鼻黏膜损伤。CO_2潴留。

（赵诗萌）

第八节　常频机械通气

近年来，新生儿重症监护室（NICU（中使用常频机械通气的频率虽有所降低，但仍是抢救危重新生儿的重要治疗手段。新生儿常频机械通气模式包括间歇指令通气（IMV）、同步间歇指令通气（SIMV）、辅助-控制通气（A/C）及压力支持（PSV）。其中 SIMV 是目前使用频率最高的。

一、适应证

1. 频繁的呼吸暂停，经药物或 CPAP 治疗无效。

2. RDS 患儿需使用肺表面活性物质治疗。

3. $FiO_2>0.7$，$PaO_2<60mmHg$ 或 $TcSO_2<85\%$（发绀型先天性心脏病除外）。

4. $PaCO_2>65mmHg$，伴有持续性酸中毒（pH7.20）。

5. 全身麻醉的新生儿。

二、参数设定及调节

1. 初调参数　见表 3-4。

表 3-4　新生儿常见疾病机械通气初调参数

疾病种类	PIP（cmH_2O）	PEEP（cmH_2O）	呼吸频率（/min）	吸气时间（s）	潮气量（ml/kg）
呼吸暂停	10～18	3～4	15～20	0.4～0.5	4～6
RDS	20～25	4～6	25～30	0.3～0.4	4～6
MAS	20～25	3～6	20～25	0.4～0.5	4～6
肺炎	20～25	2～4	20～40	<0.5	4～6
PPHN	20～30	2～4	50～70	<0.5	5～8
肺出血	25～30	6～8	35～45	<0.5	4～6
BPD	10～20	4～5	20～40	0.4～0.47	4～6

PIP. 气道峰压；PEEP. 呼气末正压；RDS. 呼吸窘迫综合征；MAS. 胎粪吸入综合征；PPHN. 新生儿持续肺动脉高压；BPD. 支气管肺发育不良

2. 参数调节　见表3-5。

表3-5　异常血气变化时呼吸机参数调节

血气异常		呼吸机参数设置变化
PaO_2	$PaCO_2$	
太低	太高	↑PIP
太低	可接受	先↑FiO_2再调节↑PEEP或↑T_I使↑MAP
太低	太低	胸片出现肺过度充气↓PIP
可接受	太高	↑RR ↓PEEP
可接受	太低	↓RR ↑PEEP
太高	可接受	↓FiO_2
太高	太低	↓PIP

3. 调节幅度　一般每次调1个参数，最多2个参数，PIP调节幅度为2cmH_2O，PEEP调节幅度为1～2cmH_2O，T_I每次调0.05～0.1s，通气频率每次调5次，氧浓度每次调5%，调后一般观察15～30min。

三、撤机指征

1. 原发病好转、感染基本控制、一般状况较好、血气分析结果正常时应逐渐下调呼吸机参数。一般先降低FiO_2和PIP，然后再降低呼吸频率，同时应观察胸廓起伏、监测SaO_2及动脉血气结果。

2. 当 PIP≤18cmH_2O，PEEP2～4cmH_2O，频率≤10/min，FiO_2≤0.4时，动脉血气结果正常，可考虑撤机。

（赵诗萌）

第九节　高频机械通气

高频通气是应用小于（或等于）解剖空腔的潮气量，高通气频率（≥正常频率4倍以上）实现有效气体交换的机械通气方式。一般按照其气体运动方式分为4类：①高频正压通气（HFPPV）。②高频喷射通气（HFJV）。③高频振荡通气（HFOV）。④高频阻断通气（HFFI）。

其中 HFOV 以操作简便、副作用小的优点逐渐成为高频通气的首选。

一、适应证

1. 新生儿气漏、间质性肺气肿、气胸、纵隔气肿、支气管胸膜瘘。

2. RDS 的初期治疗。

3. IMV 治疗失败后的替代治疗、持续性肺动脉高压（PPHN）、肺炎。

对于 IMV 疗效欠佳或失败，需改 HFV，目前尚无广泛认同的标准，以下标准可供参考：①$PaCO_2$＞50mmHg 或维持 PaO_2＞50mmHg 时 FiO_2＞50%；②低氧血症且氧合指数＞13，OI=（$FiO_2 \times MAP$）/$PO_2 \times 100$。

4. 腹内压持续增高性疾病，如坏死性小肠结肠炎（NEC）。

二、参数调节

1. 频率　HFV 时频率的增加并不能使 CO_2 的排出呈比例增加，相反，频率过高时 CO_2 的排出会逐渐减少。一般患者体重越大或肺顺应性越好，所需的 HFV 频率越低。一般情况下，500g 至 2kg→15Hz；2～12kg→10～12Hz。吸呼比 33%或 30%（大多数情况下 33%的吸气时间已被证明效果更好）。

2. 振幅　在 HFV 时，振幅与 CO_2 的排出有显著的关系。适当的振幅是以达到胸部振动为宜，以膈肌第 8～9 肋间扩张和振动为宜，同时密切监测血气分析以避免低碳酸或高碳酸血症。

3. 气道平均压（MAP 或 Paw）　MAP 的设置直接影响氧合，在固定的振幅和吸入氧浓度下，MAP 的上升增加了肺容量，从而扩大了肺泡交换面积，因此可以改善氧合。MAP 的初设至少比应用常频高于 2～3cmH_2O，但对于气漏综合征的患儿，MAP 的设置与常频时相同。

4. 吸入氧浓度　高频通气的氧浓度设置原则类似常频通气，在保证氧合的情况下，越低越好。

三、撤机指征

可选择直接拔管脱机或 CPAP，也可以过渡到 CMV 模式后再撤机。撤机前先下调 FiO_2，然后降低 MAP，振幅则根据 $PaCO_2$ 进行调节，呼吸频率一般不需要调节。当 MAP＜8cmH_2O，FiO_2＜0.30，即可考虑撤机。

（赵诗萌）

第十节　体外膜肺

体外膜肺（ECMO）是将未经气体交换的血液由体内引出，在血泵的驱动下，经过膜式氧合器氧合后的血液再被引流回右心房（静脉-静脉-膜肺）或主动脉（静脉-动脉膜肺）。使心脏和肺得到休息的同时，为心肺复苏患者提供稳定的循环血量，及时有效的恢复心、脑等重要脏器的血供和氧供。新生儿时期许多病死率极高的呼吸与循环系统疾病，体外膜肺治疗可以在 2 个周期间内支持其呼吸和血液循环功能，帮助其度过危险期；当其原发病恢复后，可恢复其正常心肺功能。

一、适应证

ECMO 主要适用于无效的、可逆的心肺功能衰竭的足月儿。治疗的疾病包括胎粪吸入综合征、先天性膈疝、新生儿持续性肺动脉高压、心脏术后心力衰竭、呼吸窘迫综合征、败血症和肺炎。

ECMO 的收住标准：以下标准仅在内科最大限度地

治疗失败后应用。

1．体重>2kg；胎龄≥34周。

2．连续机械通气不超过7d。

3．可逆性肺损伤。

4．没有严重的出血倾向或严重的颅内出血。

5．没有严重的心脏病变。

6．加上以下的1项或1项以上条件。

（1）肺泡-肺动脉血氧气分压差值（$A\text{-}aDO_2$，正常<20mmHg）>605mmHg持续4～12h。

（2）氧合指数（oxygen Index，OI）>35持续0.5～6h。

（3）PaO_2<50mmHg持续2～12h。

（4）气压伤。

（5）急性进行性顽固低氧血症。

二、禁忌证

1．Ⅱ级以上脑室内出血。

2．不可逆的心肺疾病。

3．接诊前或心肺复苏前持续时间较长的心搏停止。

4．已确诊坏死性小肠结肠炎。

5．存在其他严重先天性畸形。

6．存在严重神经系统功能损伤。

7．相对禁忌证：大于10d机械辅助通气，一般机械通气超过10d，肺功能恢复可能性小。

三、操作

1．操作前处理　准备插管时应有：中心静脉插管、动脉插管、血库配型、凝血试验、头颅超声及心脏彩超。PLT<5万/ml时输血小板。

2．膜　新生儿适用$0.8m^2$或$1.5m^2$氧合器。新生儿回路总血量为600ml。

3．插管　由心外科或儿外科医师在心导管检查室或手术室床旁插管。经皮插管最好行外科静脉造口。新生儿用芬太尼、咪达唑仑和库溴铵静脉麻醉。插管前3min用肝素30U/kg。先静脉插管，插管头距右心房6.5cm。在V-A ECMO用同样方法动脉插管，足月儿动脉插管进入主动脉弓3.5cm。

4．ECMO治疗　ECMO泵流速一般在100～120ml/min，对于0.8m^2膜，清扫气流1～2.5L/min，每4小时检查1次，每15分钟松开桥路1次以预防血栓形成。

仅在有以下任一指征时变换回路：①回路凝块过多。②膜功能丧失。③血小板消耗过多。④用氨基己酸达120h。⑤回路/膜有不能纠正的凝血病。

5．抗凝　所有新生儿用肝素预防血栓形成，用全血活性凝血时间（ACT）监测肝素效果，避免出血并发症。ACT在180～200s。

6．抗生素　常规使用广谱抗生素降低感染危险。

四、并发症

颅内出血，中枢神经系统梗死，惊厥，脑死亡，肺出血，高血压或低血压，心律失常，溶血，弥散性血管内凝血，急性肾衰竭。

（赵诗萌）

第4章

小儿呼吸系统疾病的护理

第一节　新生儿窒息与复苏护理

新生儿窒息是指胎儿因缺氧发生宫内窘迫或分娩过程中引起的呼吸、循环障碍，是造成伤残和死亡的主要原因之一。

一、护理问题

1. 体温过低　与缺氧有关。

2. 自主呼吸障碍　与羊水、气道分泌物吸入导致低氧血症和高碳酸血症有关。

3. 潜在并发症　心力衰竭、呼吸衰竭：与缺氧使呼吸、循环系统受损有关。

4. 有感染的危险　与机体免疫功能低下有关。

5. 恐惧（患儿家长）　与病情危重及患儿预后不良有关。

二、护理措施

1. 窒息时的抢救与配合　出现窒息时，基于呼吸、心率、氧饱和度这3项指征进行评估，通过这3项指征确定复苏是否有效，其中心率是决定是否进入下一步复苏的关键。目前新生儿复苏参照我国2016年制定的新生儿复苏指南程序，评估和保温贯穿于整个复苏过程。

2. 窒息复苏后护理

（1）温度管理

①保暖：可将患儿置于远红外保暖床上，病情稳定后，暖箱预热至33～35℃，湿度55%～65%；调解室温到24～26℃，湿度55%～65%；将患儿置暖箱中维持体温至36.5～37℃。对孕周<28周的早产儿，产房的温度应保持维持体温36.5～37℃。孕周<28周或体重<1500g的新生儿，出生后不擦拭羊水和胎脂，颈部以下用塑料薄膜包裹，产房温度至少保持在26℃以上。早产儿每两天测体重1次，每6小时检测并记录体温，每小时检测并记录箱温。

②避免高温：脑缺血致脑损伤的程度，与高体温相关，故需要复苏的新生儿应以达到体温正常为目的，避免医源性体温过高，加重脑损伤。

③标准亚低温，有利于保护脑组织，改善脑损伤。对于窒息复苏后部分有适应证的新生儿可在出生后6～72h应用中度低温（33～33.5℃）进行治疗。亚低温治疗引起的心动过缓、血压升高通常不需要治疗，但体温迅速升高可引起低血压应给予足够重视，防止新生儿休克。当核心温度<33℃时，常引起心律失常、出血、血栓和败血症。

（2）持续监测生命体征及维持内环境

①专人护理，随时观察皮肤颜色、脉搏强弱，记录心率、呼吸次数，有无呼吸暂停，测量血压，并注意肌张力、反射、瞳孔反应、哭声、抖动等神经系统症状。

②监测血气及电解质化验结果，注意酸碱失调、电解质紊乱、大小便异常、感染和喂养等问题。

③监测血糖，尤其在窒息复苏后应维持血糖在60～80mg/dl，防止低血糖脑损伤。

（3）保持呼吸道通畅：患儿取侧卧位，每1～2小时改变新生儿的体位以维持充足换气、引流肺脏分泌物，口、咽腔内有分泌物时，要及时吸引，用负压吸引器清理鼻咽、气管、气管插管内的分泌物时，注意吸引压力不可超过 0.02MPa，气管内吸痰不能超过 15s。

（4）用氧的观察：需要持续给氧时，注意掌握时间和流量，吸入氧浓度一般不超过 30%，时间不超过 6h，必要时使用 CPAP 或者有创呼吸机，适时配合医师采集血气分析标本。待发绀消失，呼吸平稳，面色红润后遵医嘱停止吸氧。

（5）重度窒息恢复欠佳：适当延迟开奶时间，避免频繁刺激，护理操作集中进行，防止呕吐物再度引起窒息，胃管喂养不能容纳者应静脉补液，维持水、电解质和营养平衡，但要准确掌握应用剂量，并根据需要随时调节滴速，避免速度过快，引起心、肺、脑的并发症。

（6）预防感染：严格执行消毒隔离制度，工作人员相对固定，物品专人专用，定期消毒，防止交叉感染。强化洗手意识，每次接触患儿前后要洗手或用快速消毒液擦拭手部，严格控制医源性感染。

（7）复苏后器官功能监测：复苏后立即进行血气分析，评估窒息程度；窒息新生儿有多器官损害危险，应及时对脑、心、肺、肾及胃肠等器官功能进行监测，早期发现异常并适当干预，以减少窒息复苏后的病死率和伤残率。

三、健康教育

1. 做好日常护理注意保暖，保持患儿卫生整洁，预防感冒，同时注意调整好室温、湿度，通风。

2. 注意观察患儿一般情况包括精神、反应、面色、哭声、食欲、大小便和皮肤颜色等。

3. 正确喂养患儿病情恢复后可按正常婴儿喂养，即以母乳或人工牛乳制品进行喂养，按需少量多次喂养。提倡母乳喂养，一般 2～3h 喂养 1 次，注意喂养时的消毒工作，要求每次喂奶前均应洗手，清洁奶头，避免污染。

4．定期随访观察小儿体格发育和智力发育情况，有无两眼凝视、四肢抖动、肌张力改变、腹胀、便血等情况出现，发现问题，及时诊治。

（李雪华　李　健）

第二节　新生儿湿肺的护理

新生儿湿肺是由于肺液清除延迟所致的自限性疾病，一般症状在 2～5d 消失。

一、临床表现

新生儿湿肺多发生于剖宫产的足月或晚期早产儿，尤其是选择性剖宫产的晚期早产儿，表现为低 Apgar 评分、肺动脉高压、左心室功能低下。患儿通常在出生后 2～6h 出现症状，表现为轻度呼吸窘迫、气促、呻吟、鼻翼扇动，也可伴皮肤潮红或发绀。一般在 2～5d 消失。

二、治疗原则

一般无须过度治疗，应提供适当氧气以维持动脉血氧分压 70～80mmHg，并且给予新生儿日常护理。可酌情给予利尿药治疗。当肺内液体代谢排除后，X 线胸片异常和临床表现也在 72h 内消失。监测患儿血气分析结果，如产生酸中毒应及时给予纠正。

三、护理问题

1．气体交换受限　与肺内液体多有关。

2．营养失调且低于机体需要量　与摄入量不足有关。

3. 有感染的危险 与免疫力低下有关。

4. 知识缺乏 与其家长不了解相关知识和预后有关。

四、护理措施

1. 呼吸困难的护理 新生儿湿肺患儿肺内液体多，气体交换受阻，可采用面罩或鼻导管给予低流量氧气吸入，以缓解呼吸困难，病情严重者需要使用CPAP或有创呼吸机进行治疗。在给氧前吸净新生儿口腔内的分泌物，保证呼吸道通畅，给氧时氧浓度一般不超过40%，使用CPAP或有创机械通气者也需要根据SpO_2的检测结果及血气分析结果及时调整参数，在治疗过程中应密切观察其呼吸的频率、节律、深浅度及缺氧状态是否改善。

2. 预防肺部感染 新生儿抵抗力低，双肺功能差，有合并肺部感染的风险。应加强护理，加强手卫生，防止医源性感染、防止误吸引起新生儿肺炎。

3. 保证营养和热量的摄入 如果患儿由于呼吸困难造成拒奶，热量摄入不足，需考虑给予肠外营养，保证液体量和热量的摄入，使患儿获得足够的营养素。待患儿病情恢复期时可逐渐增加肠内营养量，逐渐过渡至经口全量肠内喂养。

4. 体温护理 新生儿体温中枢发育不完善，对环境温度适应能力差，护理时注意保暖，严格检测体温变化，每4小时测体温1次，发现体温不升或偏低时，应及时保暖复温，室温保持在24～26℃，晨晚间护理时室温应增高至27～28℃。适宜的环境温度，可降低机体耗氧，减少散热量又能保持体温在正常范围内。

5. 做好出院前卫生宣教 指导患儿家长在患儿出院后，应保持室温24～26℃和湿度适宜；喂养时要注意避免空气吸入，喂养后应避免呕吐物误吸；发现问题及时咨询或去医院检查。

（李　健　周丽娟）

第三节　新生儿吸入综合征的护理

吸入综合征是新生儿因吸入胎粪、羊水或血性羊水、奶汁等引起气道阻塞、呼吸困难、窒息等一系列症状，多见于足月儿和过期产儿。可以发生于产前、产时或产后，病史中往往有胎儿窘迫、产程延长、胎盘功能不全等。吸入综合征中，胎粪吸入较为常见，约 13%的分娩中发生羊水胎粪污染，但仅有 4%的婴儿发展成为胎粪吸入综合征（meconium aspiration syndrome，MAS），然而发生 MAS 的新生儿约有 50%发展成为呼吸衰竭。

一、临床表现

一般患儿出生后即出现呼吸急促（＞60/min）、发绀、鼻翼扇动和吸气性三凹征等呼吸窘迫表现，少数患儿也可出现呼气性呻吟。如突发呼吸窘迫加重和呼吸音明显减弱，可考虑气胸。患儿皮肤、脐带和指（趾）甲床留有胎粪痕迹。口、鼻腔吸引物中含有胎粪。

二、治疗

1．清理呼吸道中胎粪，氧疗，纠正酸中毒，维持正常循环，应用肺表面活性物质。

2．抗生素：对有继发细菌感染者，根据血、气管内吸引物细菌培养及药敏试验结果应用抗生素。

3．其他：注意保温，镇静，满足热量需要，维持血糖和血钙正常等。

三、护理问题

1．气体交换受限　与污染羊水和黏液有关。

2. 有感染的危险 与免疫力低下有关。

3. 家长恐惧 与患儿病情危重有关。

四、患儿的护理及管理

1. 清理呼吸道 患儿入院后必须首先彻底清理呼吸道。先吸尽口鼻腔的污染羊水和黏液，然后经口气管插管，吸出气管内的污染羊水。如果尚未清理干净呼吸道，尽量不给予气管加压通气，因为胎粪吸入后先停留在大气管，如果先给予正压通气，胎粪会进入小气管，引起气道阻塞及肺内化学性炎症。

2. 应用肺表面活性物质的护理 用药前将肺表面活性物质混悬剂置于暖箱内加温5min，用注射器吸取药液，通过气管导管内细硅胶管给药，然后气囊加压通气2min，再继续机械通气，一般6h内不做气管内吸引。

3. 一氧化氮吸入护理 大剂量吸入一氧化氮对肺有直接损伤作用，故吸入时应持续监测一氧化氮浓度。由于一氧化氮吸入半衰期仅数秒钟，故应持续吸入，特别是使用早期，一氧化氮浓度及呼吸机条件均较高，患儿不宜脱机吸痰，尽可能采用密闭式吸痰，以减少患儿脱机时间，且应注意尽量缩短气管内吸痰时间。

4. 机械通气过程的气管护理 吸痰时两人同时进行操作配合，注意各管道连接，防止出现导管脱管、移位、打折、堵塞等现象。翻身时动作轻柔，保持头、颈和肩在一条直线上活动，使气管通畅。吸痰前先叩背2～5min，叩背时用软面罩叩击，叩背同时一手固定患儿头颈部，以减少头部晃动，对于早产儿尽量避免叩背，防止颅内出血等发生。吸痰可采用密闭式吸痰法以有效地稳定患儿的血氧饱和度改善缺氧状态，增加患儿对吸痰的耐受性，吸痰时按照由浅至深、先口后鼻的原则。吸痰前后可依据患儿血氧饱和度情况适当提高氧浓度10%～15%，吸入 1～2min，观察患儿面色及 SaO_2 情况。

5. 病情观察 使用多功能心电监护仪，监测患儿心率、呼吸、血压、SaO_2 变化。密切观察患儿呼吸频率、节律、深浅度及胸廓起伏状态。自主呼吸与呼吸机是否同步。MAS 合并重症肺动脉高压患儿由于严重缺氧、酸中毒和正压通气等综合因素使心肌功能受损，易发生低血压甚至休克。因此，除每小时监测生命体征外，需密切观察足背动脉搏动、四肢末梢灌注、尿量等循环系统症状。注意保暖，将患儿放置辐射床上，使体温稳定于 36.3～37.2℃，防止体温波动过大，加重心血管功能紊乱。

（李 健 周丽娟）

第四节 新生儿肺出血的护理

新生儿肺出血是指气管内有血性液体，伴随呼吸系统失代偿，可以是肺泡出血、间质出血或者两者同时存在，是多种新生儿疾病的一种严重症状，常提示患儿病危。早产、窒息、低体重、低体温、硬肿、感染是新生儿肺出血的高危因素。

一、临床表现

在原发病十分危重的基础上，患儿突然出现烦躁不安，呼吸困难，呼吸不规则或暂停，发绀迅速加重，血氧饱和度急剧下降，双肺迅速出现细湿啰音或湿啰音明显增多，随之口鼻流出或涌出泡沫样血性液体。

二、治疗原则

1. 维持血压及心功能，纠正低氧血症及代谢性酸中毒。

2. 限液：尤其发生 PDA 时，60～80ml/kg。

3．利尿：1～1.5ml/kg。

4．纠正贫血：输浓缩红细胞或全血。

5. IPPV：参数设定 PIP 30cmH_2O，PEEP 6～7cmH_2O，f 50～60/min，IT 0.4～0.5s，辅用镇静药。

6．表面活性物质：患者稳定后，可用一剂表面活性物质。

7．关闭动脉导管。

8．DIC 的治疗：输新鲜冷冻血浆。

9．营养支持。

10．抗炎：感染导致肺出血，根据血培养结果给予相应抗生素治疗。

三、护理问题

1．气体交换障碍　与肺出血影响肺泡气体交换有关。

2．体温不升　与原发病和循环障碍有关。

3．知识缺乏　与家长不了解相关知识和预后有关。

四、护理措施

1．做好应急准备　对重症患儿要勤巡视、细观察，做好应急准备，尽早发现，尽早采取措施，赢得治疗时机。一旦确诊肺出血，立即行气管插管接呼吸机正压通气，有效清除气道内的含血痰液。

2．控制出入量　依据患儿日龄准确计算患儿日需补液量，使用输液泵控制输液速度，24h 匀速输入，观察呼吸、心率及尿量情况，防止输液过快引起心力衰竭，肺水肿，从而诱发肺出血。

3．机械通气护理　检查气管插管的位置是否正确，固定是否牢固，避免发生脱管或插管位置过深；保持气道湿化，每日更换湿化器中的蒸馏水，保持水温 33～

35℃，及时清除呼吸机管道内积水，并每日更换消毒。机械通气同时应留置胃管，观察胃内容物情况，及时排出胃内气体。

4. 吸痰护理 当出血量较大时应尽可能不从插管内吸痰以免加重出血。肺出血上机后不主张常规翻身、拍背、吸痰，应保持患儿安静，无堵管时，应尽量延长吸痰间隔，以免频频吸引和扰动，不利于止血和吸收。吸痰后如患儿气管内有血性分泌物应使用 1:10 000 肾上腺素或立止血气管内滴入，并以简易呼吸器加压给氧 30s，若出血未停止，可重复使用。

5. 其他 当病情稳定后，气管内无血性液体吸出，X 线胸片显示好转，呼吸机可下调参数。使用呼吸机机械通气过程中要密切观察患儿胸廓起伏程度、呼吸频率及患儿自主呼吸是否与呼吸机同步，发现问题及时报告医师给予处理。

（李雪华 周丽娟）

第五节 新生儿呼气末无创正压通气的护理

呼气末无创正压通气（CPAP）是在自主呼吸条件下，提供一定的压力水平使整个呼吸周期内气道均保持正压的通气方式。

一、CPAP 的应用

1. 连接方式

（1）鼻塞式 CPAP（NCPAP）：最常用，鼻导管有直式和弯式。优点容易安装，避免了气管内置管的并发症，方便护理和治疗。

（2）鼻咽导管 CPAP：分单侧鼻咽 CPAP 装置和双侧 CPAP 装置，长度是悬雍垂的后方可见到导管的顶端。优点是减少了患儿鼻咽部的解剖无效腔，易固定使用安全。双侧比单侧要好。

2．使用方法

（1）连接 CPAP：安装、连接、接通气源、加温湿化。

（2）预调参数

①压力：一般初调 CPAP 压力 0.39～0.59kPa（4～6mmH_2O），最高不超过 1.18kPa（12mmH_2O）。

②流量：一般大于通气量的 3 倍。一般供气流量为 5～7L/min。

③FiO_2：21%～100%可调。

（3）撤离 CPAP：当 CPAP 为 0.196～0.294kPa（2～3cmH_2O）时，病情及血气保持稳定 1h 以上，可撤离 CPAP 而改用其他的氧疗方式，并将氧浓度调高 0.05～0.10，以维持正常功能残气量和防止血氧分压降低。根据患儿病情及血气情况，缓慢降低氧浓度直至呼吸空气后停止氧疗。

二、护理评估

1．评估患儿病情、生命体征、呼吸道通畅程度、血氧饱和度。

2．评估操作环境、设备仪器准备及运行情况。

3．评估呼吸机参数。

4．评估并发症

（1）气压伤：气压伤包括气胸、纵隔气胸、间质性肺水肿。当患儿接受 CPAP 治疗时压力过高，可导致肺的静态顺应性下降。由于 CPAP 压力过高，肺泡过度膨胀，可导致肺泡破裂，使气体进入血管周围间隙、纵隔、胸腔、心包腔或皮下等部位，发生气压伤。

（2）腹胀：由于大量气体吞入而引起腹胀，严重者可阻碍膈肌运动而影响呼吸。

（3）鼻黏膜损伤：过紧压迫局部，引起鼻黏膜、鼻中隔组织缺血坏死。

（4）对心血管功能的影响：CPAP 过高，胸腔内压力也随之增加，使血流淤积在肺毛细血管床中，肺过度膨胀，肺血管阻力增加，引起心排血量减少，血流通过卵圆孔发生右向左分流。

（5）对肾功能影响：CPAP 过高时，可导致心排血量减少，循环血液发生重新分配，使肾血流减少，对肾造成影响。

三、护理措施

1. 呼吸道管理

（1）保证 CPAP 的压力：有效的压力是治疗成功的关键，如管道连接不紧密、扭曲、折叠、漏气或有分泌物堵塞等，会造成压力不稳定，导致气压伤或治疗无效，因此要确保管道的密闭性和通畅性。患儿哭闹时，CPAP 的压力会经口降低，同时肺容积也减小，因此要保持患儿安静，必要时可给予安慰奶嘴或遵医嘱给予镇静药。

（2）保持呼吸道通畅：清理呼吸道分泌物对于无创通气的患儿尤为重要，尤其在湿化不够的情况下。依据患儿病情需要，进行口咽部、鼻腔吸痰。气管吸引可导致心肺功能紊乱、低氧血症、心率过缓和高血压等，因此护理人员应该注意掌握气管吸引的技巧。

2. 并发症预防及处理

（1）鼻部皮肤损伤：调整好患儿体位，连接好无创通气装置，安置妥帖鼻塞与患儿鼻部的连接部位，过松可造成机器漏气，无法达到治疗压力；压迫过紧，又有引起鼻黏膜、鼻中隔组织缺血坏死的可能。为避免医源性压伤发生，应每 4 小时松动鼻塞并检查鼻中隔皮肤情况一次，必要时鼻塞和鼻罩交替使用；也可应用水胶体敷料或薄泡沫敷料剪成相应的形状（如猪鼻贴、兔耳贴）

贴于患儿鼻部，以减缓压力，预防器械性压疮发生。

（2）腹胀：为防止空气进入胃内引起腹胀，使膈肌上升而影响呼吸，可通过插入的胃管进行胃肠减压。

（3）气胸的观察：随时观察患儿胸廓起伏情况，当发现一侧胸廓异常饱满时应及时通知医师。

3. 病情观察

（1）注意观察患儿的皮肤黏膜颜色：患儿嘴唇和口腔黏膜红润说明具有良好的氧合和组织循环灌注；发绀说明组织氧合差。

（2）呼吸急促和胸廓凹陷的婴儿通常肺顺应性下降。患者呼吸深度增加，呼吸频率正常或降低可能提示气道阻力增加。

（3）拔管后胸廓逐渐凹陷，吸气性喘鸣，可能提示有上呼吸道阻塞。

（4）护士可以通过听诊判断气道阻力情况和呼吸道分泌物情况，正确评估患儿的症状和体征，发现异常情况立即向医师汇报，及时处理。

4. 心电监护　正确设置心电监护报警范围，密切观察病情变化，床边备好急救物品（球囊加压面罩、气管插管、氧气湿化装置等）如有异常，及时进行抢救。

5. 预防感染　做好CPAP呼吸回路管道和接头的消毒，医务人员接触患儿前后要洗手，保持室内空气新鲜，做好物体表面消毒和空气消毒。

6. 一般护理　患病的新生儿肺血管往往不稳定很容易受缺氧的影响，而导致肺血管收缩。大声喧哗、护理操作（如静脉穿刺等各项刺激）可能会进一步诱发肺血管的收缩。因此，要为患儿营造良好的环境，护理操作应轻柔、集中，减少声、光刺激，实施鸟巢式护理，增加患儿舒适度和安全感，保持患儿安静。

（李雪华）

第六节 小儿机械通气的护理

机械通气是在呼吸机的帮助下，维持气道通畅、改善通气和氧合、防止机体缺氧和二氧化碳蓄积，使机体有可能度过基础疾病所致的呼吸功能衰竭，为治疗基础疾病创造条件。机械通气是利用机械装置来代替、控制或改变自主呼吸运动的一种通气方式。

一、机械通气方式

机械通气方式可分为控制机械通气（control mode ventilation，CMV）和辅助机械通气（assisted mode ventilation，AMV）。CMV 适用于无自主呼吸或自主呼吸微弱的严重呼吸衰竭患儿，常在患儿病情不稳定和机械通气之初使用。呼吸机有预先设定的频率、潮气量（或压力），提供全部所需的呼吸功和分钟通气量，呼吸机不干预患儿呼吸，完全由医师预先设定的呼吸机参数给患儿通气。AMV 适用于有自主呼吸或准备脱机前患儿使用，指患儿主要通过自主呼吸带动呼吸机通气，从而减轻呼吸做功，呼吸参数由患儿和呼吸机共同决定。AMV 与 CMV 的区别在于由患儿自主吸气触发呼吸机供给患儿机械通气。

二、护理评估

1. 评估患儿病情、生命体征、呼吸道通畅程度、血氧饱和度。

2. 评估操作环境、设备仪器准备及运行情况。

3. 评估呼吸机参数。

三、护理措施

1. 病情观察

（1）动脉血气分析：机械通气患儿的血气分析结果

是评价通气参数和病情的重要指标，对于需要反复进行动脉血气采集的患儿可给予留置动脉导管，减轻患儿采血的痛苦。但留置动脉导管时应注意防止血液凝集，防止由于凝血造成的血液分析结果差异，同时观察局部是否有感染倾向，如有血管炎性改变或皮肤周围红肿应及时给予拔出留置导管，必要时可行导管尖端细菌培养。

（2）胸部 X 线摄片：及时进行胸部 X 线摄片检查，以明确诊断，有利于进一步治疗。

（3）感染的观察：新生儿出生后应密切监测有无感染发生，血培养、胃内吸出物镜检和培养、血常规均有助于发现感染。新生儿感染常导致败血症，甚至危及患儿生命，故一旦发现感染迹象要及时给予治疗。

（4）生命体征和临床表现：严密观察患儿的面色、皮肤颜色、胸廓运动等临床表现；同时给予 24h 持续心电监护，每小时记录患儿心率、呼吸、血压及 SpO_2 值。监测患儿体温变化，每 4～6 小时测量 1 次。

（5）24h 出入量：精确计算患儿 24h 出入量，每天测量体重，特别是心力衰竭、水肿及病情极为严重的患儿尤为重要。经过机械通气治疗，患儿低氧血症和高碳酸血症得到纠正，心、肾功能改善，尿量会逐渐增加。如患儿尿量减少或出现少尿/无尿时，应注意是否存在液体量不足、低血压或肾衰竭等情况；当患儿尿量过多时，应注意监测电解质情况，防止发生水、电解质紊乱。

（6）机械通气效果：密切观察呼吸频率、潮气量、分钟通气量等变化，尽量以最低的压力、最低的吸入氧浓度，维持血气分析于正常范围内。医护人员应熟悉呼吸机参数的调节，并做好记录。

2. 气管湿化与吸痰护理

（1）正确判断气管湿化程度：①湿化满意，分泌物稀薄，顺利通过吸痰管，气管导管内没有结痂，患儿安静，呼吸道通畅；②湿化不足，分泌物黏稠，存在结痂或吸引困难，患儿可突然出现呼吸困难，缺氧加重；③湿化过度，分泌物过于稀薄，需要不断频繁地吸引，肺部听诊可闻及较多的痰鸣音，患儿可有烦躁不安。

（2）气道湿化：湿化器内加入无菌蒸馏水，液体水位不足时要及时添加；注意湿化器温度变化给予及时调整；及时清除掉管路中的冷凝水。雾化湿化是在吸气管路中连接雾化器，利用气流撞击后产生的微小颗粒并送入患儿气管，可以在雾化器内添加一定药物。

（3）正确判断吸痰时机：按需吸痰，及时有效评估患儿是否有吸痰的必要。①如果患儿存在突然缺氧症状、呼吸急促、躁动不安时，需要考虑是否为痰液堵塞气管所致。②患儿体位变化前后及时给予吸痰护理，以防止大气管内痰液因体位改变而向对侧气管涌入，造成呼吸道阻塞。③在气管湿化后要及时给予吸痰，否则会因痰液被稀释后膨胀阻塞呼吸道。④防止过多频繁吸痰，过于频繁的刺激呼吸道黏膜易引起呼吸道充血、水肿和分泌物增多。

（4）选择合适的吸痰管及方式：根据气管插管的型号选择适当的吸痰管，吸痰管的外径一般是气管插管内径的 1/2～2/3 比较合适，当痰液过于黏稠不易于吸引时可调大吸痰管型号，切不可随意增大吸引负压。密闭式吸痰方式较开放式吸痰方式更有利于减少呼吸机相关感染概率，因为密闭式吸痰管具有移动部件少，只有吸引控制阀与负压吸引相连的优势，故可有效避免水蒸气分子直接污染。

（5）正确的吸痰方式：①吸痰要遵循严格的无菌操作，如吸痰前患儿血氧饱和度过低，可先给予高浓度氧气 1～2min，或用复苏囊加压给氧，待血氧饱和度升至95%以上时方可给予吸引。②新生儿气管吸痰负压不宜过大，吸引负压为 60～80mmHg，吸痰动作要轻柔，吸引时间一般＜10s，以免损伤气管黏膜。③先吸出气管内导管痰液，再吸引口鼻咽部的痰液。④在吸痰过程中，如患儿出现低氧血症，应暂停吸痰，并立即给予复苏囊加压给氧纠正缺氧，待患儿病情平稳后再给予吸引。

3. 保持环境清洁　室内空气消毒可采用自然通风、紫外线灯照射或循环风紫外线空气消毒器消毒，同时病房内应尽量减少闲杂人员的活动，限制探访家属人数，以保证室内空气清新，有条件的单位可以使用层流病房或使用空气净化设备。

地面、门窗、桌椅、台面、床单位及患儿使用中的仪器设备等每天消毒。患儿用的被服及用物做到一用一消毒，换下的被服直接入袋内移至室外送洗，切忌抖动，避免二次污染。

4. 变换体位及翻身叩背　机械通气患儿易发生痰液堆积，一般每 2～4 小时给予翻身叩背 1 次，叩背时应在气道湿化后以自下而上、由肺部边缘向肺门方向的方法反复进行。但对于体重在 1000g 以下，心力衰竭、颅内出血、RDS 早期并发炎症和无痰者不宜叩背。在改变体位时注意不要牵拉到呼吸机管道，以免气管插管移位或脱落。

5. 口腔护理　可用无菌棉签蘸生理盐水轻轻擦拭内颊部、上颚、牙龈、舌上下等，对气管插管患儿可采用 1%碳酸氢钠漱口水进行擦拭，每 4 小时 1 次，以保证口腔卫生，防止感染。

6. 注意喂养及患儿营养状况　根据患儿临床实际情况，选用合适的营养方式。对于机械通气的患儿可常规置胃管，有利于排出胃内气体，避免腹胀影响膈肌运动，同时也利于观察有无上消化道出血，并可经胃管可注入药物和流质饮食，以保证患儿治疗和足够营养供给。

7. 撤机前后的观察与护理

（1）撤机前的观察与护理：撤机前应用皮质激素可降低撤机后上呼吸道水肿的发生率及再插管率，并做好患儿一般情况的评价。

（2）撤机的观察与护理：撤机前吸出胃内容物，充分吸出口、鼻咽部分泌物，处于吸气状态时负压将管拔出，拔管后再次清洁口鼻咽部分泌物，听诊两肺呼吸音。保持呼吸道通畅，加强口腔护理，定时雾化、叩背、吸痰、翻身，防止肺不张和肺部感染。撤机后24h内严密监护生命体征的变化，做好再次上机的准备。

（张英慧　李　健）

第七节　新生儿气胸的护理

新生儿气胸是指任何原因引起的肺泡过度充气，肺泡腔压力增高或肺泡腔与间质间产生压力阶差及邻近组织压迫，导致肺泡壁破裂而产生。此病是新生儿急危重症之一，其发病急，进展快，常表现为突发的呼吸困难，面色发绀，若处理不及时可危及生命。

一、临床表现

气胸发生时，新生儿原有的呼吸系统疾病常突然恶化，如突然呼吸加快伴呻吟、面色苍白或发绀。单侧气胸时心尖向对侧移动，听诊患侧呼吸音降低，部分患儿患侧胸廓隆起或因横膈降低而使腹部饱满。由于大静脉的受压而出现心排血量的降低，患儿可出现休克。由于肺泡通气量的降低，萎陷侧的肺血流未经氧合，出现肺内右向左分流，使低氧进一步加重。在早产儿RDS，出生后数天疾病的严重程度已降低、肺顺应性已开始增加，如不及时调整呼吸机参数常容易发生气胸，此时可见氧合已好转的患儿突然出现低氧等临床恶化的表现。此外，当心电监护仪检测到患儿心率突然加快、有创动脉压监测的波形幅度突然变小或胸阻测定的数值突然下降时，也考虑有气胸的发生。

二、治疗原则

1. 非手术治疗　无症状气胸和自主呼吸状态下轻度有症状气胸可临床密切观察而不需要特殊治疗。如无明显的呼吸窘迫和进一步的气体漏出，漏出气体常在24～48h吸收。

2. 其他　胸腔穿刺抽气，胸腔引流管的放置，呼吸机治疗的调整。

三、护理问题

1. 气体交换受损　与疼痛、胸廓过度受限、肺部炎症有关。

2. 心排血量减少　与气胸压迫心脏有关。

3. 疼痛　与组织损伤、胸腔闭式引流插管有关。

4. 营养失调及低于机体需要量　与摄入困难、消耗增加有关。

5. 潜在并发征　脓胸、血气胸、肺部感染、心力衰竭等。

四、护理措施

1. 密切观察评估病情

（1）重点观察患儿面色、生命体征及意识情况，观察患儿是否有哭闹、烦躁不安等现象发生。

（2）对烦躁不安、发绀加重的患儿，应及时调整氧气浓度，若经处理后未见症状明显缓解的，通知医师做进一步处理。

（3）监测患儿心肺功能，密切观察患儿呼吸运动情况和呼吸音的变化，若出现呼吸运动减弱或者呼吸音消失，可判断为患儿气胸加重，应做好抢救准备。

2. 非手术治疗的护理

（1）保持安静，抬高患儿床头 15°～30°。

（2）维持基础代谢，给予心电监护、血氧饱和度监测，动态监测血气指标。

（3）给予氧气吸入，遵医嘱调节氧流量和浓度，进行血氧饱和度监测，注意新生儿的血氧饱和度情况。

（4）给予合理喂养，对于吸吮能力或者吞咽能力较差的患儿给予鼻饲喂养，保证患儿的能量摄入。

（5）做好基础护理，及时更换潮湿和污染的衣服被褥。

3. 胸腔穿刺减压的护理　胸腔穿刺减压包括胸腔穿刺排气和胸腔闭式引流两种方法，适用于气胸压迫严重，病情危急，临床呼吸窘迫症状急剧恶化或血流动力学改变时，可经或不经 X 线诊断进行胸腔穿刺排气，如有气体持续排出或张力性气胸患儿，应给予胸腔闭式引流。

（1）做好行胸腔穿刺抽气减压术的准备，患儿取头高足低仰卧位。

（2）术中严密观察病情变化，重点观察呼吸、心率、血压、血氧饱和度以及引流是否有效。

（3）术后常规拍床边 X 线胸片，确定引流管在胸腔内的位置是否正确，密切观察引流后肺复张效果。

（4）记录引流管的内置长度并做好明显标记，固定牢固。水封瓶置低于穿刺部位 60cm，引流管插入液面下 2cm。

（5）每天观察穿刺部位的敷料是否妥帖，引流管有无滑脱，水封瓶内水柱波动情况，并记录引流液的量、颜色、性状。测量患儿胸围并详细记录，便于动态观察引流效果。

（6）正确拔管，当气体停止溢出 24h 后，遵医嘱给予夹管观察 24～48h，X 线检查胸膜腔内气体引流是否彻底，肺复张良好，可拔管。拔管后用敷贴覆盖皮肤针眼。

4. 疼痛的评估与护理

（1）疼痛的评估：运用新生儿疼痛量表给予评估，量表包括 3 项行为指标（面部动作包括皱眉、挤眼、鼻唇沟加深）、2 项生理指标（心率和血氧饱和度）和 2 项情境指标（胎龄和行为状态）。每项条目 0～3 分，<28 周早产儿总分 21 分，足月儿总分 18 分。先记录胎龄得分，在疼痛刺激前观察婴儿 15s 记录行为状态得分、心率、血氧饱和度数值；疼痛刺激后即刻观察患儿 30s。记录期间生理和面部表情改变，评分并立即记录。<6 分为轻微或没有疼痛；6～12 分为轻到中度疼痛；>12 分为中度到重度疼痛。每 4 小时再评估 1 次。

（2）疼痛的护理

轻-中度疼痛：可给予安慰奶嘴、口服糖水、包裹等措施。

中-重度疼痛：及时报告医师，遵医嘱使用药物镇痛。

5. 高频机械通气的护理　气胸患儿往往合并呼吸衰竭，或在机械通气过程中并发气胸，故应在积极处理气胸的同时，保证患儿足够的氧合，可应用机械通气，调节较高氧浓度和频率、较短的吸气时间和较低的 PIP 和 PEEP 维持血气的正常范围。HFOV 是一种以低通气压力和潮气量，高通气频率来维持气体交换的通气方式，是治疗气胸患儿的首选通气模式。

（1）体位：将患儿头偏向一侧，使患儿头部位置高于呼吸机管道位置。

（2）气道加温湿化：湿化灌内加入适量的无菌用水，保证吸入气体温度 36.5～37.5℃；每小时检查湿化器的水位，保持在允许最高水位之下，及时倾倒呼吸机管道冷凝水。

（3）吸痰的护理：不进行常规吸痰，当出现痰液堵塞时，进行气道清理。吸痰管粗细小于气管导管内径的2/3 为宜，避免窒息；正确调节负压，最大负压不超过5kPa，避免肺复张过程中过大的负压吸引，促使肺微血管内液体外渗，造成肺水肿；每次气管内吸痰时间<10s，吸引次数不超过 2 次，两次吸痰间应使用呼吸气囊加压给氧，压力小于 40mmHg。

（4）准确记录呼吸机参数，尤其注意监测呼出潮气量（VE）、平均气道压（MAP）、压力振幅（AP）数据，在使用中频率基本保持不变，调节 AP 和 MAP 使 SpO_2 在 90%～95%。

（5）监测生命体征及病情变化，持续监测心率、呼吸、血压、脉搏，定期监测血气变化，避免人机对抗，必要时遵医嘱使用镇静药。

6. 健康教育

（1）气胸多为继发，应积极治疗原发性疾病，在人工通气 CPAP 时，应注意预防本病的发生。

（2）当出现肺部疾病或者其他呼吸道疾病的时候，应积极控制感染，积极进行治疗。

（3）加强与患儿家长的沟通，消除其焦虑情绪。耐心向家长解释新生儿气胸的有关知识及患儿病情进展情况。使其家长更好地配合治疗与护理。

（张英慧　李　健）

第八节　小儿肺炎的护理

肺炎是由不同病原体或其他因素（吸入或变态反应等）所致的肺部炎症，属于儿科的常见疾病，临床以发热、咳嗽、气急、鼻翼扇动、呼吸困难和三凹征、肺部细湿啰音为主要表现。

一、临床表现

起病急骤或迟缓。发病前可先有轻度的上呼吸道感染数日。主要临床表现为发热、咳嗽、气促、肺部固定中细湿啰音。

1. 症状

（1）发热：多为不规则热，亦可为弛张热或稽留热。早期体温多在38～39℃，亦可高达40℃左右。新生儿、重度营养不良患儿大多起病迟缓或体温不升，甚至体温低于正常。

（2）咳嗽：早期明显，较频繁，常为刺激性干咳，极期咳嗽反而减轻，恢复期痰多。

（3）气促：多在发热、咳嗽后出现，呼吸可达40～80/min。

（4）其他全身症状：精神不振、食欲缺乏、烦躁不安、轻度腹泻或呕吐等。

2. 体征

（1）呼吸增快，严重者有呼吸困难、呼吸时呻吟声、鼻翼扇动、三凹征、口周或甲床发绀。

（2）肺部检查：啰音早期不明显，可有呼吸音粗糙、减低，后可闻及固定的中细湿啰音，深吸气末更为明显。

二、治疗原则

1. 供养及加强呼吸管理，雾化吸入、定期翻身叩背，及时吸净口鼻分泌物，保持呼吸道通畅。

2. 胸部物理治疗，包括体位引流，胸部叩击/振动。

3. 抗病原体治疗，供给足够的营养及液体，对症治疗。

三、护理问题

1. 清理呼吸道无效　与呼吸急促、不能咳出分泌物有关。

2. 气体交换受损　与肺部炎症有关。

3. 体温调节无效　与感染后机体免疫反应有关。

4. 营养失调及低于机体需要量　与摄入困难、消耗增加有关。

5. 知识缺乏　与父母缺乏相关知识有关。

6. 潜在并发征　心力衰竭、肺水肿、脓胸、脓气胸等。

四、护理措施

1. 一般护理措施

（1）保持病室空气新鲜，注意保暖及开窗换气，室温保持于 18～22℃，湿度于 55%～60%。保持病室整洁干净，定期消毒，防止交叉感染。

（2）体温护理

①评估患儿发热的时间、热型、发热程度及诱因、伴随症状、意识状态、生命体征的变化。

②卧床，减少机体消耗；补充水分，防止脱水。

③高热患儿给予物理降温或遵医嘱药物降温，以防高热惊厥。

④降温过程中，如患儿大量出汗，要及时擦干皮肤并更换衣物，保持皮肤和床单清洁、干燥；注意降温后的反应，避免虚脱；冰袋降温时注意避免冻伤。

⑤发热伴大量出汗者应该记录 24h 液体出入量。

（3）饮食护理：结合患儿口味制定营养食谱，鼓励进食高热量、高维生素、营养丰富的半流食或软食；少量多餐，避免过饱影响呼吸；人工喂养患儿时应防止呛咳引起窒息；重症不能进食者，给予静脉营养，保证液体摄入量。

（4）舒适护理：患儿需卧床休息，尽量减少活动。被褥轻、暖，内衣宽松，以免影响呼吸；勤换尿布，保持皮肤清洁，使患儿舒适。

（5）诊疗护理操作尽量集中进行，减少患儿哭闹，减少机体耗能。

2. 咳嗽、咳痰的护理

（1）评估咳嗽发生时间、诱因、性质、节律、音色、与体位的关系、伴随症状、睡眠，并观察痰液的色、质、量、气味和有无肉眼可见的异常物质。

（2）根据炎症部位及痰液位置采取有效的体位引流，促使肺部分泌物从小气道向大气道引流。肺下叶分泌物采取俯卧位，床头放低 30°；肺上叶分泌物可采取侧卧位引流。并配合正确的叩击方法，即手掌呈杯状，有节奏地由外向内，自下而上，进行胸背部有效叩击。叩击速度为 100～120/min，每次时间不超过 10min。叩击不宜过度用力，同时严密观察患儿面色、呼吸和心率。

（3）雾化疗法：宜在饭前进行，严格无菌操作。雾化前告知患儿家长雾化的目的、效果及注意事项，以取得配合。

①患儿取半坐卧位、坐位或侧卧位，保持呼吸道通畅，指导患儿正确的呼吸方式。

②雾化过程中面罩紧贴患儿面部，罩住口鼻，遮挡眼部，避免雾化液进入眼部导致不适。

③雾化杯保持垂直，并密切观察患儿面色、呼吸及心率，如发现患儿气喘、咳嗽、烦躁不安，应暂停雾化治疗。

④雾化后协助患儿洗脸、漱口，不可涂抹油脂润肤露。配合翻身、叩背，促进痰液排出，并备好吸痰器。

⑤雾化面罩及管道常规清洗消毒，避免交叉感染。

⑥根据患儿实际情况选择合理的氧疗。窒息危险的

患儿，做好抢救准备。

3. 纤维支气管镜的护理 针对小儿肺炎经积极正规治疗效果欠佳的儿童，可直接在镜下观察气管、支气管形态，对病因做出初步诊断；还可对肺泡进行灌洗液灌洗，培养查找致病菌；同时可清理呼吸道分泌物，促进肺部炎症的消退。

（1）术前准备：术前禁食、水 4～6h，了解患儿有无麻醉禁忌，做好药物过敏试验；向患儿及其家长介绍纤维支气管镜检查过程及相关事项，取得配合，并签署知情同意书。备好 X 线胸片、CT 片、病历，查阅常规检查结果是否正常，备好器械、监护仪、药品。为患儿建立静脉通道，遵医嘱给予镇静药物。

（2）术中护理：患儿取仰卧位，适当束缚；保持呼吸道通畅，及时清除气道分泌物；对于年长儿做好心理护理，指导患儿深呼吸。术中密切观察患儿生命体征、面色、意识、血氧饱和度变化；备好急救药品。

（3）术后护理：术后给予心电、血氧饱和度监测，氧气吸入，雾化治疗。禁食、水 3h，3h 后第一次少量喂水无呛咳可正常饮食。密切观察病情及患儿呼吸、面色、体温、脉搏的变化及有无出血情况，并警惕喉头水肿并发症的发生。

4. 并发症的护理

（1）心力衰竭

①临床表现：患儿出现烦躁不安，面色苍白，气喘加剧，呼吸＞60/min，心率 160～180/min 或严重时可＜120/min，肝短时间内急剧增大。

②体位：抬高上身 10°～30°，以减少回心血量，同时给予氧气吸入，减慢输液速度，报告医师。

③遵医嘱用药：遵医嘱给予强心、利尿药物，增强心肌收缩力，减慢心率，增加心搏出量，减少体内水钠

潴留，从而减轻心脏负担。

④心电监护：给予心电监护，必要时予以镇静处理，镇静后注意观察患儿呼吸情况，防止呼吸抑制；各种操作应集中进行，以减少对患儿的医源性刺激。

⑤如患儿出现咳粉红色泡沫样痰提示肺水肿表现，应立即给予 20%～30%乙醇湿化氧气吸入，每次吸入时间不超过 20min。

（2）脓胸或脓气胸：患儿出现剧烈咳嗽、呼吸困难，胸痛、面色发绀、呼吸运动受限时，提示可能并发脓胸或脓气胸，及时报告医师并配合进行胸腔穿刺或胸腔闭式引流。

5．心理护理　据患儿年龄找出阶段特点与患儿沟通，小婴儿可以采取抚摸式或怀抱式增加交流。安抚家属和患儿情绪，每项操作前做好解释工作，及时消除家属各种顾虑以便积极配合医疗护理工作。

五、健康教育

1．小儿的居室应宽敞、整洁、明亮。室内应采取湿式清扫，经常开窗通风，保持室内的空气新鲜，温、湿度适宜。

2．指导家长合理喂养，及时添加辅食，加强营养，保证摄入足量的蛋白质及维生素，保持营养均衡。

3．指导小儿适时进行户外活动，多晒太阳，加强体格锻炼，增强体质，尤其加强呼吸运动的锻炼，以提高呼吸系统的抵抗力与适应环境的能力。

4．告知家长在小儿肺炎的高发季节，尽量少带孩子去公共场所。若有流行趋势时，可用食醋熏蒸法将居室空气进行消毒（每立方米用食醋 5～10ml，加水 1～2 倍，加热熏蒸到全部汽化）。

5．在寒冷季节或气候骤变时，应及时增减衣服，既要注意防寒保暖，又要注意避免穿着过多而出汗。

6. 教会家长简单的处理方法，了解常用药物的名称、剂量、用法及不良反应等，使患儿在患病早期可以及时被家长正确识别及处理，及时就诊。努力做到：早发现、早诊断、早治疗、早康复。

（张英慧）

第九节 小儿支气管哮喘的护理

支气管哮喘简称哮喘，是儿童时期最常见的慢性呼吸道疾病。哮喘是由多种细胞（如嗜酸性粒细胞、肥大细胞、T 淋巴细胞、中性粒细胞及气道上皮细胞等）和细胞组分共同参与的气道慢性炎症性疾病，这种慢性炎症导致气道反应性的增加，通常出现广泛多变的可逆性气流受阻，并引起反复发作性的喘息、气促、胸闷或咳嗽等症状，常在夜间和（或）清晨发作或加剧，多数患儿可经治疗缓解或自行缓解。

一、临床表现

1. 反复喘息、咳嗽、气促、胸闷，多与接触变应原、冷空气、物理、化学性刺激、呼吸道感染、运动及过度通气（如大笑和哭闹）等有关，常在夜间和（或）凌晨发作或加剧。

2. 发作时双肺可闻及散在或弥漫性，以呼气相为主的哮鸣音，呼气相延长。

3. 症状和体征经抗哮喘治疗有效或自行缓解。

4. 除外其他疾病所引起的喘息、咳嗽、气促和胸闷。

二、治疗原则

哮喘控制治疗应尽早开始。要坚持长期、持续、规范、个体化治疗原则。

1. 急性发作期　快速缓解症状，如平喘、抗炎治疗。

2. 慢性持续期和临床缓解期　防止症状加重和预防复发，如避免触发因素、抗炎、降低气道高反应性、防止气道重塑，并做好自我管理。强调基于症状控制的哮喘管理模式，避免治疗不足和治疗过度。

三、护理问题

1. 低效性呼吸形态　与支气管痉挛所致通气、换气功能障碍有关。

2. 清理呼吸道无效　与呼吸道分泌物过多、黏稠，咳嗽无力有关。

3. 焦虑　与哮喘反复发作有关。

4. 知识缺乏　与家长缺乏哮喘知识有关。

5. 睡眠型态紊乱　与呼吸困难，环境刺激有关。

四、护理措施

1. 一般护理

（1）病室保持空气清新、流通，温度适宜，室温 20～24℃，湿度 70%～80%。室内地面及用具采用湿式清洁方式，避免使用刺激性消毒剂，尽量避免室内存在有可能诱发哮喘发作的物质，如花草、棉絮、羽毛等。

（2）体位护理：患儿取坐位或半卧位，减少体力消耗，睡眠时抬高床头 15～20cm，减少夜间胃食管反流。室内应备齐必需的药物和抢救设施。

（3）饮食护理：结合患儿口味制定营养食谱，鼓励进食富含维生素的水果、蔬菜等清淡、易于消化的食物；少量多餐，避免过饱。避免牛奶、鱼类等易引发过敏的食物，避免过冷过热及刺激性食物。

2. 哮喘急性发作的护理

（1）评估患儿起病诱因、伴随症状、活动情况、心理反应和用药情况及患者神志，面容与表情，口唇、指端皮肤颜色、呼吸的频率、节律、深浅度、卧位、胸部体征等，做好病情观察。

（2）患儿取前倾坐位或半卧位，改善通气，以患儿自觉舒适为原则。

（3）保持呼吸道通畅，及时清除呼吸道分泌物，年长儿鼓励其自行咳嗽排痰，婴幼儿痰液不易咳出可采用辅助排痰法或用吸痰器吸出痰液。

（4）尽快改善患儿的缺氧状态，立即给予持续低流量吸氧，吸入的氧气应温暖、湿润，以免加重气道痉挛。吸氧过程告知家属吸氧的注意事项及用氧安全。给予血氧饱和度监测，密切观察血氧变化，发现异常及时通知医师。

（5）建立静脉通道，保证输液通畅，遵医嘱应用支气管舒张药、抗菌药物、呼吸兴奋药等，观察药物疗效和副作用；同时避免输液速度过快，以减少心脏负荷，避免急性心力衰竭的发生。

（6）安抚患儿情绪，分散其注意力，尽量减轻患儿烦躁、不安与忧虑心情，嘱家属参与护理，帮助患儿树立战胜疾病的信心。

3. 哮喘慢性持续期的护理

（1）协助患儿每日定时测量 PEF，监测病情变化，记录哮喘日记。

①使用风流速仪测量 PEF 的方法：患儿站立位，尽最大可能深吸气，唇齿包住口含器，立即尽可能快而有力地呼出一口气，风流速仪的游标即被吹动，游标最终停止的刻度就是此次风流速值（PEF）。

②每日测量 2 次，早晨起床和 10～12h 后各测量 1

次，并记录在哮喘日记中。

③注意有无哮喘发作先兆，一旦出现应及时使用应急药物以减轻哮喘发作症状，并在哮喘日记中准确记录发生的时间、诱因及症状。

（2）病情缓解后回避过敏原并在医师指导下正确应用药物控制。

①指导患儿家属采取切实可行的预防措施，包括避免接触变应原，防止哮喘发作，保持病情长期控制和稳定。

②指导患儿及其家长正确使用吸入器吸入糖皮质激素：将外壳推至最远打开吸入剂；滑杆推至最远进行上药并使吸口倾斜超过 45°，转动底座至听到响声；口部远离吸口进行呼气，尽量呼出肺内空气；吸药，双唇包紧吸口，用口用力平稳吸气，吸气至不能再吸入为止；移开装置，屏气时间大于 5s；用水反复漱口至少 3 次，吐出漱口水，切勿咽下。

（3）积极治疗并存疾病：如过敏性鼻炎鼻窦炎及胃食管反流等。

（4）医护人员与患儿及其家长建立伙伴关系，建立哮喘患儿档案，定期随访，及时解答疑问，指导患儿及其家长正确地监测病情和使用药物。

4. 雾化吸入治疗护理

（1）评估患儿雾化吸入过程中的呼吸、面色及缺氧症状有无改善，以防稀释后的气道分泌物造成呼吸道的阻塞。

（2）雾化治疗宜在饭前进行，避免患儿哭闹致呕吐引起窒息。患儿取半坐卧位、坐位或侧卧位，保持呼吸道通畅，指导患儿正确的呼吸方式。

（3）严格按无菌操作配制雾化药液。

（4）雾化前告知患儿家属雾化的目的、效果及注意事项，以取得配合。

（5）雾化过程中面罩紧贴患儿面部，罩住口鼻，避免雾化液进入眼部导致不适；雾化杯保持垂直。

（6）雾化后协助患儿洗脸、漱口。配合翻身、叩背，促进痰液排出。雾化面罩及管道常规清洗消毒，避免交叉感染。

五、健康教育

1. 指导家属做好患者的家庭防护，讲解与疾病相关知识，指出患儿不良的生活行为习惯，合理膳食，增强体质，提高自身免疫能力。

2. 向患儿及其家长介绍哮喘急性发作的诱因和预防措施，切实规避过敏物质，从而减少哮喘反复发作。

3. 指导患儿家长正确用药，向患儿家长讲明规范用药的安全性及重要性，使家长明确治疗哮喘所用药物对患儿的生活、学习、生长发育均无影响，并给予患儿安慰和信心，提高药物治疗的依从性。

4. 保持规律的生活和乐观的情绪，做好呼吸功能锻炼，树立战胜疾病的信心。

5. 建立哮喘患儿联盟，定期举行哮喘患儿联谊会。通过科学讲座、哮喘患者经验交流、哮喘知识竞赛、哮喘患者座谈等形式，最大限度调动起哮喘患儿及其家长防治哮喘的积极性，提高哮喘患儿防病治病水平。

（张英慧　李　健）

第 5 章

小儿呼吸系统疾病常用药物

第一节　抗感染药物

一、青霉素类药物

青霉素（苄青霉素）

【用途】用于革兰阳性菌感染，如溶血性链球菌感染，如扁桃体炎、猩红热、丹毒、蜂窝织炎。肺炎链球菌感染，如肺炎、中耳炎、脑膜炎、菌血症。对革兰阴性杆菌不敏感

【用法用量】

肌内注射

小儿：2.5 万 U/（kg · 次），q12h

新生儿（足月产）：5 万 U/（kg · 次），<7d，q12h；>7d，q8h；严重感染，q6h

早产儿：3 万 U/（kg · 次）。第 1 周，q12h；2～4 周，q8h；4 周后，q6h

静脉滴注

小儿：5 万～20 万 U/（kg · d），分 2～4 次给药

新生儿（足月产）：同肌内注射

早产儿：同肌内注射

【副作用】成年人有肾衰竭患者脑脊液中浓度达 10μg/ml 时对中枢神经系统有毒性作用

【配伍禁忌】 氨基糖苷类抗生素，两性霉素 B，氨茶碱，甲氧氯普胺

氨苄西林（氨苄青霉素）

【用途】 广谱抗生素，用于抗 B 族链球菌、单核细胞增多性李斯特菌和敏感的大肠埃希杆菌感染

【用法用量】

肌内注射：50～100 mg/（kg · d），分 4 次给药

静脉滴注：100～200mg/（kg · d），分 2～4 次给药

口服：25～80 mg/（kg · d），分 2～4 次空腹服用

【副作用】 变态反应，如斑丘疹、荨麻疹或发热，超大剂量可导致中枢神经系统兴奋或惊厥发作

（续 表）

【禁忌】 有青霉素类药物过敏史或青霉素皮试阳性患者禁用
苯唑西林（苯唑青霉素，新青霉素Ⅱ号） 【用途】 治疗产青霉素酶的葡萄球菌引起的感染，如败血症、心内膜炎、肺炎、皮肤及软组织感染等 【用法用量】 静脉滴注：25～50mg/（kg · 次），q6～8h，最大 2g/次 【副作用】 伴有血尿，蛋白尿和管型尿的间质性肾炎，抑制骨髓，皮疹、静脉炎 【配伍禁忌】 氨基糖苷类抗生素
阿莫西林（羟氨苄青霉素） 【用途】为半合成广谱抗生素，对革兰阳性球菌及某些革兰阴性杆菌作用强，可用以治疗呼吸道感染，消化系统感染，如幽门螺杆菌感染 【用法用量】 口服：<3 个月婴儿，30mg/（kg · d），q12h。>3 个月婴儿，20～40mg/（kg · d），q8h 肌内注射或静脉滴注：50～100mg/（kg · d），分 3～4 次给药 【副作用】 轻微胃肠道反应，其次皮疹，停药后可自行消失 【禁忌】 有青霉素类药物过敏史或青霉素皮试阳性患者禁用
阿莫西林克拉维酸钾 【用途】 片剂 4∶1，注射剂 5∶1，用于产 β-内酰胺酶的敏感细菌所致的感染，如呼吸道感染、中耳炎、泌尿系感染、蜂窝织炎、重症牙周感染及骨髓炎等。 【用法用量】 （以阿莫西林计） 口服：3 月龄至 1 岁（按 4∶1 计，下同）：62.5mg/次；1～7 岁，125mg/次；7～12 岁，187.5mg/次；12 岁以上，250mg/次。3/d 静脉滴注（按 5∶1 计，下同）：<7d：30mg/（kg · 次），q12h；>7d：30mg/（kg · 次），q8h，严重感染 q6h 【副作用】 同阿莫西林 【配伍禁忌】 葡萄糖、葡聚糖、酸性碳酸盐，血制品、含蛋白质的液体、静脉脂质乳化液，氨基糖苷类抗生素
哌拉西林他唑巴坦（特治星） 【用途】 制剂比 8∶1。适用于对哌拉西林耐药但产 β-内酰胺酶的革兰阴性菌引起的中、重度感染，如血流、腹腔、盆腔、尿路、严重的皮肤及软组织感染等 【用法用量】 静脉滴注：新生儿，90mg/（kg · 次），q8h；>1 月龄，90mg/（kg · 次），q6～8h，单次最大剂量 4.5g 【副作用】 常见皮疹、瘙痒，腹泻、恶心、呕吐，注射部位疼痛、静脉炎等 【禁忌】 对青霉素类、头孢菌素类或 β-内酰胺酶抑制药过敏者禁用

（续　表）

二、头孢菌素类药物
头孢唑林（先锋霉素Ⅴ号） 【用途】 用于围术期感染的预防和治疗敏感菌引起的泌尿道和软组织感染。对革兰阳性菌和部分革兰阴性菌有效 【用法用量】 静脉滴注：20～40mg/（kg·d），q6～8h。重症可 100mg/（kg·d） 【副作用】 静脉炎、嗜酸性粒细胞增多。与青霉素类有交叉变态反应 【配伍禁忌】 不可和氨基糖苷混合注射，以免药效降低
头孢拉定（先锋霉素Ⅵ号） 【用途】 广谱抗生素，对革兰阳性、革兰阴性球菌作用好，对革兰阴性杆菌作用较弱。 【用法用量】 口服：6.25～12.5mg/（kg·次），q6h 肌内注射或静脉给药：1 岁以上：12.5～25mg/（kg·次），q6h 【副作用】 偶见阴道白色念珠菌病，肾毒性相对轻 【禁忌】 对头孢菌素过敏者及有青霉素过敏性休克或即刻反应史者禁用
头孢呋辛钠（西力欣） 【用途】 用于各种常规感染外，还适用于脑膜炎，尿道炎 【用法用量】 静脉滴注：60～100mg/（kg·d），q12h 【副作用】 肌内注射时有局部疼痛。与呋塞米、利尿酸钠合用可引起肾损害 【禁忌】 对头孢菌素类药过敏者禁用
头孢克洛（希刻劳） 【用途】 用于各种感染，尤其是呼吸道、中耳炎和泌尿道感染 【用法用量】 口服：20～40mg/（kg·d），q8h 【副作用】 胃部不适，嗜酸性粒细胞增加 【禁忌】 对本品及其他头孢菌素过敏者禁用
头孢噻肟钠（凯福隆） 【用途】 治疗敏感的革兰阴性菌株引起的脑膜炎、败血症，如大肠埃希菌、克雷伯菌和流感嗜血杆菌等。治疗母婴传播的淋球菌感染 【用法用量】 静脉滴注：50～100 mg/（kg·d），q6～12h 【副作用】 少见皮疹、腹泻、静脉炎、嗜酸性粒细胞增多、粒细胞减少等 【配伍禁忌】 碳酸氢钠、氨茶碱、万古霉素
头孢他啶（复达欣） 【用途】 用于革兰阴性菌引起的脑膜炎和败血症，尤其是铜绿假单胞菌和肠杆菌 【用法用量】 静脉滴注：>2 月龄，30～100 mg/（kg·d），q8h 或 q12h。小儿最高剂量不超过 6g/d。静脉滴注 30min 以上 【副作用】 皮疹、腹泻、转氨酶升高、嗜酸细胞增多、抗人球蛋白试验阳性 【配伍禁忌】 万古霉素

（续 表）

头孢曲松（罗氏芬）

【用途】 用于敏感的革兰阴性菌引起的脑膜炎和败血症。治疗淋球菌感染

【用法用量】 静脉滴注：一般感染 20～80mg/（kg·次），1/d。细菌性脑膜炎：负荷量 100mg/kg ，以后 80 mg/kg，1/d，最高剂量不超过 4g/d。静脉滴注 30min 以上

【副作用】 嗜酸性细胞增多，血小板增加、白细胞减少，出血时间延长，腹泻，皮疹，胆红素增高等

【配伍禁忌】 配伍禁忌较多，如氨茶碱、万古霉素、含钙制剂等，建议单独输注

头孢吡肟（马斯平）

【用途】 治疗敏感的革兰阴性、革兰阳性菌引起的严重感染，尤其对三代头孢耐药的铜绿假单胞菌

【用法用量】 静脉滴注：40mg/（kg·次），q12h。细菌性脑膜炎：50mg/（kg·次），q8h；体重>40kg，可按成年人剂量，最大剂量不超过 2g/次

【副作用】 皮疹、腹泻、转氨酶升高、嗜酸性粒细胞增多

【配伍禁忌】 氨茶碱、多巴胺、万古霉素、氨基糖苷类

头孢哌酮舒巴坦（舒普深）

【用途】 制剂比 2∶1，对产或不产 β-内酰胺酶的肠杆菌属、铜绿假单胞菌与不动杆菌等活性好。用于治疗呼吸道、泌尿道、腹腔、血流及关节感染等

【用法用量】 静脉滴注：40～80mg/（kg·d），分 2～4 次；严重或难治性感染可增至 160mg/（kg·d）。<7d 新生儿，q12h 给药。舒巴坦日最大剂量 80mg/kg

【副作用】 皮疹、腹泻、腹痛、嗜酸性粒细胞增多、轻度中性粒细胞减少等

【禁忌】 对青霉素类、舒巴坦、头孢哌酮及其他头孢菌素类过敏者禁用

三、其他 β-内酰胺类药物

氨曲南

【用途】 用于敏感需氧革兰阴性菌所致的各种感染，如尿路、下呼吸道、血流、腹腔内感染等

【用法用量】 静脉滴注：新生儿，30mg/（kg·次），q6～12h；儿童，90～120mg/kg，分 3～4 次，日最大剂量 8g。配制浓度不得超过 2%

【副作用】 皮肤变态反应，恶心、呕吐、腹泻，偶见转氨酶升高

【配伍禁忌】 阿昔洛韦、两性霉素 B、地西泮、甲硝唑

亚胺培南西司他丁（泰能）

【用途】 限用于治疗对其他抗生素耐药的细菌（主要是肠杆菌科和厌氧菌）引起的非中枢神经系统的感染

【用法用量】 以亚胺培南计

静脉滴注：<40kg，15mg/（kg·次），q6h，每天总量不超过 2g；>40kg，按成年人剂量，1～2g/d，分 3～4 次给药。静脉滴注 30min 以上

（续 表）

【副作用】原有中枢神经系统疾病，严重肾功能不全和脑膜炎的患者易发生惊厥，常见副作用是注射局部反应和血小板升高，其他有腹泻、转氨酶增高等

【配伍禁忌】 碳酸氢钠

美罗培南（美平）

【用途】仅用于肺炎球菌脑膜炎及革兰阴性菌所致的严重感染，尤其是肺炎克雷伯杆菌感染

【用法用量】 静脉滴注：3 月龄至 12 岁儿童为 10～20mg/（kg·次），q8h。体重＞50kg，可按照成年人剂量，0.5g/次，q8h。脑膜炎 40mg/（kg·次），q8h

【副作用】 腹泻、呕吐、皮疹、静脉炎。增加患儿假膜性肠炎和真菌感染概率

【配伍禁忌】 碳酸氢钠、甲硝唑

四、大环内酯类药物

红霉素

【用途】 为支原体、衣原体、军团菌感染的首选药物。用于青霉素过敏者、防治百日咳

【用法用量】

口服：20～30mg/（kg·d），q12h

静脉滴注：20～30mg/（kg·d），q12h。注射用水溶解，可使用生理盐水或葡萄糖（每 100ml 溶液中加入 4%碳酸氢钠 1ml）稀释。静脉滴注浓度不宜大于 0.1%，以防血栓性静脉炎

【副作用】长期或大剂量服用时可引起恶心、呕吐、腹痛、腹泻；偶有皮疹、药物热、肥厚性幽门狭窄、肝内胆汁淤积

【配伍禁忌】 氨苄西林、呋塞米

阿奇霉素（希舒美）

【用途】 用于肺炎支原体、衣原体感染

【用法用量】

静脉滴注：10mg/kg，1/d，疗程 5～7d。静脉滴注大于 60min

口服：10mg/kg，1/d，疗程 3d

【副作用】 腹泻、恶心，腹痛、厌食、皮疹和瘙痒

【禁忌】 对本品及其他大环内酯类药物过敏者禁用

克拉霉素

【用途】对革兰阳性菌、流感嗜血杆菌、肺炎支原体、衣原体的活性较红霉素强，对幽门螺杆菌活性好

【用法用量】 口服：6 月龄以上患儿使用，7.5mg/（kg·次），q12h，连续服用 5～10d

【副作用】 胃肠道反应，可能发生变态反应，偶见肝毒性

【配伍禁忌】 阿司咪唑、西沙必利、匹莫奇特和特非那定

（续 表）

五、其他抗菌药物
克林霉素 【用途】用于敏感厌氧菌及需氧革兰阳性菌所致的感染，亦可用于青霉素过敏患者 【用法用量】 口服：≥4 周龄小儿，8～16mg/（kg·d），分 3～4 次 静脉滴注：≥4 周龄小儿，15～25mg/（kg·d），分 3～4 次。严重感染，25～40mg/（kg·d） 【副作用】恶心、呕吐、腹痛、腹泻（包括假膜性肠炎），偶见白细胞减少、皮疹、药物热 【禁忌】对本药或林可霉素有过敏史者禁用。<4 周龄者禁用。
万古霉素（稳可信） 【用途】有强烈而迅速的杀菌作用，仅用于各种耐甲氧西林的葡萄球菌及耐青霉素的肺炎球菌感染 【用法用量】静脉滴注：40mg/（kg·d），q6～8h。缓慢静脉滴注 60min 以上 【副作用】肾脏毒性，损害听力，皮疹和低血压（红人综合征），用药>3 周可见中性粒细胞增加、静脉炎等 【配伍禁忌】氨茶碱、氯霉素，肝素、碳酸氢钠、苯巴比妥
替考拉宁（他格适） 【用途】适用于耐药革兰阳性菌，如耐甲氧西林葡萄球菌，肠球菌属及链球菌属等革兰阳性球菌所致的各类感染 【用法用量】静脉滴注：严重感染。<2 月龄：负荷剂量 16mg/kg，只用 1 剂，随后 8mg/kg，1/d。>2 月龄，负荷剂量 10mg/kg，使用 3 剂，q12h，维持剂量 10mg/kg，1/d。对中度感染，维持剂量 6mg/kg，1/d 【副作用】皮疹、注射部位疼痛、药物热、耳毒性、肝肾功能异常。与万古霉素有交叉变态反应 【配伍禁忌】氨基糖苷类抗生素
利奈唑胺（斯沃） 【用途】用于万古霉素耐药的屎肠球菌引起的感染及金黄色葡萄球菌（甲氧西林敏感或耐药株）或肺炎链球菌、化脓性链球菌或无乳链球菌引起的感染 【用法用量】口服及静脉滴注：<7 日龄新生儿，10mg/kg，q12h；<12 岁，10mg/kg，q8h；≥12 岁，600mg，q12h 【副作用】引起血液系统异常（血小板减少、贫血、白细胞下降及全血细胞减少）、高血压、>28d 使用时可能出现周围神经病和视神经病 【配伍禁忌】苯妥英钠、红霉素、地西泮、头孢曲松等

（续　表）

六、抗真菌药物

氟康唑（大扶康）

【用途】 用于念珠菌引起的全身感染、脑膜炎和严重的皮肤黏膜感染

【用法用量】

口服：鹅口疮：首剂 6mg/kg ，维持 3mg/kg，1/d

静脉滴注：全身感染（包括脑膜炎）。首剂：6mg/kg；维持量：3mg/（kg·次），1/d

【副作用】 转氨酶升高，影响巴比妥类、茶碱等代谢

【配伍禁忌】 氨苄西林、葡萄糖酸钙、头孢类抗生素、地高辛

伏立康唑（威凡）

【用途】 治疗侵袭性曲霉菌，治疗患有进展性、可能威胁生命的真菌感染

【用法用量】

口服：200mg，2/d

静脉滴注：2～12 岁，7mg/（kg·次），2/d

【副作用】 常见视觉障碍、发热、恶心、皮疹、呕吐、寒战、头痛、肝功能异常、心动过速、幻觉

【配伍禁忌】 对本品活性成分过敏者及其他唑类药物过敏者慎用。禁止与特非那定、阿司咪唑、西沙必利、匹莫齐特、奎尼丁合用

两性霉素 B

【用途】 治疗全身性真菌感染和严重的表皮真菌感染

【用法用量】 静脉滴注：每次 0.5～1.0mg/kg，可逐渐增加剂量。1～2d 1 次疗程 1～2 个月

【副作用】 减少肾血流和肾小球滤过率，损伤肾小管上皮、贫血、血小板减少症、低钾血症、恶心、呕吐、发热、静脉炎

【配伍禁忌】 多巴胺、青霉素、脂肪乳、氯化钾

卡泊芬净（科塞斯）

【用途】 经验性治疗中性粒细胞减少、伴发热患者的可疑真菌感染，以及对其他治疗无效或不能耐受的侵袭性曲霉菌病

【用法用量】 3 月龄至 17 岁：负荷剂量 70mg/m^2，之后每日给予 50mg/m^2。与代谢诱导剂（如利福平、依非韦伦、奈韦拉平、苯妥英、地塞米松或卡马西平）联合使用时，每日剂量可调整到 70mg/m^2，每日最大剂量不超过 70mg

【副作用】 发热、头痛、寒战、肝酶升高、心动过速、皮疹、瘙痒等

【配伍禁忌】 含右旋糖（α-D-葡聚糖）的制剂，如右旋糖酐 40 葡萄糖注射液

（续　表）

七、抗病毒药物

阿昔洛韦

【用途】用于治疗急性带状疱疹、生殖器疱疹及水痘

【用法用量】

口服给药：每次 20mg/kg，每日 4 次

静脉滴注：<3 月龄每次 10～20mg/kg，q8h；3 月龄至 12 岁，按 250mg/m^2 给药；12～18 岁：5mg/kg，q8h，如患者免疫受损，剂量加倍。静脉滴注 1h 以上

【副作用】一过性血尿素氮、肌酐升高，大量饮水、减药或停药能很快恢复。恶心、呕吐、腹泻、偶有发热、头痛、低血压、皮疹等

【配伍禁忌】该药为碱性，与较多药物禁止配伍，如多巴胺、多巴酚丁胺、甲氧氯普胺、肝素钠、吗啡、克林霉素、米卡芬净、雷尼替丁、硫酸镁等

更昔洛韦

【用途】预防和治疗巨细胞病毒感染，也适用于单纯疱疹病毒感染

【用法用量】静脉滴注：诱导期，每次 5mg/kg，q12h，持续 14d。维持期，每次 5mg/kg，每日 1 次，总疗程 3～4 周。滴注静脉不少于 1h，滴注液浓度不得大于 10mg/ml

【副作用】白细胞减少、血小板减少、肝功能异常、脉络膜视网膜炎、细菌感染等

【配伍禁忌】米卡芬净

利巴韦林

【用途】用于呼吸道合胞病毒引起的病毒性肺炎与支气管炎

【用法用量】

口服给药：≥6 岁儿童：10mg/（kg・d），分 4 次服用，疗程 7d

静脉滴注：10～15mg/（kg・d），分 2 次静脉滴注，静脉滴注 20min 以上，疗程 3～7d

【副作用】贫血、乏力等，停药后即消失

【禁忌】对本品过敏者禁用

奥司他韦（达菲）

【用途】用于治疗和预防甲型和乙型流感

【用法用量】口服给药：1～13 岁儿童，体重≤15kg 者；30mg，每日 2 次；体重 16～23kg 者，45mg，每日 2 次；体重 24～40kg 者，60mg，每日 2 次；体重>41kg 者，75mg，每日 2 次。13 岁以上儿童，75mg，每日 2 次。疗程 5d。13 岁以上儿童预防用药剂量 75mg，每日 1 次，治疗 7d

【副作用】呕吐、腹痛、鼻出血、儿童、结膜炎

【禁忌】对本药过敏者

第二节 止咳化痰药物

盐酸氨溴索（沐舒坦）

【用途】 止咳，化痰，以利于痰液排出

【用法用量】 静脉滴注：2岁以下，每次7.5mg，每日2次。2岁以上，每次15mg，每日2次

【副作用】 出现过敏症状立即停药

【配伍禁忌】 避免同用阿托品类药物。避免联用强力镇咳药

乙酰半胱氨酸（富露施）

【用途】 溶解黏液，利于痰液排出

【用法用量】

雾化吸入：每次0.3g，每日2次

口服：每次100mg，每日2～4次，依年龄酌情增减

【副作用】 出现恶心、呕吐可暂停药，支气管痉挛可用异丙肾上腺素缓解

【配伍禁忌】 碘化油、糜蛋白酶、胰蛋白酶。避免同时服用强力镇咳药。本品不宜与金属、橡皮、氧化剂及氧气接触

标准桃金娘油（吉诺通）

【用途】 黏液溶解性祛痰药，用于急、慢性鼻窦炎和支气管炎

【用法用量】 口服：4～10岁；每次120mg；＞10岁；每次300mg。频次：急性，每日3～4次；慢性，每日2次

【副作用】 胃肠道不适，偶见变态反应

【禁忌】 对本品过敏者

羧甲司坦

【用途】 用于支气管炎、支气管哮喘等疾病引起的痰液黏稠、咳出困难

【用法用量】 口服：30mg/（kg·d），分3～4次服用

【副作用】 恶心、胃部不适、腹泻、轻度头痛、皮疹

【禁忌】 对本品过敏；消化道溃疡活动期

氨溴特罗口服液（易坦静）

【用途】 用于治疗急、慢性呼吸道疾病引起的咳嗽、痰液黏稠、排痰困难、喘息等

【用法用量】 口服：＜8月龄，2.5ml，每日2次；8月龄至1岁，5.0ml，每日2次；2～3岁，7.5ml，每日2次；4～5岁，10ml，每日2次；6～12岁，15ml，每日2次

【副作用】 偶见头痛、手颤、嗜睡、头晕、兴奋、四肢麻木、心悸、心动过速、血压升高、心律失常、过敏性皮疹等

【禁忌】 肥厚型心肌病患者；对本品过敏者禁用

右美沙芬

【用途】 中枢性镇咳药，用于干咳，适用于感冒、咽喉炎及其他上呼吸道感染时的咳嗽

【用法用量】 口服：2～6岁，每次2.5～5mg；6～12岁，每次5～10mg。

（续　表）

频次：每日 3～4 次
【副作用】头晕、头痛、嗜睡、易激动、嗳气、食欲缺乏、便秘、恶心等
【禁忌】有精神病史者；对本品过敏者

喷托维林
【用途】兼有中枢性和末梢性镇咳作用，无药物依赖性。用于上呼吸道感染引起的无痰干咳和百日咳等痉挛性咳嗽
【用法用量】口服：每次 0.5～1mg/kg，每日 2～3 次。常用于 5 岁以上儿童
【副作用】便秘、轻度头痛、头晕、口干、恶心、腹胀
【禁忌】本品过敏及青光眼、心力衰竭患者

第三节　平喘药物

硫酸特布他林雾化液（博利康尼）
【用途】缓解支气管哮喘、慢性支气管炎、肺气肿及其他肺部疾病所合并的支气管痉挛
【用法用量】
雾化吸入：体重 20kg 以上，5mg（2ml），每日 2～3 次；体重 20kg 以下，2.5mg（1ml），每日 2～4 次
粉雾吸入：5～12 岁，0.25～0.5mg，严重者可增至 1mg，最大不超过每日 4mg。需多次吸入时，每吸间隔时间 2～3min
【副作用】头痛；心悸、心动过速；肌肉震颤、肌肉痉挛
【配伍禁忌】对本品或其他任何成分过敏者

沙丁胺醇（万托林）
【用途】缓解支气管哮喘、慢性支气管炎、肺气肿及其他肺部疾病所合并的支气管痉挛
【用法用量】
雾化吸入：0.5%溶液，0～3 岁，0.25ml；4～7 岁，0.5ml；8～11 岁，0.75ml；>12 岁，1ml
粉雾吸入：每次 100～200μg，每天 3～4 次
【副作用】常见震颤、恶心、心悸、头痛、心率加快或心律失常；偶见头晕、口咽发干；罕见肌肉痉挛、变态反应
【禁忌】对本品或其他肾上腺素受体激动药过敏者

盐酸丙卡特罗片（美普清）
【用途】支气管扩张药，适用于支气管哮喘、喘息性支气管炎、伴有气道反应性增高的急性支气管炎
【用法用量】口服：每次 1μg/kg，清晨及睡前服用。6 岁以上儿童；每次 25μg，清晨及睡前服用
【副作用】口干、鼻塞、倦怠、恶心、胃部不适、肌颤、头痛、眩晕或耳鸣、皮疹、心律失常、心悸、面部潮红

（续　表）

<table>
<tr><td>【禁忌】 对本品及肾上腺素受体激动药物过敏者</td></tr>
<tr><td>妥洛特罗贴剂（阿米迪）
【用途】 用于缓解支气管哮喘、急性支气管炎、慢性支气管炎、肺气肿等气道阻塞性疾病所致的呼吸困难等症状
【用法用量】 外用：0.5～3 岁，每次 0.5mg；3～9 岁，每次 1mg；>9 岁，每次 2mg。每日 1 次。贴于胸部、背部及上臂部均可
【副作用】 震颤、心悸、粘贴部位瘙痒、发红、皮疹，变态反应，低血钾
【禁忌】 对本品成分有过敏史者</td></tr>
<tr><td>异丙托溴铵（爱全乐）
【用途】 用于慢性支气管炎和哮喘，引起的支气管痉挛
【用法用量】
雾化吸入：体重≤20kg，250μg；体重>20kg，500μg。每日 2～4 次。
气雾吸入：14 岁以上，每次 40μg，每天 3～4 次。严重发作时每次 40～60μg，每 2 小时可重复 1 次
【副作用】 常见头痛、口干；少见心悸、心动过速、头晕、咳嗽、排尿困难、恶心、呕吐、胃肠动力障碍、视物模糊；罕见支气管痉挛、变态反应
【禁忌】 对本品和阿托品及其衍生物过敏者、幽门梗阻者禁用</td></tr>
<tr><td>吸入用布地奈德混悬液（普米克令舒）
【用途】 治疗支气管哮喘，可替代或减少口服类固醇治疗
【用法用量】 雾化吸入：急性期治疗量；0.5～1mg，每日 2 次。缓解期维持量，0.25～0.5mg，每日 2 次
【副作用】 长期过量使用，将会出现全身类固醇作用，如肾上腺功能亢进或生长抑制等
【禁忌】 对本品或其他任何成分过敏者</td></tr>
<tr><td>注射用甲泼尼龙琥珀酸钠（甲强龙）
【用途】 具有很强的抗炎、免疫抑制及抗过敏作用，用于严重哮喘发作
【用法用量】 静脉滴注：1～2mg/（kg・d），分 1～2 次滴注。使用 3～5d，症状缓解即停用
【副作用】 长期大量应用可引起库欣综合征、水钠潴留、高血压、精神症状、消化系统溃疡、骨质疏松、生长发育受抑制、高凝状态。并发感染为肾上腺皮质激素的主要不良反应。大剂量给药时可导致心律失常
【禁忌】 对肾上腺皮质激素类药物过敏者、全身性真菌感染者、肾功能不全患者、严重高血压患者禁用</td></tr>
<tr><td>布地奈德福莫特罗粉吸入剂（信必可都保）
【用途】 用于需要联合应用吸入糖皮质激素和长效 β_2 受体激动药的哮喘患者
【用法用量】 吸入：80/4.5μg/吸，每次 1～2 吸，每日 2 次。每日最大剂量 8 吸
【副作用】 常见：头痛、心悸、震颤、口咽部念珠菌感染；少见：心动过速、肌肉痉挛、焦虑、躁动、紧张、恶心、眩晕、睡眠紊乱、皮肤瘀斑；罕见：皮肤皮疹、支气管痉挛</td></tr>
</table>

（续　表）

【禁忌】 对布地奈德、福莫特罗或吸入乳糖有变态反应的患者禁用

沙美特罗替卡松粉吸入剂（舒利迭）

【用途】 用于需要联合应用吸入糖皮质激素和长效 β_2 受体激动药的哮喘患者

【用法用量】 吸入：≥4 岁，每次 1 吸（50μg 沙美特罗和 100μg 丙酸氟替卡松），每日 2 次。≥12 岁，每次 1 吸（50μg 沙美特罗和 100μg 丙酸氟替卡松），或每次 1 吸（50μg 沙美特罗和 250μg 丙酸氟替卡松），每日 2 次

【副作用】 常见：头痛、心悸、震颤、口咽部念珠菌感染、心律失常、关节痛、肌痛、肌肉痉挛、皮疹、水肿和血管神经性水肿

【禁忌】 对本品中任何活性成分或赋形剂有过敏史者禁用。本品中含乳糖，对乳糖及牛奶过敏的患者禁用

丙酸氟替卡松吸入气雾剂（辅舒酮）

【用途】 本品适用于预防性治疗哮喘

【用法用量】 气雾吸入：≥4 岁，50～100μg，每日 2 次

【副作用】 常见：口腔及咽喉念珠菌感染（鹅口疮）；不常见：皮肤变态反应；罕见：血管神经性水肿

【禁忌】 对本品中任何成分有变态反应的患者

氨茶碱

【用途】 适用于支气管哮喘、慢性喘息性支气管炎

【用法用量】

口服：每次 3～5mg，每日 3 次

静脉滴注：负荷量，2～4mg/kg（≤250mg），5%～10%葡萄糖溶液稀释后缓慢静脉滴注 20～30min。继之持续滴注维持剂量 0.7～1mg/（kg·h）

【副作用】 茶碱的毒性常出现在血清浓度为 15～20μg/ml，特别是在治疗开始，早期多见有恶心、呕吐、易激动、失眠等。当血清浓度超过 20μg/ml，可出现心动过速、心律失常；当血清浓度超过 40μg/ml，可发生发热、失水、惊厥等症状，严重的甚至引起呼吸、心搏停止致死

【禁忌】 对本品过敏者，活动性消化溃疡和未经控制的惊厥性疾病患者禁用

孟鲁司特钠咀嚼片（顺尔宁）

【用途】 用于儿童哮喘的预防及长期治疗，治疗对阿司匹林敏感的哮喘患者及预防运动诱发的支气管收缩；适用于减轻过敏性鼻炎的症状

【用法用量】 口服：2～5 岁，4mg，每晚 1 次；6～14 岁，5mg，每晚 1 次

【副作用】 超敏反应、嗜睡、烦躁不安、癫痫发作、恶心、呕吐、腹泻、血清氨基转移酶升高、胆汁郁积性肝炎、关节痛、肌痛、出血倾向增加、心悸、水肿

【禁忌】 对本品或其他任何成分过敏者。对其他白三烯受体拮抗药过敏者、严重肝病患者、6 月龄以下儿童慎用

色甘酸钠

【用途】 用于预防支气管哮喘发作，对轻度哮喘可能有治疗作用

【用法用量】

干粉吸入：>5 岁，每次 20mg，每日 4 次，症状减轻后 40～60mg；维持量，每日 20mg

（续　表）

气雾吸入：>6岁，每次3.5～7mg，每日3～4次。

【副作用】鼻刺痛、烧灼感、喷嚏、头痛、嗅觉改变、一过性支气管痉挛

【禁忌】对本品过敏者

盐酸肾上腺素（付肾素）

【用途】用于抢救过敏性休克。用于治疗支气管哮喘，效果迅速但不持久

【用法用量】

皮下注射或肌内注射：支气管痉挛，0.01mg/kg，最大剂量每次0.5mg，必要时每隔15min重复给药1次，共2次，以后4h一次。低血糖，0.01mg/kg

静脉注射：心脏停搏，0.005～0.01mg/kg

静脉滴注：0.1～1.0μg/（kg·min）

【副作用】心悸、头痛、血压升高、震颤、无力、眩晕、呕吐、四肢发凉、心律失常

【禁忌】对肾上腺皮质激素类药物过敏者禁用。器质性脑病、心血管病、青光眼等慎用

硫酸镁

【用途】用于危重哮喘症状的缓解

【用法用量】静脉滴注：25～40mg/（kg·d）（≤2g/d），分1～2次，加入10%葡萄糖溶液20ml缓慢静脉滴注（20min以上），酌情使用1～3d

【副作用】一过性面色潮红、恶心等，通常在药物输注时发生

【禁忌】尚不明确

第四节　呼吸循环衰竭相关药物

呋塞米（速尿）

【用途】为强效利尿药，可用于水肿性疾病，如充血性心力衰竭、高血压、预防急性肾衰竭、高钾血症及高钙血症、急性药物毒物中毒等

【用法用量】

口服：<12岁，每次0.5～2mg/kg，每日2～3次，新生儿延长给药间隔。每日最大剂量不超过80mg。12～18岁，每日20～40mg，每日最大剂量不超过80～120mg

静脉注射：每次0.5～1mg/kg，每日2～3次，新生儿延长给药间隔。每次最大剂量不超过4mg/kg。12～18岁，每次20～40mg，必要时q8h 1次

【副作用】常见水、电解质紊乱，少见变态反应、视物模糊、黄视症、头晕、头痛、恶心、呕吐、高血糖症、高尿酸血症。耳鸣、听力障碍多见于大剂量静脉快速注射时

【禁忌】对磺酰胺类、噻嗪类药物过敏者、低钾血症、肝性脑病、超量服用洋地黄者

（续 表）

地高辛
【用途】用于急、慢性心力衰竭，控制心房颤动、心房扑动引起的快速心室率、室上性心动过速 【用法用量】口服：一日负荷剂量按下列剂量分3次或每6～8h给予。早产儿，0.025mg/kg；新生儿，0.03mg/kg；1月龄至2岁，0.045mg/kg；3～5岁，0.035mg/kg；6～10岁，0.025mg/kg；10岁以上，0.75～1.25mg。维持剂量为负荷剂量的1/5～1/4，q12h或每日1次 【副作用】常见心律失常、食欲缺乏、恶心、呕吐、下腹痛、无力；少见视物模糊、色视、腹泻、中枢神经系统反应，如精神抑郁或错乱；罕见嗜睡、头痛、皮疹和荨麻疹 【禁忌】任何洋地黄类制剂中毒者；室性心动过速、心室颤动、肥厚型梗阻性心肌病（若伴收缩功能不全或心房颤动仍可考虑）；预激综合征伴心房颤动或心房扑动者
去乙酰毛花苷（西地兰）
【用途】用于急性心力衰竭、慢性心力衰竭急性加重，控制心房颤动、心房扑动引起的快心室率 【用法用量】肌内注射或静脉注射：按下列剂量分2～3次间隔3～4h给予。早产儿和足月新生儿或肾功能减退、心肌炎患儿，0.02mg/kg；2周龄至3岁，0.025mg/kg。获满意疗效后，可改用地高辛常用维持量以保持疗效 【副作用】少见头痛、眩晕、恶心、呕吐、腹痛、腹泻、皮疹等，一般无须停药治疗 【禁忌】对本品过敏者禁用
去甲肾上腺素
【用途】用于休克。治疗急性心肌梗死、体外循环等引起的低血压；对血容量不足所致的休克、低血压，或嗜铬细胞瘤切除术后的低血压；用于椎管内阻滞时的低血压及心脏停搏复苏后血压维持；感染性休克 【用法用量】静脉滴注：以每分钟0.02～0.1μg/kg速度滴注，并按需调整滴速 【副作用】组织供血不足导致缺氧和酸中毒、心律失常。静脉滴注本药时沿静脉路径处皮肤变白、发绀或发红，甚至出现严重眩晕，上述反应虽少见，但后果严重，应谨慎。药液外漏可引起局部组织坏死 【禁忌】缺血性心脏病患者，少尿或无尿患者，微循环障碍的休克患者，可卡因中毒者，心动过速者
多巴胺
【用途】用于创伤、内毒素败血症、心脏手术、肾衰竭、充血性心力衰竭等引起的休克综合征，也可用于洋地黄和利尿药无效的心功能不全 【用法用量】静脉滴注：每分钟2～20μg/kg，根据病情调节滴速 【副作用】常见胸痛、呼吸困难、心悸、心律失常（尤其用大剂量时）、乏力，少见头痛、恶心、呕吐 【禁忌】嗜铬细胞瘤、快速性心律失常，对本品及其他拟交感胺类高度敏感

（续　表）

间羟胺
【用途】 用于休克早期的治疗。防治椎管内阻滞麻醉时发生的急性低血压；用于因出血、药物过敏、手术并发症及脑外伤或脑肿瘤合并休克而发生的低血压的辅助性对症治疗；用于心源性休克或败血症所致的低血压 【用法用量】 肌内或皮下注射：一次 0.1mg/kg，用于严重休克 静脉滴注：0.4mg/kg 或 12mg/m²，以 0.9%氯化钠注射液稀释至每 25ml 含间羟胺 1mg 的溶液，调整滴速以维持理想的血压 【副作用】 心律失常，升压反应过快过猛可致急性肺水肿、心律失常、心脏停搏。长期用药可产生蓄积作用，以致停药后血压仍偏高。长期用药骤然停药可见低血压。静脉滴注时药液外溢可导致组织坏死糜烂或红肿硬结形成脓肿 【配伍禁忌】 青霉素、氨苄西林、苯唑西林、阿洛西林、美洛西林、头孢菌素类、硫喷妥钠、碘等
纳洛酮 【用途】 阿片类受体拮抗药，用于拮抗阿片类药物所致的呼吸抑制及解救急性乙醇中毒 【用法用量】 静脉给药、肌内注射或皮下注射：一次 0.01mg/kg，每隔 2～3min 给药 1 次，直至获得满意效果 【副作用】 可见低血压、高血压、室性心动过速、心室颤动、心脏停搏，呼吸困难、肺水肿，惊厥、感觉异常和癫痫大发作，激动、幻觉、发抖，呕吐、恶心，多汗、热潮红或发红。新生儿戒断症状可出现惊厥、过度哭泣、反射性活动过多 【禁忌】 对本药过敏者，对吗啡、二乙酰吗啡等依赖或正在使用阿片类镇痛药者
尼可刹米 【用途】 用于中枢性呼吸抑制及各种原因引起的呼吸抑制 【用法用量】 皮下、肌内或静脉注射：<6 月龄，每次 75mg；1 岁，每次 125mg；4～7 岁，每次 175mg 【副作用】 瘙痒、烦躁不安、抽搐、恶心、呕吐等。大剂量时可出现血压升高、心悸、出汗、呕吐、震颤等 【禁忌】 抽搐、惊厥、重症哮喘、呼吸道机械性梗阻
洛贝林 【用途】 用于新生儿窒息，一氧化碳、阿片中毒等各种原因引起的中枢性呼吸抑制 【用法用量】 静脉注射：每次 0.3～3mg，必要时每 30min 重复使用；新生儿窒息可脐静脉注入 3mg 皮下或肌内注射：每次 1～3mg 【副作用】 恶心、呕吐、头痛、心悸等 【配伍禁忌】 肌苷

（续　表）

枸橼酸咖啡因注射液（倍优诺）

【用途】用于治疗早产新生儿原发性呼吸暂停

【用法用量】负荷剂量 20mg/kg，缓慢静脉输注（30min）。间隔 24h 后，给予维持剂量 5mg/kg，q24h，缓慢静脉输注（10min），通过口服给药途径（如鼻胃管）给予维持剂量

【副作用】包括对中枢神经系统的刺激作用，例如易激惹、烦躁不安和颤抖；以及对心脏不良影响，或心动过速、高血压和每搏输出量增加。这些不良影响与剂量相关，必要时应测定血浆药物浓度并减少剂量。常见输注部位静脉炎、输注部位炎症

【配伍禁忌】无

第五节　免疫调节药物

细菌溶解产物（泛福舒）

【用途】用于免疫调节治疗。可预防呼吸道的反复感染及慢性支气管炎急性发作。可作为急性呼吸道感染治疗的合并用药

【用法用量】口服：1～12 岁儿童，预防及巩固治疗，3.5mg 每日晨起空腹口服。每个月连用 10d，连续使用 3 个月为 1 个疗程。急性期治疗，3.5mg 每日晨起空腹口服，直至症状消失（至少用 10d）

【副作用】胃肠道紊乱、荨麻疹、咳嗽、呼吸困难、哮喘，以及发热、疲劳、变态反应等

【禁忌】对泛福舒成分过敏者，自身免疫性疾病，急性肠道感染，年龄小于 1 岁的儿童

匹多莫德（普利莫）

【用途】本品为免疫刺激药，适用于细胞免疫功能低下的患者

【用法用量】口服：急性期用药，每次 0.4g，每日 2 次（早晚各 1 次），共 2 周。预防用药，每次 0.4g，每日 1 次（早餐前），至少 60d

【副作用】少见头痛、眩晕、恶心、呕吐、腹痛、腹泻、皮疹等，一般无须停药治疗

【禁忌】对本品过敏者禁用。妊娠 3 个月内妇女应禁用

卡介菌多糖核酸注射液（斯奇康）

【用途】免疫调节药，用于预防和治疗慢性支气管炎、感冒及哮喘

【用法用量】肌内注射：每次 0.35mg，每周 2～3 次，3 个月为 1 个疗程。小儿酌减

【副作用】偶见红肿、结节，热敷后 1 周内自然消退

【注意】患急性传染病（如麻疹、百日咳、肺炎等）、急性眼结膜炎、急性中耳炎者暂不宜使用

静注人免疫球蛋白

【用途】用于原发性和继发性免疫球蛋白缺乏症；自身免疫性疾病，如原发性血小板减少性紫癜、川崎病、重症系统性红斑狼疮等

（续 表）

【用法用量】 静脉滴注：一般用量200～400mg/（kg·d），连续3～5d。部分疾病的疗程需视血清中IgG水平或病情而定

【副作用】 偶见红肿、结节，热敷后1周内自然消退

【注意】 患急性传染病（如麻疹、百日咳、肺炎等）、急性眼结膜炎、急性中耳炎者暂不宜使用

第六节 呼吸系统相关中成药

小儿感冒颗粒

【用途】 用于小儿风热感冒，症见发热、头胀痛、咳嗽痰黏、咽喉肿痛；可预防呼吸道的反复感染及慢性支气管炎急性发作。可作为急性呼吸道感染治疗的合并用药

【用法用量】口服：1岁以内每服6g，1～4岁每服6～12g，5～8岁每服12～18g，9～12岁每服24g，均1日2次

【副作用】 胃肠道紊乱、荨麻疹、咳嗽、呼吸困难、哮喘，以及发热、疲劳、变态反应等

【禁忌】 对小儿感冒颗粒成分过敏者。风寒感冒者慎用、脾胃虚弱、大便稀薄者、糖尿病患儿慎用

双黄连口服液

【用途】 用于外感风热所致的感冒，症见发热、咳嗽、咽痛

【用法用量】 口服：1～3岁，每服2.0～2.5g；4岁以上，每服2.5～5g，均1日3次

【副作用】 少见恶心、寒战、腹痛、呕吐、多汗、皮疹瘙痒等头痛、眩晕、恶心、呕吐、腹痛、腹泻、皮疹等，一般无须停药治疗

【禁忌】 对本品过敏者禁用。风寒感冒者慎用、脾胃虚弱、大便稀薄者

蒲地蓝消炎口服液

【用途】清热解毒，消肿利咽。用于疖肿、腮腺炎、咽炎、扁桃体炎

【用法用量】 口服：3岁以内，1次3ml；4～6岁，1次5ml；6岁以上，1次10ml；1日3次

【副作用】 暂无

【禁忌】 对本品过敏者禁用。糖尿病患者禁用

小儿豉翘清热颗粒

【用途】 用于小儿风热感冒挟滞证，症见发热咳嗽，鼻塞流涕，咽红肿痛，纳呆口渴，脘腹胀满，便秘或大便酸臭，溲黄

【用法用量】 口服：6～12月龄，1次1～2g（0.5～1袋）；1～3岁，1次2～3g（1～1.5袋）；4～6岁，1次3～4g（1.5～2袋）；7～9岁，1次4～5g（2～2.5袋）；10岁以上，1次6g（3袋）；1日3次

【副作用】 暂无

【禁忌】 对本品过敏者禁用。糖尿病患者禁用

（续 表）

小儿柴桂退热颗粒（单位 5g）
【用途】用于小儿外感发热，发热，头身痛，流涕，口渴，咽红，溲黄，便干等 【用法用量】口服：1 岁以内，1 次 2.5g；1～3 岁，1 次 5g；4～6 岁，1 次 7.5g；7～14 岁，1 次 10g，1 日 4 次，3d 为 1 个疗程 【副作用】暂无 【禁忌】对本品过敏者禁用。糖尿病患者禁用
清开灵口颗粒
【用途】用于外感风热所致发热、烦躁不安、咽喉肿痛；上呼吸道感染、病毒性感冒、急性咽炎见上述证候者 【用法用量】口服：1～3 岁每服 3g，4 岁以上每服 6g，均 1 日 2～3 次 【副作用】偶见瘙痒及皮疹 【禁忌】对本品过敏者禁用。糖尿病患者禁用
玉屏风颗粒
【用途】用于表虚不固，自汗恶风，面色㿠白，或体虚易感风邪者。适用于反复呼吸道感染者 【用法用量】口服：1～3 岁每服 2.5g，4 岁以上每服 5g，均 1 日 2～3 次 【副作用】暂无 【禁忌】对本品过敏者、感冒发热者、阴虚盗汗、糖尿病患者禁用
槐杞黄颗粒
【用途】用于头晕，头昏，神疲乏力，口干气短，心悸，易出汗，食欲减退，大便秘结。适用于反复呼吸道感染者 【用法用量】口服：1～3 岁每服半袋，4～12 岁 1 次 1 袋，均 1 日 2 次，温开水冲服 【副作用】偶见轻微腹泻 【禁忌】糖尿病患者禁用
小儿宣肺止咳颗粒（单位：8g）
【用途】用于小儿外感咳嗽，痰热壅肺所致的咳嗽痰多、痰黄黏稠、咳痰不爽 【用法用量】口服：1 岁以内每服 1/3 袋，1～3 岁 2/3 袋，4～7 岁 1 袋，8～14 岁 1.5 袋，1 日 3 次 【副作用】暂无 【注意】糖尿病患者禁用。忌食辛辣、生冷、油腻食物
黄龙止咳颗粒（单位：3g）
【用途】用于咳嗽痰多、痰黄黏稠、咳痰不爽、久咳不愈。适用于肺肾气虚，痰热郁肺之咳嗽 【用法用量】口服：3 岁以下，1 次 3g；4～7 岁，1 次 6g；8～14 岁，1 次 10g；成年人 1 次 10～20g，1 日 3 次 【副作用】偶见荨麻疹型药疹 【注意】糖尿病患者禁用。忌食辛辣、生冷、油腻食物

（续 表）

急支糖浆
【用途】用于外感风热所致的咳嗽，症见发热、恶寒、胸膈满闷、咳嗽咽痛；急性支气管炎、慢性支气管炎急性发作见上述证候者 【用法用量】口服：1岁以内每服5ml，1～3岁每服7ml，4～7岁每服10ml，7岁以上每服15ml，1日3～4次 【副作用】暂无 【注意】糖尿病患者禁用。忌食辛辣、生冷、油腻食物
清宣止咳颗粒（单位：10g）
【用途】小儿外感风热咳嗽；症见：咳嗽，咳痰，发热或鼻塞，流涕，微恶风寒，咽红或痛 【用法用量】口服：1～3岁，每服1/2包；4～6岁，3/4包；7～14岁，每次1包；1日3次 【副作用】暂无 【禁忌】糖尿病患者禁用。忌食辛辣、生冷、油腻食物。发热恶寒、流清涕、咳白痰者禁服
肺力咳合剂
【用途】用于痰热犯肺所引起的发热、咳嗽、咳黄痰，支气管哮喘，气管炎见上述证候者 【用法用量】口服：3岁以内每服5ml，7岁以内每服10 ml，7～14岁每服15 ml，1日3次 【副作用】暂无 【禁忌】苯丙酮尿酸症患者不宜使用
小儿消积止咳口服液
【用途】用于小儿食积咳嗽属痰热症，症见咳嗽、以夜重、喉间痰鸣、腹胀、口臭等 【用法用量】口服：1岁以内1次5ml，1～2岁1次10ml，3～4岁1次15ml，5岁以上1次20ml，1日3次 【副作用】暂无 【禁忌】体质虚弱、久咳腹泻者慎用。忌生冷、辛辣、油腻食品
儿童清肺口服液
【用途】用于面赤身热，咳嗽，痰多，咽痛等支气管炎、支气管肺炎上述症状者 【用法用量】口服：6岁以下1次10ml，6岁以上1次20ml，1日3次 【副作用】暂无 【禁忌】久咳、汗出、体虚者忌用

第七节 其他药物

布洛芬混悬液（100ml）（美林）
【用途】用于婴幼儿退热，缓解由于感冒流感等引起的轻度头痛、咽痛及

（续 表）

牙痛 【用法用量】口服：1～3 岁 4ml，4～6 岁 5ml；7～9 岁 8ml；10～12 岁 10ml；24h 不超过 4 次 【副作用】轻度肠胃不适，偶有皮疹和耳鸣、头痛及转氨酶升高等 【禁忌】对本品或其他非甾体类消炎药过敏者禁用。活动性消化溃疡的患者
布洛芬混悬剂（10ml）（小美林） 【用途】用于婴幼儿退热，缓解由于感冒流感等引起的轻度头痛、咽痛及牙痛 【用法用量】口服：6～11 月龄，1.25ml；12～23 月龄，1.5ml；2～3 岁，2.5ml；24h 不超过 4 次 【副作用】轻度肠胃不适，偶有皮疹和耳鸣、头痛及转氨酶升高等 【禁忌】对本品或其他非甾体类消炎药过敏者禁用。活动性消化溃疡的患者
对乙酰氨基酚口服液（百服宁） 【用途】用于儿童普通感冒或流行性感冒引起的发热。也用于缓解轻至中度疼痛，如头痛、关节痛、偏头痛、牙痛、肌肉痛、神经痛、痛经 【用法用量】口服：1～3 岁，4～5ml；4～6 岁，6～7ml；7～9 岁，7～9ml；10～12 岁，9～10ml；24h 不超过 4 次 【副作用】偶见皮疹、荨麻疹、药热及粒细胞减少。长期大量用会导致肝肾功能异常 【禁忌】严重肝肾功能不全者禁用
对乙酰氨基酚滴剂（泰诺林） 【用途】用于儿童普通感冒或流行性感冒引起的发热。也用于缓解轻至中度疼痛，如头痛、关节痛、偏头痛、牙痛、肌肉痛、神经痛、痛经 【用法用量】口服：1～3 岁，1～1.5ml；4～6 岁，1.5～2ml；7～9 岁，2～3ml；10～12 岁，3～3.5ml；24h 不超过 4 次 【副作用】偶见皮疹、荨麻疹、药热及粒细胞减少。长期大量用会导致肝肾功能异常 【禁忌】严重肝肾功能不全者禁用
蛇毒血凝酶注射液 【用途】本品用于需减少流血或止血的各种医疗情况 【用法用量】一般出血：静脉注射或肌内注射 0.3～0.5U；紧急出血：立即静脉注射 0.25～0.5U，同时肌内注射 1U 【副作用】偶见过敏样反应 【禁忌】有血栓者禁用，对本品或者同类药品过敏者禁用
凝血酶冻干粉 【用途】用于术中不宜结扎的小血管止血，消化道出血及外伤出血。用于支气管镜术中支气管内膜出血 【用法用量】 局部止血：用灭菌氯化钠注射液溶解成 50～200U/ml 的溶液喷雾喷洒创面 消化道止血：用生理盐水或温开水溶解成 10～100U/ml 的溶液，口服或局部灌注 【副作用】偶见过敏样反应

（续　表）

<table>
<tr><td>【禁忌】 对本品过敏者禁用。严禁注射</td></tr>
<tr><td>固尔苏（猪肺磷脂注射液）
【用途】 用于预防和治疗早产婴儿呼吸窘迫综合征
【用法用量】 气管内给药：1次100～200mg/kg。如还需机械通气或补充氧气，则可每隔12h给药1次，最大总剂量为300～400mg/kg。预防用药应在出生后（15min内）尽早给药
【副作用】 罕见肺出血
【禁忌】 无</td></tr>
<tr><td>珂立苏（注射用牛肺表面活性剂）
【用途】 用于预防和治疗早产婴儿呼吸窘迫综合征
【用法用量】 气管内给药：40～100mg/kg
【副作用】 一过性气道阻塞可有短暂的血氧下降和心率、血压波动
【禁忌】 无</td></tr>
<tr><td>茵栀黄口服液
【用途】 新生儿高胆红素血症
【用法用量】
新生儿：每次3～5ml，1日3次
早产儿：每次2～3ml，1日3次。疗程5～7d
【副作用】 尚不明确
【禁忌】 尚不明确</td></tr>
</table>

（张　超　齐双辉　邓　娇）

主要参考文献

邵肖梅，叶鸿瑁. 2011. 实用新生儿学. 4 版. 北京：人民卫生出版社.

江载芳，申昆玲. 2015. 朱福棠实用儿科学. 8 版. 北京：人民卫生出版社.

魏克伦，刘春峰. 2013. 儿科诊疗手册. 北京：人民军医出版社.

魏克伦，刘绍基. 2013. 新生儿常见疾病诊断与处理. 北京：人民卫生出版社.

李冀，吴晓燕. 2012. 北京协和医院. 儿科住院医师手册. 北京：人民卫生出版社.

魏克伦，毛健. 2012. 新生儿急救手册. 北京：人民卫生出版社.

王卫平，毛萌，常立文. 2013. 儿科学，8 版，北京：人民卫生出版社.

中华医学会儿科分会呼吸学组儿科支气管镜协作组. 2009. 儿科支气管镜术指南. 中华儿科杂志.

王洪武，金发光，柯耀明. 2009. 支气管镜介入治疗. 北京：人民卫生出版社.

柯耀明. 2011. 经可弯曲支气管镜实用介入治疗技术. 3 版. 厦门大学出版社.

Dweik RA, Boggs PB, Erzurum SC, et al. 2011. American Thoracic Society Committee on Interpretation of Exhaled

Nitric Oxide Levels (FeNO) for Clinical Applications. An official ATS Clinical practice guideline: interpretation of exhaled nitric oxide levels (FeNO) for clinical applications. Am J Respir Crit Care Med.

Hacking D, Watkins A, Fraser S, et al. 2011. Respiratory distress syndrome and birth order in premature twins, Arch Dis Child Fetal Neonatal Ed.

Elimian A, Figueroa R, Spitzer A, et al. 2003. Antenatalcorticosteroids: are incomplete courses beneficial? Obstet Gynecol.

王卫平，毛萌，常立文. 2013. 儿科学，8 版. 北京：人民卫生出版社.

Finer N, Leone T. 2009. Oxygen saturation monitoring for the preterm infant: the evidence basis for current practice. Pediatr Res.

张玉侠，于新颖. 2015. 实用新生儿护理学. 北京：人民卫生出版社.

Verder H, Bohlin K, Kamper J, et al. 2009. Nasal CPAP and surfactant for treatment of respiratory distress syndrome and prevention of bronchopulmonary dysplasia.Acta Pediatrics.

喻文亮. 2016. 小儿急性呼吸窘迫综合征诊疗技术规范. 中国小儿急救医学.

刘春峰，卢志超. 2015. 2015 国际小儿急性呼吸窘迫综合征专家共识解读. 中国小儿急救医学.

许峰，王荃，钱素云. 2016. 2015 年版“儿童急性呼吸窘迫综合征：儿童急性肺损伤会议共识推荐”指南解读. 中华儿科杂志.

附录 1

中国新生儿复苏指南

（2016 年北京修订）

中国新生儿复苏项目专家组

第一部分 指南目标和原则

1. 确保每次分娩时至少有 1 名熟练掌握新生儿复苏技术的医护人员在场。

2. 加强产儿科合作，儿科医师参加高危产妇分娩前讨论，在产床前等待分娩及实施复苏，负责复苏后新生儿的监护和查房等。产儿科医师共同保护胎儿完成向新生儿的平稳过渡。

3. 在卫生行政领导参与下将新生儿复苏技能培训制度化，以进行不断地培训、复训、定期考核，并配备复苏器械；各级医院须建立由行政管理人员、产科、儿科医师、助产士（师）及麻醉师组成的院内新生儿复苏领导小组。

4. 在 ABCD 复苏原则下，新生儿复苏可分为 4 个步骤：①快速评估（或有无活力评估）和初步复苏；②正压通气和脉搏血氧饱和度监测；③气管插管正压通气和胸外按压；④药物和（或）扩容。

5. 参考 2015 年国际复苏联络委员会推出的复苏指南，结合中国国情和新生儿复苏培训进展及现状，中国新生儿复苏项目专家组制定本指南。

第二部分 新生儿复苏指南

一、复苏准备

1. 人员 每次分娩时至少有1名熟练掌握新生儿复苏技术的医护人员在场，其职责是照料新生儿。高危分娩时需要组成有儿科医师参加的复苏团队。多胎分娩时，每名新生儿都应由专人负责。

2. 物品 新生儿复苏设备和药品齐全，单独存放，功能良好。

二、复苏的基本程序

此评估-决策-措施的程序在整个复苏中不断重复。

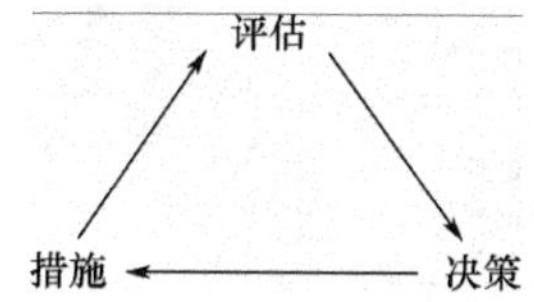

评估主要基于以下3个体征：呼吸、心率、脉搏血氧饱和度。

通过评估这3个体征中的每一项来确定每一步骤是否有效。其中心率对于决定进入下一步骤是最重要的。

中国新生儿复苏流程图见附图1-1。

三、复苏的步骤

（一）快速评估

出生后立即快速评估4项指标：①足月吗？②羊水清吗？③有哭声或呼吸吗？④肌张力好吗？

如4项均为“是”，应快速彻底擦干，和母亲皮肤接触，进行常规护理。

如4项中有1项为“否”，则需复苏，进行初步复苏。

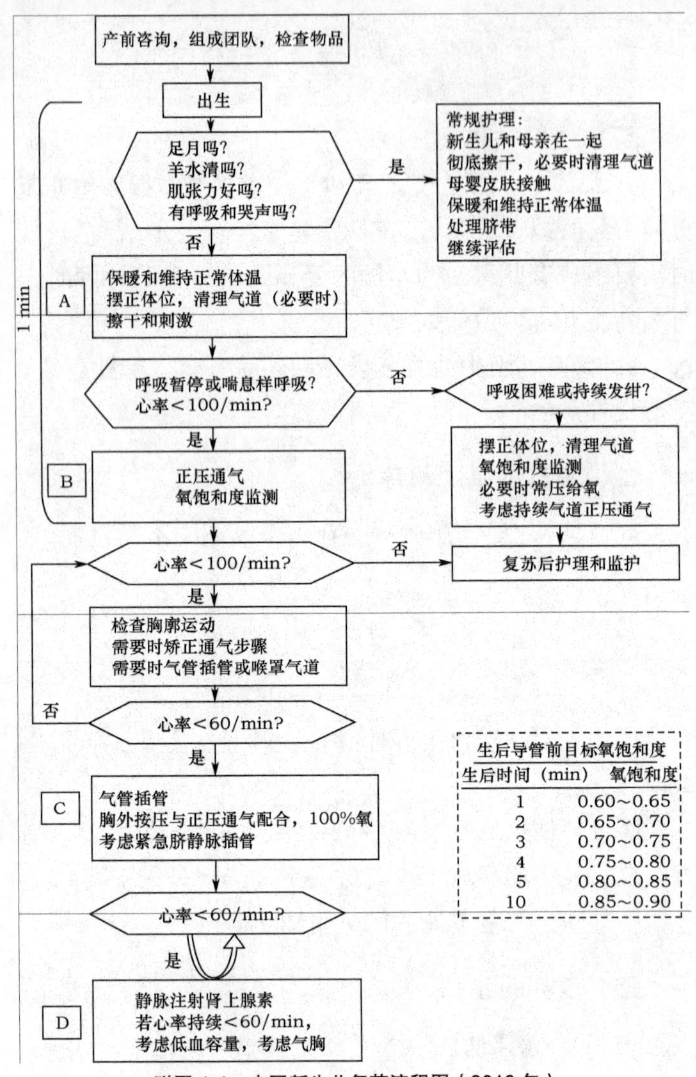

附图 1-1　中国新生儿复苏流程图（2016 年）

如羊水有胎粪污染，进行有无活力的评估及决定是否气管插管吸引胎粪。

（二）初步复苏

1. 保暖　产房温度设置 25～28℃。提前预热辐射保暖台，足月儿辐射保暖台温度设置 32～34℃，或腹部体表温度 36.5℃，早产儿根据其中性温度设置。用预热毛巾包裹新生儿放在辐射保暖台上，注意头部擦干和保暖。有条件的医疗单位复苏胎龄<32 周的早产儿时，可将其头部以下躯体和四肢放在清洁的塑料袋内，或盖以塑料薄膜置于辐射保暖台上，摆好体位后继续初步复苏的其他步骤。避免高温，防止引发呼吸抑制。

2. 体位　置新生儿头轻度仰伸位（鼻吸气位）。

3. 吸引　必要时（分泌物量多或有气道梗阻）用吸球或吸管（12 F 或 14 F）先口咽后鼻清理分泌物。过度用力吸引可导致喉痉挛，可刺激迷走神经引起心动过缓，并可延迟自主呼吸出现。应限制吸管的深度和吸引时间（<10s），吸引器的负压不超过 100mmHg（13.3 kPa）。

4. 羊水胎粪污染时的处理　2015 年美国新生儿复苏指南不再推荐羊水胎粪污染时常规气管内吸引胎粪（无论有无活力）。根据我国国情和实践经验，新生儿复苏项目专家组做如下推荐：当羊水胎粪污染时，仍首先评估新生儿有无活力：新生儿有活力时，继续初步复苏；新生儿无活力时，应在 20s 内完成气管插管及用胎粪吸引管吸引胎粪（附图 1-2）。如果不具备气管插管条件，而新生儿无活力时，应快速清理口鼻后立即开始正压通气。

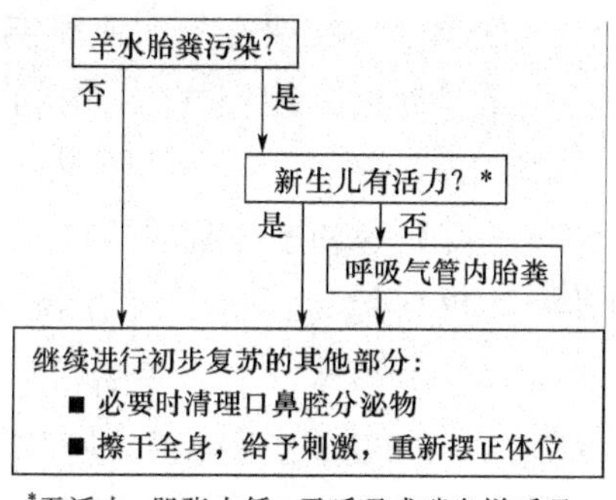

附图 1-2　羊水胎粪污染时的处理

5. 擦干和刺激　快速彻底擦干头部、躯干和四肢，拿掉湿毛巾。彻底擦干即是对新生儿的刺激以诱发自主呼吸。如仍无呼吸，用手轻拍或手指弹患儿的足底或摩擦背部2次以诱发自主呼吸。如这些努力无效，表明新生儿处于继发性呼吸暂停，需要正压通气。

（三）正压通气

新生儿复苏成功的关键是建立充分的通气。

1. 指征　①呼吸暂停或喘息样呼吸；②心率<100/min。对有以上指征者，要求在“黄金一分钟”内实施有效地正压通气。

如果新生儿有呼吸，心率>100/min，但有呼吸困难或持续紫绀，清理气道、脉搏血氧饱和度监测，可常压给氧或持续气道正压通气（CPAP），特别是早产儿。

2. 气囊面罩正压通气　①压力：通气压力需要20～25cmH_2O（1cmH_2O=0.098kPa），少数病情严重的初生儿可用2～3次30～40cmH_2O压力通气。国内使用的新生儿复苏囊为自动充气式气囊（250 ml），使用前要检查减压阀。有条件最好配备压力表。②频率：40～60/min。③用氧：推荐县及县以上医疗单位创造条件在产房添置空氧混合仪、空气压缩器及脉搏血氧饱和度仪。无论足月儿或早产儿，正压通气均要在脉搏血氧饱和度仪的监测指导下进行。足月儿开始用空气进行复苏，早产儿开始给 21%～40%浓度的氧，用空氧混合仪根据血氧饱和度调整给氧浓度，使氧饱和度达到目标值（见流程图）。胸外按压时给氧浓度要提高到100%。在我国，有一些医院未配备脉搏血氧饱和度仪或空氧混合仪或二者皆无。我们建议接产的医疗单位应当尽最大可能配备相应设备，如果无上述两种仪器，在利用自动充气式气囊复苏时，有4种氧浓度可用：自动充气式气囊不连接氧源，氧浓度21%（空气）；连接氧源，不加储氧器，可得到约40%浓度的氧；连接氧源，加储氧器得100%（袋状）、90%（管状）浓度的氧。脉搏血氧饱和度仪的传感器应放在新生儿动脉导管前位置（即右上肢，通常是手腕或手掌中间的表面）。在传感器与仪器连接前，先将传感器与婴儿连接，有助于最迅速地获得信号。④评估心率：可触摸新生儿的脐带搏动或用听诊器听诊新生儿的心跳，计数6s，乘10即得出每分钟心率的快速估计值。近年来脉搏血氧饱和度仪用于新生儿复苏，可以测量心率和血氧饱和度。为了更准确地评估心率，2015年美国新生儿复苏指南推荐应用3导心电图测量心率，考虑到我国国情，我们建议有条件的单位可以试用，并总结经验。⑤判断有效通气：开始正压通气时即刻连接脉搏血氧饱和度仪，并观察胸廓是否起伏。有效地正压通气表现为胸廓起伏良好，心率迅速增快。⑥矫正通气步骤：如达不到有效通气，需做矫正通气步骤，包括：检查面罩和面部之间是否密闭，再次通畅气道（可调整头位为鼻吸气位，清除分泌物，使新生儿的口张开）及增加气道压力。矫正通气后，如心率＜100/min，可进行气管插管或使用喉罩气道。⑦评估及处理：经30s有效正压通气后，如有自主呼吸且心率≥100/min，可逐步减少并停止正压通气，根据脉搏血氧饱和度值决定是否常压给氧；如心率＜60/min，行气管插管正压通气并开始胸外按压。⑧其他：持续气囊面罩正压通气（＞2min）可产生胃充盈，应常规经口插入8F胃管，用注射器抽气，并保持胃管远端处于开放状态。

3. T-组合复苏器（T-Piece复苏器）　T-组合复苏器是一种由气流控制、有压力限制的机械装置，能提供恒定的吸气峰压（PIP）及呼气末正压（PEEP）。本指南推荐县及县以上医疗单位尤其是三级医院使用，对早产儿的复苏更能提高效率和安全性。①指征：用于足月儿和早产儿正压通气。②用法：需接上压缩气源，气体由T-组合复苏器的新生儿气体出口经一个管道输送到新生儿端，与面罩或气管导管相连。预先设定 PIP 20～25cmH_2O、PEEP 5cmH_2O、最大气道压（安全压）40cmH_2O。操作者用拇指或食指关闭或打开 T 形管的开口，控制呼吸频率及吸气时间。使气体直接进入新生儿气道。由于提供恒定一致的 PEEP 及 PIP，维持功能残气量，更适合早产儿复苏时正压通气的需要。本装置容易操作、使用灵活、压力输出稳定、操作者不易疲劳。

（四）喉镜下经口气管插管

1. 指征　①需要气管内吸引清除胎粪时；②气囊面罩正压通气无效或要延长时；③胸外按压时；④经气管注入药物时；⑤需气道给表面活性物质（PS）；⑥特殊复苏情况，如先天性膈疝或超低出生体重儿。

2. 准备　进行气管插管必需的器械和用品应放置在一起，在每间产房、手术室、新生儿室和急救室应随时备用。常用的气管导管为上下直径一致的直管、不透射线和有刻度标示。如使用金属导丝，导丝前端不可超过管端。附表 1-1、附表 1-2 提供气管导管型号和插入深度的选择方法。

附表 1-1　气管导管型号在新生儿不同体重、胎龄的选择

导管内径（mm）	新生儿体重（g）	胎龄（周）
2.5	<1000	<28
3.0	1000～2000	28～34
3.5	2000～3000	34～38
3.5～4.0	>3000	>38

附表 1-2　不同体重新生儿气管导管插入深度的选择

体重（g）	插入深度 cm[P]
1000[a]	6～7
2000	7～8
3000	8～9

（续 表）

体重（g）	插入深度 cm[P]
4000	9～10

[P]为上唇至气管导管管端的距离；[a]新生儿体重＜750g，仅需插入 6cm

3. *方法* 关键在于暴露声门，并强调操作者小手指的 3 个用途。①插入喉镜：左手持喉镜，使用带直镜片（早产儿用 0 号，足月儿用 1 号）的喉镜进行经口气管插管。将喉镜柄夹在拇指与前 3 个手指间，镜片朝前。小指靠在新生儿颏部（小手指的第 1 个用途）提供稳定性。喉镜镜片应沿着舌面向右边滑入，将舌头推至口腔左边，推进镜片直至其顶端达会厌软骨谷。②暴露声门：采用一抬一压手法，轻轻抬起镜片，上抬时需将整个镜片平行于镜柄方向移动，使会厌软骨抬起即可暴露声门和声带。如未完全暴露，操作者用小指（小手指的第 2 个用途）或由助手用食指向下稍用力压环状软骨使气管下移有助于看到声门。在暴露声门时不可上撬镜片顶端抬起镜片。③插管：插入有金属管芯的气管导管，将管端置于声门与气管隆突之间，接近气管中点。④操作时限及技巧：整个操作要求在 20～30s 完成。如插入导管时声带关闭，可采用 Hemlish 手法，助手用右手食、中两指在胸外按压的部位向脊柱方向快速按压 1 次促使呼气产生，声门即张开。

4. *胎粪吸引管的使用* 施行气管内吸引胎粪时，将胎粪吸引管直接连接气管导管，以清除气管内残留胎粪。吸引时复苏者用右手食指将气管导管固定在新生儿的上腭，左手食指按压胎粪吸引管的手控口使其产生负压，边退气管导管边吸引，3～5s 将气管导管撤出气管外，并随手快速吸引 1 次口腔内分泌物。

5. *判断气管导管位置的方法* 正压通气时导管管端应在气管中点，判断方法如下：①声带线法：导管声带线与声带水平吻合。②胸骨上切迹摸管法：操作者或助手的小指尖垂直置于胸骨上切迹上（小手指的第 3 个用途），当导管在气管内前进时小指尖触摸到管端，则表示管端已达气管中点。③体重法：参照表 2。

6. *确定插管成功的方法* ①胸廓起伏对称；②听诊双肺呼吸音一致，尤其是腋下，且胃部无呼吸音；③无胃部扩张；④呼气时导管内有雾气；⑤心率、血氧饱和度和新生儿反应好转；⑥有条件可使用呼出 CO_2 检测器，可快速确定气管导管位置是否正确。

（五）喉罩气道

喉罩气道是一个用于正压通气的气道装置。

1. *适应证* ①新生儿复苏时如气囊一面罩通气无效，气管插管失败或不可行时；②小下颌或相对大的舌，如 Pierre- Robin 综合征和唐氏综合征；③多用于体重 ≥12 000g 的新生儿。

2. *方法* 喉罩气道由一个可扩张的软椭圆形边圈（喉罩）与弯曲的气道导管连接而成。弯曲的喉罩越过舌产生比面罩更有效地双肺通气。采用“盲插”法，用食指将喉罩罩体开口向前插入新生儿口腔，并沿硬腭滑入至不能推进为止，使喉罩气囊环安放在声门上方。向喉罩边圈注入 2～3ml 空气，使扩张的喉罩覆盖喉口（声门）。喉罩气道导管有一个 15mm 接管口可连接复苏囊或呼吸器进行正压通气。

（六）胸外按压

1. *指征* 有效正压通气 30s 后，心率（60/min，在正压通气同时须进行胸外按压。

2. *要求* 此时应气管插管正压通气配合胸外按压，以使通气更有效。胸外按压时给氧浓度增加至 100%。

3. *方法* 胸外按压的位置为胸骨下 1/3（两乳头连线中点下方），避开剑突。按压深度约为胸廓前后径的 1/3，产生可触及脉搏的效果。按压和放松的比例为按压时间稍短于放松时间，放松时拇指或其他手指应不离开胸壁。

按压的方法为拇指法和双指法：①拇指法：双手拇指端压胸骨，根据新生儿体型不同，双拇指重叠或并列，双手环抱胸廓支撑背部。②双指法：右手食、中两手指尖放在胸骨上进行按压，左手支撑背部。

因为拇指法能产生更高的血压和冠状动脉灌注压，操作者不易疲劳，加之采用气管插管正压通气后，拇指法可在新生儿头侧进行，不影响做脐静脉插管，拇指法成为胸外按压的首选方法。

4. 胸外按压和正压通气的配合　需要胸外按压时，应气管插管进行正压通气。由于通气障碍是新生儿窒息的首要原因，因此胸外按压和正压通气的比例应为3∶1，即 90/min 按压和 30/min 呼吸，达到每分钟约 120 个动作。每个动作约 1/2s，2s 内 3 次胸外按压加 1 次正压通气。45～60s 重新评估心率，如心率仍<60/min，除继续胸外按压外，还应考虑使用肾上腺素。

（七）药物

新生儿复苏时，很少需要用药。新生儿心动过缓通常是由于肺部通气不足或严重缺氧，纠正心动过缓的最重要步骤是充分地正压通气。

1. 肾上腺素　①指征：45～60s 的正压通气和胸外按压后，心率持续<60/min。②剂量：新生儿复苏应使用 1∶10 000 的肾上腺素。静脉用量 0.1～0.3ml/kg；气管内用量 0.5～1ml/kg。必要时 3～5min 重复 1 次。③给药途径：首选脐静脉给药。如脐静脉插管操作尚未完成或无条件做脐静脉插管时，可气管内快速注入，若需重复给药，则应选择静脉途径。

2. 扩容药　①指征：有低血容量、怀疑失血或休克的新生儿在对其他复苏措施无反应时；②扩容药：推荐生理盐水；③方法：首次剂量为10ml/kg，经脐静脉或外周静脉5～10min缓慢推入，必要时可重复扩容1次。

3. 其他药物　分娩现场新生儿复苏时一般不推荐使用碳酸氢钠。

4. 脐静脉插管　脐静脉是静脉注射的最佳途径，用于注射肾上腺素以及扩容剂。可插入3.5 F或5 F的不透射线的脐静脉导管。当新生儿复苏进行胸外按压时，即可考虑开始脐静脉插管，为给药做准备。插管方法如下：沿脐根部用线打一个松的结，如在切断脐带后出血过多，可将此结拉紧。在夹钳下离皮肤线约2cm处用手术刀切断脐带，可在11、12点位置看到大而壁薄的脐静脉。脐静脉导管连接三通和5ml注射器，充以生理盐水，导管插入脐静脉2～4cm，抽吸有回血即可。早产儿插入导管稍浅，插入过深，则高渗透性药物和影响血管的药物可能直接损伤肝脏，务必避免将空气推入脐静脉。

第三部分　正压通气不能使肺部充分通气的特殊复苏情况

如按复苏流程规范复苏，新生儿心率、血氧饱和度和肌张力状况应有改善。如无良好的胸廓运动，未听及呼吸音，持续发绀，可能有以下问题（附表1-3）。

附表1-3　新生儿复苏的特殊情况

情况	病史/临床症状	措施
气道机械性阻塞		
胎粪或黏液阻塞	胎粪污染羊水/胸廓运动不良	气管导管吸引胎粪/正压通气
后鼻孔闭锁	哭时红润，安静时发绀	口咽气道或气管导插入口咽部
咽部气道畸形（Pierre-Robin综合征）	舌后坠进入咽喉上方将其堵塞，空气进入困难	俯卧体位，后鼻咽插管或喉罩气道

（续 表）

情况	病史/临床症状	措施
肺功能损害		
气胸	呼吸困难，双肺呼吸音不对称	胸腔穿刺术
	持续发绀	
胸腔积液	呼吸音减低	立即气管插管，正压通气
	持续发绀	胸腔穿刺术，引流放液
先天性膈疝	双肺呼吸音不对称持续发绀，舟状腹	气管插管，正压通气插入胃管
心脏功能损害		
先天性心脏病	持续发绀/心动过缓	进一步诊断评价
胎儿失血	苍白，对复苏反应不良	扩容，可能包括输血

新生儿持续发绀或心动过缓，可能为先天性心脏病。此类患儿很少在出生后立即发病。所有无法成功复苏的原因几乎均为通气问题。

第四部分 复苏后监护

复苏后的新生儿可能有多器官损害的危险，应继续监护，包括：①体温管理；②生命体征监测；③早期发现并发症。

继续监测维持内环境稳定包括：血氧饱和度、心率、血压、血细胞比容、血糖、血气分析及血电解质等。

需要复苏的新生儿断脐后立即进行脐动脉血气分析，出生后脐动脉血 pH＜7，结合 Apgar 评分有助于窒息的诊断和预后的判断。及时对脑、心、肺、肾及胃肠等器官功能进行监测，早期发现异常并适当干预，以减少窒息的死亡和伤残。

一旦完成复苏，为避免血糖异常，应定期监测血糖，低血糖者静脉给予葡萄糖。如合并中、重度缺氧缺血性脑病，有条件的医疗单位可给予亚低温治疗。

第五部分　早产儿复苏需关注的问题

一、体温管理

置于合适中性温度的暖箱。对胎龄<32 周早产儿复苏时，可采用塑料袋保温（见初步复苏部分）。

二、正压通气时控制压力

早产儿由于肺发育不成熟，通气阻力大，不稳定的间歇正压给氧易使其受伤害。正压通气需要恒定的 PIP 及 PEEP，推荐使用 T-组合复苏器进行正压通气。

三、避免肺泡萎陷

胎龄<30 周、有自主呼吸或呼吸困难的早产儿，产房内尽早使用 CPAP。根据病情选择性使用 PS。

四、维持血流动力学稳定

由于早产儿生发层基质的存在，易造成室管膜下-脑室内出血。心肺复苏时要特别注意保温、避免使用高渗药物、注意操作轻柔、维持颅压稳定。

五、缺氧后器官功能监测

围生期窒息的早产儿因缺氧缺血易发生坏死性小肠结肠炎，应密切观察、延迟或微量喂养。注意尿量、心率、心律。

六、减少氧损伤

早产儿对高动脉氧分压非常敏感，易造成氧损害。需要规范用氧，复苏开始时给氧浓度应低于 65%，并进行脉搏血氧饱和度或血气的动态监测，使血氧饱和度维持在目标值，复苏后应使血氧饱和度维持在 0.90～0.95。定期眼底检查随访。

附录 2

毛细支气管炎诊断、治疗与预防专家共识（2014 年版）

《中华儿科杂志》编辑委员会
中华医学会儿科学分会呼吸学组

【概要】 毛细支气管炎即急性感染性细支气管炎，主要发生于 2 岁以下的婴幼儿，值发病年龄为 2～6 月龄；以流涕、咳嗽、阵发性喘息、气促、胸壁吸气性凹陷（三凹征）、听诊呼气相延长、可闻及哮鸣音及细湿啰音为主要临床表现；呼吸道合胞病毒（RSV）是引起毛细支气管炎最常见的病毒病原，本病具有自限性。为规范毛细支气管炎的诊治与预防，在参考国外相关最新诊断防治指南的基础上，结合中国的实际情况，提出如下建议。本共识主要适用于年龄小于 1 岁、第一次喘息发作的毛细支气管炎患儿。

一、诊断

1. 应主要根据病史及体格检查临床诊断毛细支气管炎，并对疾病严重程度进行分级（B 级证据，高度推荐）。

2. 应评估有无发生严重毛细支气管炎的高危因素，如年龄＜12 周、早产、合并心肺疾病或存在免疫缺陷状态（B 级证据，中度推荐）。

二、治疗

1．监测病情变化、对症和支持治疗（A 级证据，高度推荐）。

2．可试用支气管舒张剂雾化吸入治疗（B 级证据，低度推荐）。

3．不推荐常规应用全身糖皮质激素（A 级证据，高度推荐），可选用雾化吸入糖皮质激素治疗（B 级证据，低度推荐）。

4．住院患儿在严密监测下，试用 3%高渗盐水雾化吸入（B 级证据，低度推荐）。

5．不推荐常规应用利巴韦林，包括雾化吸入途径用药（B 级证据，中度推荐）。

6．仅在不排除细菌感染时选用合适抗菌药物（B 级证据，高度推荐）。

7．不推荐胸部理疗（B 级证据，中度推荐）。

三、预防

1．慢性肺疾病、早产儿（<32 周）或先天性心脏病等高危儿可给予帕利珠单抗（palivizumab）预防（B 级证据，中度推荐）。

2．洗手是预防 RSV 院内传播的最重要措施：在与患儿直接接触前后，接触邻近患儿的物体后以及摘手套后，均应洗手（B 级证据，高度推荐）。

3. 婴幼儿应避免暴露于拥挤的人群或被动吸烟的环境中（B 级证据，高度推荐）。

4．提倡母乳喂养（B 级证据，中度推荐）。

毛细支气管炎即急性感染性细支气管炎，主要发生于 2 岁以下的婴幼儿，峰值发病年龄为 2～6 月龄；以流涕、咳嗽、阵发性喘息、气促、胸壁吸气性凹陷（三凹征）、听诊呼气相延长、可闻及哮鸣音及细湿啰音为主要临床表现；感染累及直径75～300mm的细支气管，急性炎症、黏膜水肿、上皮细胞坏死、黏液分泌增多，致细支气管狭窄与阻塞是该病的病理基础。毛细支气管炎最常见的病因是病毒感染，尤其是呼吸道合胞病毒（respiratory syncytial virus，RSV）感染。<6月龄和高危婴儿有较高的病死率。

【病原学】 毛细支气管炎主要由嗜支气管上皮细胞的病毒引起，其中RSV仍是公认的最常见的病原体，占50%以上。RSV也是最易引起重症的病原体，并可引起暴发流行，危害极大。RSV是RNA病毒，在世界各地广泛流行。在我国南方流行高峰主要在夏秋季，而在北方则发生在冬春季。每隔数年还会出现1次由RSV感染导致的毛细支气管炎暴发流行。根据抗原性和分子生物学可将RSV分为A、B两个亚型。其他病毒病原有副流感病毒（parainfluenza virus type，PIV，以PIV3最常见）、腺病毒（Adenovirus，Ad）、流感病毒（influenzavirus，甲型和乙型）。随着分子生物学技术的发展，发现肠道病毒（enterovirus）、鼻病毒（rhinovirus）、人偏肺病毒（human metapneumovirus，hMPV）、2005年新发现的博卡病毒（human Boca virus，HBoV）等感染也与毛细支气管炎有关。

除病毒外，肺炎支原体（mycoplasma pneumoniae，MP）、肺炎衣原体（chlamydia pneumonia，CP）感染也可引起毛细支气管炎。

【临床表现】

一、症状

毛细支气管炎早期呈现病毒性上呼吸道感染症状，包括鼻部卡他症状、咳嗽、低至中等度发热（>39℃高热不常见），1～2d后病情迅速进展，出现阵发性咳嗽，3～4d 出现喘息、呼吸困难，严重时出现发绀，5～7d 时达到疾病高峰。其他常见症状还有：呕吐、烦躁、易激惹、喂养量下降，<3 个月的小婴儿可出现呼吸暂停。

二、体征

体温升高、呼吸频率增快、呼气相延长、可闻及哮鸣音及细湿啰音，严重时可出现发绀、心动过速、脱水、胸壁吸气性凹陷（三凹征）及鼻翼扇动等表现。

三、病情严重度分级

病情严重程度分级见附表 2-1。

附表 2-1　病情严重度分级

项目	轻度	中度	重度
喂养量	正常	下降至正常一半	下降至正常一半以上或拒食
呼吸频率	正常或稍增快	>60/min	>70/min
胸壁吸气性三凹征	轻度（无）	中度（肋间隙凹陷较明显）	重度（肋间隙凹陷极明显）
鼻翼扇动或呻吟	无	无	有
血氧饱和度	>92%	80%～90%	<88%
精神状况	正常	轻微或间断烦躁、易激惹	极度烦躁不安、嗜睡、昏迷

中-重度毛细支气管判断标准为存在其中任何 1 项即可判定

【发生严重毛细支气管炎的危险因素】 发生严重毛细支气管炎（病情严重度分级为中-重度毛细支气管炎）的危险因素包括：早产（孕周<37 周）、低出生体重、年龄小于 12 周龄、有慢性肺疾病、囊性纤维化、先天性气道畸形、咽喉功能不协调、左向右分流型先天性心脏病、神经肌肉疾病、免疫功能缺陷、唐氏综合征等患儿。

【辅助检查】

一、经皮血氧饱和度监测

建议在疾病早期（最初 72h 内）或有重症毛细支气管炎危险因素的患儿进行血氧饱和度监测。

二、鼻咽抽吸物病原学检测

毛细支气管炎病毒病原检测方法包括抗原检测（免疫荧光法、ELISA 和金标法）、PCR、RT-PCR 等方法。RSV、流感病毒 A 和 B、腺病毒等病原谱的检测有助于预防隔离，并避免不必要的进一步检查。

三、胸部 X 线检查

毛细支气管炎 X 线表现为肺部过度充气征或斑片状浸润阴影，局部肺不张，支气管周围炎。

四、患儿如果出现下列情况，需要做进一步检查

1. 有脱水征象时需要检测血清电解质。

2. 当体温＞38.5℃，或有感染中毒症状时需做血培养。

3. 重症、尤其是具有机械通气指征时需及时进行动脉血气分析。

【住院与转入 ICU 指征】 大多数毛细支气管炎患儿临床表现为轻度，疾病呈自限过程，有条件时可以在家护理，关注饮食及液体摄入、呼吸及体温情况。对中、重度患儿，需要入院治疗，密切监测病情变化，及时处理病情的加重和恶化。基于病情严重度的处理流程见附图 2-1。

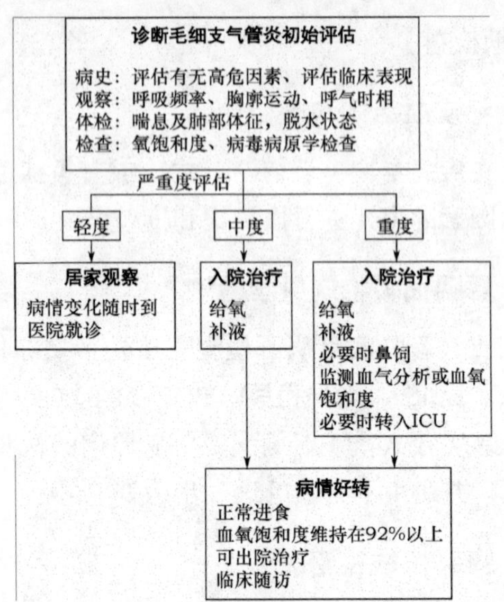

附图 2-1　基于毛细支气管炎病情严重程度的处理流程

1. 中、重度毛细支气管炎患儿需要住院治疗，对于有危险因素的患儿应放宽入院指征。

2. 转入 ICU 指征：对给予浓度 50%的氧吸入仍然不能纠正严重呼吸困难或窒息的患儿，有转入 ICU 的指征，严密观察，必要时可行气道持续正压通气或气管插管机械通气。

【治疗】 毛细支气管炎的基本处理原则包括监测病情变化、供氧以及保持水电解质内环境稳定。

1. 细致观察并随时评估病情变化情况　临床医生需要反复查看患儿病情，评估变化。对处于疾病急性期的住院患儿，运用脉搏血氧监测仪进行经皮血氧饱和度监测。

2. 保证呼吸道通畅，保证足够的供氧　海平面、呼吸空气条件下，睡眠时血氧饱和度持续低于 88%，或清醒时血氧饱和度持续低于 90%者有吸氧指征。给氧前宜先吸痰清理气道、摆正体位，以保证气道通畅心。对有慢性心肺基础疾病的患儿需要更积极用氧。

3. 保证足够碳水化合物供应　患儿若能正常进食母乳，应鼓励其继续母乳喂养，若患儿呼吸频率大于60/min，且呼吸道分泌物多、容易发生吐奶呛奶导致误吸时可考虑鼻胃管营养摄入，必要时予以静脉营养。

4. 药物治疗

（1）支气管舒张药：可以试验性雾化吸入β_2受体激动药或联合应用M受体阻滞药，尤其是当有过敏性疾病，如哮喘、过敏性鼻炎等疾病家族史时。

（2）糖皮质激素：不推荐常规使用全身糖皮质激素治疗；可选用雾化吸入糖皮质激素治疗。

（3）3%高渗盐水雾化吸入：近年来关于高渗盐水雾化吸入治疗毛细支气管炎受到广泛关注，最新的研究并未完全明确 3%高渗盐水雾化吸入治疗毛细支气管炎的有效性。住院患儿在严密监测下试用3%高渗盐水雾化吸入时，使用前可雾化吸入支气管舒张药；使用中若患儿咳喘加重需立即停用，并注意吸痰、保持气道通畅。

（4）抗菌药物：除非有合并细菌感染的证据，否则不作为常规使用。

（5）利巴韦林：不推荐常规使用。

（6）胸部物理疗法：胸部物理疗法不能缩短住院时间，不推荐应用。

【预防】

1. 加强家长对疾病认识方面的宣教，积极提倡母乳喂养。

2. RSV F 蛋白单克隆抗体-帕利珠单克隆抗体（palivizumab）：帕利珠单克隆抗体作为被动免疫方式已取代 RSV 免疫球蛋白，具有减少 RSV 感染导致的住院率和明显减少重症发生率的作用。推荐可以将其应用于有发生重症风险的高危儿的预防，如早产儿、合并有慢性肺部疾病或者先天性心脏病患儿。从 RSV 感染高发季节 11 月开始，每千克体重 15 mg 肌内注射，连续 5 个月，能降低 RSV 感染住院率 39%～78%。

【预后】绝大多数毛细支气管炎患儿够完全康复，不遗留后遗症。住院患儿中 3%～7%需要机械通气。毛细支气管炎引起的死亡大多数发生于小于 6 月龄的患儿以及合并有心肺疾病的患儿。有 34%～50%毛细支气管炎患儿日后会继发气道高反应性疾病。

（刘恩梅　陈慧中　钱　渊　执笔）

参加本共识制定的专家：陆权（上海交通大学附属上海市儿童医院）；洪建国（上海交通大学第一人民医院儿科）；鲍一笑（上海交通大学附属新华医院儿科）；申昆玲（首都医科大学附属北京儿童医院）；李昌崇（温州医科大学附属育婴儿童医院）；陈强（江西省儿童医院）；陈志敏（浙江大学附属儿童医院）；赵德育（南京医科大学附属南京儿童医院）；张海邻（温州医科大学附属育婴儿童医院）；刘瀚旻（四川大学附属华西第二医院）；符州（重庆医科大学附属儿童医院）；邓力（广州妇女儿童医学中心）；代继宏（重庆医科大学附属儿童医院）；罗征秀（重庆医科大学附属儿童医院）；尚云晓（中国医学大学盛京医院儿科）；郑跃杰（深圳市儿童医院）；赵顺英（首都医科大学附属北京儿童医院）；丁明杰（山东大学齐鲁儿童医院）；鲁继荣（吉林大学第一医院儿科）；刘恩梅（重庆医科大学附属儿童医院）；钱渊（首都儿科研究所病毒研究室）；陈慧中（首都儿科研究所附属儿童医院）

附录 3

儿童支气管哮喘诊断与防治指南（2016 年版）

中华医学会儿科学分会呼吸学组
《中华儿科杂志》编辑委员会

支气管哮喘（以下简称哮喘）是儿童时期最常见的慢性气道疾病。20 余年来我国儿童哮喘的患病率呈明显上升趋势。1990 年全国城市 14 岁以下儿童哮喘的累计患病率为 1.09%，2000 年为 1.97%，2010 年为 3.02%。哮喘严重影响儿童的身心健康，也给家庭和社会带来沉重的精神和经济负担。目前我国儿童哮喘的总体控制水平尚不理想，这与哮喘儿童家长对疾病的认知不足、临床医师的规范化管理水平参差不齐有关。众多研究证明，儿童哮喘的早期干预和规范化管理有利于控制疾病，改善预后。2008 年修订的《儿童支气管哮喘诊断和防治指南》充分体现了循证医学原则，对提高我国儿童哮喘的防治发挥了重要的作用。自 2008 年以来儿童哮喘的研究又取得了新的进展，本指南在 2008 年指南的基础上，参照近年来国外发表的哮喘防治指南以及国内的哮喘诊治共识，汲取新的循证医学证据，同时结合国内防治儿童哮喘的重要临床经验进行修订，使其更具有实用性和可操作性，为儿童哮喘的规范化诊断和防治提供指导性建议。

【定义】支气管哮喘是一种以慢性气道炎症和气道高反应性为特征的异质性疾病，以反复发作的喘息、咳嗽、气促、胸闷为主要临床表现，常在夜间和（或）凌晨发作或加剧。呼吸道症状的具体表现形式和严重程度具有随时间而变化的特点，并常伴有可变的呼气气流受限。

【诊断】儿童处于生长发育过程，各年龄段哮喘儿童由于呼吸系统解剖、生理、免疫、病理等特点不同，哮喘的临床表型不同，哮喘的诊断思路及其具体检测方法也有所差异。

一、儿童哮喘的临床特点

1. 喘息、咳嗽、气促、胸闷为儿童期非特异性的呼吸道症状，可见于哮喘和非哮喘性疾病。典型哮喘的呼吸道症状具有以下特征：①诱因多样性：常有上呼吸道感染、变应原暴露、剧烈运动、大笑、哭闹、气候变化等诱因；②反复发作性：当遇到诱因时突然发作或呈发作性加重；③时间节律性：常在夜间及凌晨发作或加重；④季节性：常在秋冬季节或换季时发作或加重；⑤可逆性：平喘药通常能够缓解症状，可有明显的缓解期。认识这些特征，有利于哮喘的诊断与鉴别诊断。

2. 湿疹、变应性鼻炎等其他过敏性疾病病史，或哮喘等过敏性疾病家族史，增加哮喘诊断的可能性。

3. 哮喘患儿最常见异常体征为呼气相哮鸣音，但慢性持续期和临床缓解期患儿可能没有异常体征。重症哮喘急性发作时，由于气道阻塞严重，呼吸音可明显减弱，哮鸣音反而减弱甚至消失（“沉默肺”），此时通常存在呼吸衰竭的其他相关体征，甚至危及生命。

4. 哮喘患儿肺功能变化具有明显的特征，即可变性呼气气流受限和气道反应性增加，前者主要表现在肺功能变化幅度超过正常人群，不同患儿的肺功能变异度很大，同一患儿的肺功能随时间变化亦不同。如患儿肺功能检查出现以上特点，结合病史，可协助明确诊断。

二、<6 岁儿童喘息的特点

喘息是学龄前儿童呼吸系统疾病中常见的临床表现，非哮喘的学龄前儿童也可能会发生反复喘息。目前学龄前儿童喘息主要有以下两种表型分类方法。

1. *按症状表现形式分为*　①发作性喘息：喘息呈发作性，常与上呼吸道感染相关，发作控制后症状可完全缓解，发作间歇期无症状。②多诱因性喘息：喘息呈发作性，可由多种触发因素诱发，喘息发作的间歇期也有症状（如夜间睡眠过程中、运动、大笑或哭闹时）。临床上这两种喘息表现形式可相互转化。

2. *按病程演变趋势分为*　①早期一过性喘息：多见于早产和父母吸烟者，主要是环境因素导致的肺发育延迟所致，年龄的增长使肺的发育逐渐成熟，大多数患儿在生后 3 岁之内喘息逐渐消失。②早期起病的持续性喘息（指 3 岁前起病）：患儿主要表现为与急性呼吸道病毒感染相关的反复喘息，本人无特应征表现，也无家族过敏性疾病史。喘息症状一般持续至学龄期，部分患儿在 12 岁时仍然有症状。小于 2 岁的儿童，喘息发作的原因通常与呼吸道合胞病毒等感染有关，2 岁以上的儿童，往往与鼻病毒等其他病毒感染有关。③迟发性喘息/哮喘：患儿有典型的特应征背景，往往伴有湿疹和变应性鼻炎，哮喘症状常迁延持续至成人期，气道有典型的哮喘病理特征。

但是应该注意，在实际临床工作中，上述表型分类方法通常无法实时、可靠地将患儿归入具体表型中，因此这些表型分类的临床指导意义尚待探讨。

三、哮喘诊断标准

哮喘的诊断主要依据呼吸道症状、体征及肺功能检查，证实存在可变的呼气气流受限，并排除可引起相关症状的其他疾病。

1. 反复喘息、咳嗽、气促、胸闷，多与接触变应原、冷空气、物理、化学性刺激、呼吸道感染、运动以及过度通气（如大笑和哭闹）等有关，常在夜间和（或）凌晨发作或加剧。

2. 发作时双肺可闻及散在或弥漫性，以呼气相为主的哮鸣音，呼气相延长。

3. 上述症状和体征经抗哮喘治疗有效，或自行缓解。

4. 除外其他疾病所引起的喘息、咳嗽、气促和胸闷。

5. 临床表现不典型者（如无明显喘息或哮鸣音），应至少具备以下 1 项：①证实存在可逆性气流受限：a. 支气管舒张试验阳性：吸入速效β_2受体激动剂（如沙丁胺醇压力定量气雾药 200～400μg）后 15 min 第一秒用力呼气量（FEV_1）增加≥12%；b. 抗炎治疗后肺通气功能改善：给予吸入糖皮质激素和（或）抗白三烯药物治疗 4～8 周，FEV_1。增加≥12%。②支气管激发试验阳性。③最大呼气峰流量（PEF）日间变异率（连续监测 2 周）≥13%。

符合第 1～4 条或第 4、5 条者，可诊断为哮喘。

四、哮喘诊断注意点

1. 我国儿童哮喘流行病学调查结果显示，城市儿童哮喘的漏诊率达 30%。哮喘的规范控制治疗需要持续较长的时间，部分患儿可能需要数年之久，因此，对于临床症状和体征提示哮喘，包括临床特征较典型的病例，均强调尽可能进行肺通气功能检查，以获取可变呼气气流受限的客观诊断依据，避免诊断不足和诊断过度。

2．<6 岁儿童哮喘的诊断线索：儿童哮喘多起始于 3 岁前，具有肺功能损害的持续性哮喘患儿，其肺功能损害往往开始于学龄前儿童。因此从喘息的学龄前儿童中识别出可能发展为持续性哮喘的患儿，并进行有效早期干预是必要的。但是目前尚无特异性的检测方法和指标可作为学龄前喘息儿童哮喘诊断的确诊依据。因此对于临床表现不典型者，主要依据症状/发作的频度、严重程度及是否存在哮喘发生的危险因素，评估患儿发展为持续性哮喘的可能性，从而判断是否需要启动长期控制治疗，并依据治疗反应进一步支持或排除哮喘的诊断。

临床实践中也可以通过哮喘预测指数（modified asthma predictive index）和哮喘预测工具（asthma prediction too1）等评估工具，对幼龄儿童喘息发生持续哮喘的危险度做出评估。

喘息儿童如具有以下临床特点时高度提示哮喘的诊断：①多于每月 1 次的频繁发作性喘息；②活动诱发的咳嗽或喘息；③非病毒感染导致的间歇性夜间咳嗽；④喘息症状持续至 3 岁以后；⑤抗哮喘治疗有效，但停药后又复发。

如怀疑哮喘诊断，可尽早参照哮喘治疗方案开始试验性治疗，并定期评估治疗反应，如治疗 4～8 周无明显疗效，建议停药并作进一步诊断评估。另外，大部分学龄前喘息儿童预后良好，其哮喘样症状随年龄增长可能自然缓解，对这些患儿必须定期（3～6 个月）重新评估，以判断是否需要继续抗哮喘治疗。

五、咳嗽变异性哮喘（CVA）的诊断

CVA 是儿童慢性咳嗽最常见原因之一，以咳嗽为唯

一或主要表现。诊断依据：

1．咳嗽持续＞4 周，常在运动、夜间和（或）凌晨发作或加重，以干咳为主，不伴有喘息。

2．临床上无感染征象，或经较长时间抗生素治疗无效。

3．抗哮喘药物诊断性治疗有效。

4．排除其他原因引起的慢性咳嗽。

5．支气管激发试验阳性和（或）PEF El 问变异率（连续监测 2 周）≥13%。

6．个人或一、二级亲属过敏性疾病史，或变应原检测阳性。

以上第 1～4 项为诊断基本条件。

六、哮喘诊断和病情监测评估的相关检查

（一）肺通气功能检测

肺通气功能检测是诊断哮喘的重要手段，也是评估哮喘病情严重程度和控制水平的重要依据。哮喘患儿主要表现为阻塞性通气功能障碍，且为可逆性。多数患儿，尤其在哮喘发作期间或有临床症状或体征时，常出现 FEV_1（正常≥80%预计值）和 FEV_1/ FVC（正常≥80%）等参数的降低。对疑诊哮喘儿童，如出现肺通气功能降低，可考虑进行支气管舒张试验，评估气流受限的可逆性；如果肺通气功能未见异常，则可考虑进行支气管激发试验，评估其气道反应性；或建议患儿使用峰流量仪每日 2 次测定峰流量，连续监测 2 周。如患儿支气管舒张试验阳性、支气管激发试验阳性，或 PEF 日间变异率≥13%均有助于确诊。

（二）过敏状态检测

吸入变应原致敏是儿童发展为持续性哮喘的主要危险因素，儿童早期食物致敏可增加吸入变应原致敏的

危险性，吸入变应原的早期致敏（≤3 岁）是预测发生持续性哮喘的高危因素。因此，对于所有反复喘息怀疑哮喘的儿童，均推荐进行变应原皮肤点刺试验或血清变应原特异性 IgE 测定，以了解患儿的过敏状态，协助哮喘诊断。也有利于了解导致哮喘发生和加重的个体危险因素，有助于制定环境干预措施和确定变应原特异性免疫治疗方案。但必须强调过敏状态检测阴性不能作为排除哮喘诊断的依据。外周血嗜酸性粒细胞分类计数对过敏状态的评估有一定价值。

（三）气道炎症指标检测

嗜酸性粒细胞性气道炎症可通过诱导痰嗜酸性粒细胞分类计数和呼出气一氧化氮（FeNO）水平等无创检查方法进行评估。

1. 诱导痰嗜酸性粒细胞分类计数　学龄期儿童通常能配合进行诱导痰检查操作。诱导痰嗜酸性粒细胞水平增高程度与气道阻塞程度及其可逆程度、哮喘严重程度以及过敏状态相关。

2. FeNO 检测　FeNO 水平与过敏状态密切相关，但不能有效区分不同种类过敏性疾病人群（如过敏性哮喘、变应性鼻炎、变应性皮炎），且哮喘与非哮喘儿童 FeNO 水平有一定程度重叠，因此 FeNO 是非特异性的哮喘诊断指标。目前有研究显示，反复喘息和咳嗽的学龄前儿童，上呼吸道感染后如 FeNO 水平持续升高 4 周以上，可作为学龄期哮喘的预测指标。另外，也有研究显示，具有非特异性呼吸道症状的患儿，FeNO$>50\times10^{-9}$（$>$50ppb）提示吸入性糖皮质激素（ICS）短期治疗反应良好。由于目前缺乏低 FeNO 水平的患儿停用 ICS 治疗后长期转归的研究，因此，不推荐单纯以 FeNO 水平高低作为决定哮喘患儿是否使用 ICS 治疗，或 ICS 升/降级治疗的依据。

虽然尚无前瞻性研究证实诱导痰嗜酸性粒细胞分类计数和 FeNO 等无创气道炎症指标在儿童哮喘诊断中的确切价值，但这些指标的连续监测有助于评估哮喘的控制水平和指导优化哮喘治疗方案的制定。

（四）胸部影像学检查

哮喘诊断评估时，在没有相关临床指征的情况下，不建议进行常规胸部影像学检查。反复喘息或咳嗽儿童，怀疑哮喘以外其他疾病，如气道异物、结构性异常（如血管环、先天性气道狭窄等）、慢性感染（如结核）以及其他有影像学检查指征的疾病时，依据临床线索所提示的疾病选择进行胸部 X 线平片或 CT 检查。

（五）支气管镜检查

反复喘息或咳嗽儿童，经规范哮喘治疗无效，怀疑其他疾病，或哮喘合并其他疾病，如气道异物、气道局灶性病变（如气道内膜结核、气道内肿物等）和先天性结构异常（如先天性气道狭窄、食管-气管瘘）等，应考虑予以支气管镜检查以进一步明确诊断。

（六）哮喘临床评估工具

此类评估工具主要基于临床表现进行哮喘控制状况的评估，临床常用的哮喘评估工具有：哮喘控制测试（Asthma Control Test，ACT）、儿童哮喘控制测试（Childhood Asthma Control Test，C-ACT，适用于 4～11 岁儿童）、哮喘控制问卷（Asthma Control Questionnaire，ACQ）和儿童呼吸和哮喘控制测试（Test for Respiratory and Asthma Control in Kids，TRACK）等，应根据患儿年龄和就诊条件，选用合适的评估工具，定期评估。

【哮喘分期与分级】

一、分期

根据临床表现，哮喘可分为急性发作期（acute

exacerbation)、慢性持续期(chronic persistent)和临床缓解期(clinical remission)。急性发作期是指突然发生喘息、咳嗽、气促、胸闷等症状，或原有症状急剧加重；慢性持续期是指近3个月内不同频度和(或)不同程度地出现过喘息、咳嗽、气促、胸闷等症状；临床缓解期系指经过治疗或未经治疗症状、体征消失，肺功能恢复到急性发作前水平，并维持3个月以上。

二、哮喘的分级

哮喘的分级包括哮喘控制水平分级、病情严重程度分级和急性发作严重度分级。

(一)哮喘控制水平的分级

哮喘控制水平的评估包括对目前哮喘症状控制水平的评估和未来危险因素评估。依据哮喘症状控制水平，分为良好控制、部分控制和未控制。通过评估近4周的哮喘症状，确定目前的控制状况(附表3-1、附表3-2)。以哮喘控制水平为主导的哮喘长期治疗方案可使患儿得到更充分的治疗，大多数患儿可达到哮喘临床控制。哮喘预后不良的未来危险因素评估包括未来发生急性发作、不可逆肺功能损害和药物相关不良反应风险的评估。肺通气功能监测是哮喘未来风险评估的重要手段，启动控制药物治疗前(首次诊断时)、治疗后3～6个月(获得个人最佳值)以及后续定期风险评估时均应进行肺通气功能检查。值得注意的是，未启动ICS治疗或ICS使用不当(包括ICS剂量不足、吸入方法不正确、用药依从性差)是未来发生哮喘急性发作和不可逆肺功能损害的重要危险因素。另外，频繁使用短效β_2受体激动药(SABA)是哮喘急性发作的危险因素，过度使用SABA(使用定量压力气雾剂＞200吸/月)是哮喘相关死亡的独立危险因素。

附表 3-1 ≥6 岁儿童哮喘症状控制水平分级

评估项目[a]	良好控制	部分控制	未控制
日间症状>2次/周 夜间因哮喘憋醒 应急缓解药使用>2次/周 因哮喘而出现活动受限	无	存在1～2项	存在3～4项

a 用于评估近 4 周的哮喘症状

附表 3-2 <6 岁儿童哮喘症状控制水平分级

评估项目[a]	良好控制	部分控制	未控制
持续至少数分钟的日间症状>1次/周 夜间因哮喘憋醒或咳嗽 应急缓解药使用>1次/周 因哮喘而出现活动受限（较其他儿童跑步/玩耍减少，步行/玩耍时容易疲劳）	无	存在1～2项	存在3～4项

a 用于评估近 4 周的哮喘症状

（二）病情严重程度分级

哮喘病情严重程度应依据达到哮喘控制所需的治疗级别进行回顾性评估分级，因此通常在控制药物规范治疗数月后进行评估。一般而言，轻度持续哮喘：第 1 级或第 2 级阶梯治疗方案治疗能达到良好控制的哮喘；中度持续哮喘：使用第 3 级阶梯治疗方案治疗能达到良好控制的哮喘。重度持续哮喘：需要第 4 级或第 5 级阶梯治疗方案治疗的哮喘。哮喘的严重度并不是固定不变的，会随着治疗时间而变化。

（三）哮喘急性发作严重度分级

哮喘急性发作常表现为进行性加重的过程，以呼气流量降低为其特征，常因接触变应原、刺激物或呼吸道感染诱发。其起病缓急和病情轻重不一，可在数小时或数天内出现，偶尔可在数分钟内即危及生命，故应及时对病情做出正确评估，以便即刻给予有效的紧急治疗。根据哮喘急性发作时的症状、体征、肺功能及血氧饱和度等情况，进行严重度分型，≥6 岁见附表 3-3，<6 岁见附表 3-4。

附表 3-3　≥6 岁儿童哮喘急性发作严重度分级[a]

临床特点	轻度	中度	重度	危重度
气短	走路时	说话时	休息时	呼吸不整
体位	可平卧	喜坐位	前弓位	不定
讲话方式	能成句	成短句	说单字	难以说话
精神意识	可有焦虑、烦躁	常焦虑、烦躁	常焦虑、烦躁	嗜睡、意识模糊
辅助呼吸肌活动及三凹征	常无	可有	通常有	胸腹反常运动
哮鸣音	散在，呼气末期	响亮、弥漫	响亮、弥漫、双相	减弱乃至消失
脉率	略增加	增加	明显增加	减慢或不规则
PEF 占正常预计值或本人最佳值的百分数（%）	SABA 治疗后：>80	SABA 治疗前：>50～80 SABA 治疗后：>60～80	SABA 治疗前：≤50 SABA 治疗后：≤60	无法完成检查
血氧饱和度（吸空气）	0.90～0.94	0.90～0.94	0.90	<0.90

a ①判断急性发作严重度时，只要存在某项严重程度的指标，即可归入该严重度等级；②幼龄儿童较年长儿和成人更易发生高碳酸血症（低通气）；PEF：最大呼气峰流量；SABA：短效β_2受体激动药

附表 3-4　<6 岁儿童哮喘急性发作严重度分级

症状	轻度	重度[c]
精神意识改变	无	焦虑、烦躁、嗜睡或意识不清
血氧饱和度（治疗前）[a]	≥0.92	<0.92
讲话方式[b]	能成句	说单字
脉率（次/min）	<	>200（0～3 岁） >180（4～5 岁）
发绀	无	可能存在
哮鸣音	存在	减弱，甚至消失

a 血氧饱和度是指在吸氧和支气管舒张剂治疗前的测得值；b 需要考虑儿童的正常语言发育过程；c 判断重度发作时，只要存在一项就可归入该等级

【难治性哮喘】 难治性哮喘是指采用包括吸入中高剂量糖皮质激素和长效β_2受体激动药两种或更多种的控制药物规范治疗至少 3～6 个月仍不能达到良好控制的哮喘。

难治性哮喘患儿的诊断和评估应遵循以下基本程

序：①判断是否存在可逆性气流受限及其严重程度；②判断药物治疗是否充分，用药的依从性和吸入技术的掌握情况；③判断是否存在相关或使哮喘加重的危险因素，如胃食管反流、肥胖伴（或）不伴阻塞性睡眠呼吸障碍、变应性鼻炎或鼻窦病变、心理焦虑等；④与其他具有咳嗽、呼吸困难和喘息等症状的疾病鉴别诊断；⑤反复评估患儿的控制水平和对治疗的反应。相对于成人，儿童激素抵抗型哮喘的比例更低。因此对于儿童难治性哮喘的诊断要慎重，要根据上述情况仔细评估。

【治疗】

一、治疗目标

①达到并维持症状的控制；②维持正常活动水平，包括运动能力；③维持肺功能水平尽量接近正常；④预防哮喘急性发作；⑤避免因哮喘药物治疗导致的不良反应；⑥预防哮喘导致的死亡。

二、防治原则

哮喘控制治疗应尽早开始。要坚持长期、持续、规范、个体化治疗原则。治疗包括：①急性发作期：快速缓解症状，如平喘、抗炎治疗；②慢性持续期和临床缓解期：防止症状加重和预防复发，如避免触发因素、抗炎、降低气道高反应性、防止气道重塑，并做好自我管理。

强调基于症状控制的哮喘管理模式，避免治疗不足和治疗过度，治疗过程中遵循“评估-调整治疗-监测”的管理循环，直至停药观察（附图 3-1）。注重药物治疗和非药物治疗相结合，不可忽视非药物治疗如哮喘防治教育、变应原回避、患儿心理问题的处理、生命质量的提高、药物经济学等诸方面在哮喘长期管理中的作用。

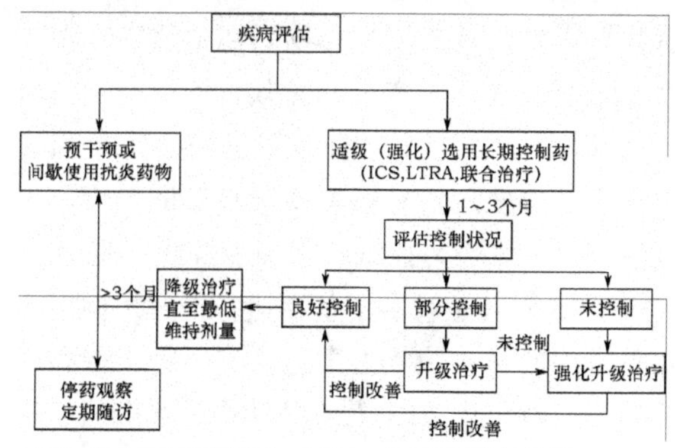

ICS. 吸入性糖皮质激素；LTRA. 白三烯受体拮抗药

附图 3-1 儿童哮喘管理流程图

三、长期治疗方案

根据年龄分为≥6 岁儿童哮喘的长期治疗方案和<6 岁儿童哮喘的长期治疗方案，分别分为 5 级和 4 级，从第 2 级开始的治疗方案中都有不同的哮喘控制药物可供选择。对以往未经规范治疗的初诊哮喘患儿，参照哮喘控制水平（>16 岁参考附表 3-1，<6 岁参考附表 3-2），选择第 2 级、第 3 级或第 4 级治疗方案。在各级治疗中，每 1～3 个月审核 1 次治疗方案，根据病情控制情况适当调整治疗方案。如哮喘控制，并维持至少 3 个月，治疗方案可考虑降级，直至确定维持哮喘控制的最低剂量。如部分控制，可考虑升级或强化升级（越级）治疗，直至达到控制。但升级治疗之前首先要检查患儿吸药技术、遵循用药方案的情况、变应原回避和其他触发因素等情况。还应该考虑是否诊断有误，是否存在鼻窦炎、变应性鼻炎、阻塞性睡眠呼吸障碍、胃食管反流和肥胖等导致哮喘控制不佳的共存疾病。

在儿童哮喘的长期治疗方案中，除每日规则地使用控制治疗药物外，根据病情按需使用缓解药物。吸入型速效β_2 受体激动药是目前最有效的缓解药物，是所有年龄儿童急性哮喘的首选治疗药物。在中重度哮喘，或吸入型速效β_2受体激动药单药治疗效果不佳时，亦可以选择联合吸入抗胆碱能药物作为缓解药物，以增强疗效。≥6 岁儿童如果使用含有福莫特罗和布地奈德单一吸入剂进行治疗时，可作为控制药物和缓解药物应用。

（一）≥6 岁儿童哮喘的长期治疗方案（附图 3–2）

儿童哮喘的长期治疗方案包括非药物干预和药物干预两部分，后者包括以β_2受体激动药为代表的缓解药物和以 ICS 及白三烯调节剂为代表的抗炎药物。缓解药物依据症状按需使用，抗炎药物作为控制治疗需持续使用，并适时调整剂量。ICS/LABA 联合治疗是该年龄儿童哮喘控制不佳时的优选升级方案。

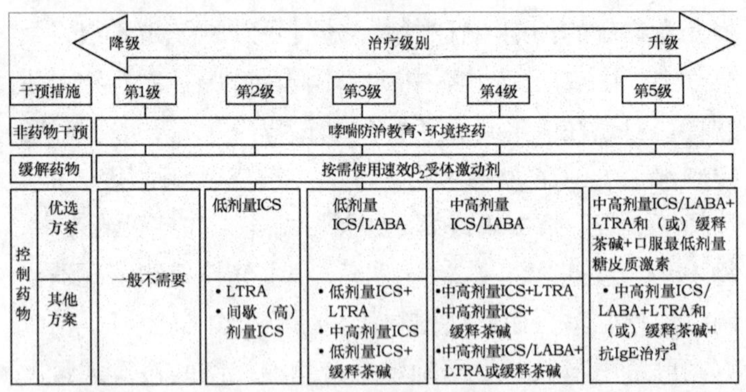

ICS. 吸入性糖皮质激素；LTRA. 白三烯受体拮抗药；LABA. 长效β_2受体激动剂；ICS/LABA. 吸入性糖皮质激素与长效β_2受体激动药联合制剂；a 抗 IgE 治疗适用于≥6 岁儿童

附图 3-2　≥6 岁儿童哮喘的长期治疗方案

（二）＜6 岁儿童哮喘的长期治疗方案（附图 3–3）

对于＜6 岁儿童哮喘的长期治疗，最有效的治疗药物是 ICS，对大多数患儿推荐使用低剂量 ICS（第 2 级）作为初始控制治疗。如果低剂量 ICS 不能控制症状，优选考虑增加 ICS 剂量（双倍低剂量 ICS）。无法应用或不愿使用 ICS，或伴变应性鼻炎的患儿可选用白三烯受体拮抗药（LTRA）。吸入型长效β_2受体激动药（LABA）或联合制剂尚未在 5 岁及以下儿童中进行充分的研究。对于<6 岁儿童哮喘长期治疗，除了长期使用 ICS 和（或）LTRA，结合依从性和安全性因素，部分间歇发作或轻度持续哮喘患儿可按需间歇使用高剂量 ICS/SABA。

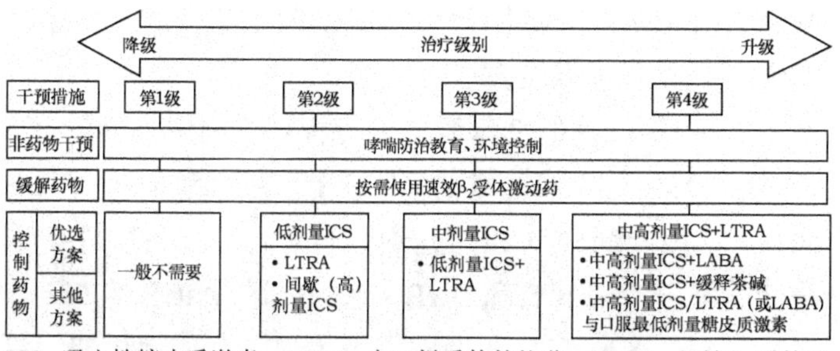

ICS. 吸入性糖皮质激素；LTRA. 白三烯受体拮抗药；LABA. 长效β_2受体激动药；ICS/LABA. 吸入性糖皮质激素与长效β_2受体激动药联合制剂

附图 3-3 <6 岁儿童哮喘的长期治疗方案

ICS 的使用对于儿童身高的影响仍然被关注。对于青春前期学龄期轻度一中度持续哮喘儿童，有研究发现 ICS 呈剂量依赖的生长受限。但是一些研究发现儿童期 ICS 使用并不会影响最终身高。每个儿童的生长速度不同，短期的评估不能预测成人时的身高。与严重哮喘带来的风险相比，激素对身高影响的作用较小。另外，哮喘控制不良对儿童身高也有不良影响。临床实践过程中需注意尽可能使用低剂量 ICS 达到哮喘良好控制，并定期监测患儿的生长发育状况。

我国地域广，社会经济发展很不平衡，因此联合治疗方法的选择除了考虑疗效和年龄因素之外，还需要同时考虑地区、经济和文化认知的差异。

四、临床缓解期的处理

为了巩固疗效，维持患儿病情长期稳定，提高其生命质量，应加强临床缓解期的处理。

1. 鼓励患儿坚持每日定时测量PEF、监测病情变化、记录哮喘日记。

2. 注意有无哮喘发作先兆，如咳嗽、气促、胸闷等，一旦出现应及时使用应急药物以减轻哮喘发作症状。

3. 坚持规范治疗：病情缓解后应继续使用长期控制药物规范治疗，定期评估哮喘控制水平，适时调整治疗方案，直至停药观察。

4. 控制治疗的剂量调整和疗程：单用中高剂量ICS者,尝试在达到并维持哮喘控制3个月后剂量减少25%～50%。单用低剂量ICS能达到控制时，可改用每日1次给药。联合使用ICS和LABA者，先减少ICS约50%，直至达到低剂量ICS才考虑停用LABA。如使用二级治疗方案患儿的哮喘能维持控制,并且6个月～1年无症状反复，可考虑停药。有相当比例的<6岁哮喘患儿的症状会自然缓解，因此对此年龄儿童的控制治疗方案，每年至少要进行两次评估以决定是否需要继续治疗,经过3～6个月的控制治疗后病情稳定，可以考虑停药观察，但是要重视停药后的管理和随访。如果出现哮喘症状复发，应根据症状发作的强度和频度确定进一步的治疗方案。如仅为偶尔出现轻微喘息症状，对症治疗症状后可以继续停药观察；非频发的一般性喘息发作，恢复至停药前的治疗方案；当出现严重和（或）频繁发作，应在停药前方案的基础上升级或越级治疗。FeNO、气道高反应性（AHR）监测等气道炎症和功能评估，对儿童哮喘药物调整和停药评估，分析治疗效果有一定帮助。应选择合适的时机调整控制药物的剂量和疗程，避免在气候变化、呼吸道感染、旅行等情况下进行。

5. 根据患儿具体情况，包括了解诱因和以往发作规律，与患儿及家长共同研究，提出并采取一切必要的切实可行的预防措施，包括避免接触变应原、防止哮喘发作、保持病情长期控制和稳定。

6. 并存疾病治疗：半数以上哮喘儿童同时患有变应性鼻炎，有的患儿并存鼻窦炎、阻塞性睡眠呼吸障碍、胃食管反流和肥胖等因素。这些共存疾病和因素可影响哮喘的控制，需同时进行相应的治疗。对于肥胖的哮喘儿童，建议适当增加体育锻炼，减轻体重。

五、变应原特异性免疫治疗（AIT）

AIT 是通过逐渐增加剂量的变应原提取物对过敏患儿进行反复接触，提高患儿对此类变应原的耐受性，从而控制或减轻过敏症状的一种治疗方法。

AIT 是目前可能改变过敏性疾病自然进程的唯一治疗方法。AIT 适用于症状持续、采取变应原避免措施和控制药物治疗不能完全消除症状的轻、中度哮喘或哮喘合并变应性鼻炎患儿。应用 AIT 的前提是确定致敏变应原，必须使用与患儿临床症状有因果关联的变应原制剂，应通过皮肤试验、特异性 IgE 测定并结合临床病史来确定致敏变应原。目前我国儿童 AIT 所应用致敏变应原的类型主要为尘螨，治疗途径包括皮下注射和舌下含服。对符合适应证的哮喘患儿在 AIT 过程中，主张同时进行基础控制药物治疗，并做好变应原环境控制。皮下注射治疗室应常规配备急救设施，患儿在每次注射治疗后留院 30min 观察是否发生局部或全身速发不良反应，及时处理各级速发局部或全身不良反应，并对后续注射剂量进行调整。AIT 治疗疗程 3～5 年，可改善哮喘症状、减少缓解药物应用需求、降低 ICS 的每日需用剂量、减少急性哮喘发作。在疾病过程的早期开始治疗可能改变其长期病程，预防新增致敏变应原，但对肺功能的改善和降低气道高反应性的疗效尚需进一步临床研究和评价。

六、急性发作期治疗

儿童哮喘急性发作期的治疗需根据患儿年龄、发作严重程度及诊疗条件选择合适的初始治疗方案，并连续评估对治疗的反应，在原治疗基础上进行个体化治疗。哮喘急性发作需在第一时间内予以及时恰当的治疗，以迅速缓解气道阻塞症状。应正确指导哮喘患儿和（或）家长在出现哮喘发作征象时及时使用吸入性速效β_2受体激动药，建议使用压力定量气雾剂经储雾罐（单剂给药，连用 3 剂）或雾化吸入方法给药。如治疗后喘息症状未能有效缓解或症状缓解维持时间短于 4h，应即刻前往医院就诊。

哮喘急性发作经合理应用支气管舒张剂和糖皮质激素等哮喘缓解药物治疗后，仍有严重或进行性呼吸困难加重者，称为哮喘持续状态；如支气管阻塞未及时得到缓解，可迅速发展为呼吸衰竭，直接威胁生命（危及生命的哮喘发作）。儿童哮喘急性发作期的医院治疗流程详见附件 1。

1. 氧疗　有低氧血症者，采用鼻导管或面罩吸氧，以维持血氧饱和度在＞0.94。

2. 吸入速效β_2受体激动药　是治疗儿童哮喘急性发作的一线药物。如具备雾化给药条件，雾化吸入应为首选。可使用氧驱动（氧气流量 6～8L/min）或空气压缩泵雾化吸入，药物及剂量：雾化吸入沙丁胺醇或特布他林，体重≤20kg，每次 2.5mg；体重＞20kg，每次 5mg；第 1 小时可每 20 分钟 1 次，以后根据治疗反应逐渐延长给药间隔，根据病情每 1～4 小时重复吸入治疗。如不具备雾化吸入条件时，可使用压力型定量气雾剂（pMDI）经储雾罐吸药，每次单剂喷药，连用 4～10 喷（＜6 岁 3～6 喷），用药间隔与雾化吸入方法相同。快速起效的

LABA（如福莫特罗）也可在≥6 岁哮喘儿童作为缓解药物使用，但需要和 ICS 联合使用。经吸入速效β_2受体激动药及其他治疗无效的哮喘重度发作患儿，可静脉应用β_2受体激动药。药物剂量：沙丁胺醇 15μg/kg 缓慢静脉注射，持续 10min 以上；病情严重需静脉维持时剂量为 1～2μg/（kg · min）[≤5μg/（kg · min）]。静脉应用β_2受体激动药时容易出现心律失常和低钾血症等严重不良反应，使用时要严格掌握指征及剂量，并做必要的心电图、血气及电解质等监护。

3. *糖皮质激素* 全身应用糖皮质激素是治疗儿童哮喘重度发作的一线药物，早期使用可以减轻疾病的严重度，给药后 3～4h 即可显示明显的疗效。可根据病情选择口服或静脉途径给药。

药物及剂量：①口服：泼尼松或泼尼松龙 1～2mg/（kg · d），疗程 3～5d。口服给药效果良好，副作用较小，但对于依从性差、不能口服给药或危重患儿，可采用静脉途径给药。②静脉：注射甲泼尼龙 1～2mg/（kg · 次）或琥珀酸氢化可的松 5～10mg/（kg · 次），根据病情可间隔 4～8h 重复使用。若疗程不超过 10d，可无须减量直接停药。③吸入：早期应用大剂量 ICS 可能有助于哮喘急性发作的控制，可选用雾化吸入布地奈德悬液 1mg/次，或丙酸倍氯米松混悬液 0.8mg/次，每 6～8 小时 1 次。但病情严重时不能以吸入治疗替代全身糖皮质激素治疗，以免延误病情。

4. *抗胆碱能药物* 短效抗胆碱能药物（SAMA）是儿童哮喘急性发作联合治疗的组成部分，可以增加支气管舒张效应，其临床安全性和有效性已确立，尤其是对β_2受体激动药治疗反应不佳的中重度患儿应尽早联合使用。药物剂量：体重≤20kg，异丙托溴铵每次 250μg；体重＞20kg，异丙托溴铵每次 500μg，加入β_2受体激动药溶液作雾化吸入，间隔时间同吸入β_2受体激动药。如果无雾化条件，也可给予SAMA气雾剂吸入治疗。

5. 硫酸镁　有助于危重哮喘症状的缓解，安全性良好。药物及剂量：硫酸镁25～40 mg/（kg・d）（≤2g/d），分1～2次，加入10%葡萄糖溶液20ml缓慢静脉滴注（20min以上），酌情使用1～3d。不良反应包括一过性面色潮红、恶心等，通常在药物输注时发生。如过量可静注10%葡萄糖酸钙拮抗。

6. 茶碱　由于氨茶碱平喘效应弱于SABA，而且治疗窗窄，从有效性和安全性角度考虑，在哮喘急性发作的治疗中，一般不推荐静脉使用茶碱。哮喘发作经上述药物治疗后仍不能有效控制时，可酌情考虑使用，但治疗时需密切观察，并监测心电图、血药浓度。药物及剂量：氨茶碱负荷量4～6mg/kg（≤250mg），缓慢静脉滴注20～30min，继之根据年龄持续滴注维持剂量0.7～1mg/（kg・h），如已用口服氨茶碱者，可直接使用维持剂量持续静脉滴注。亦可采用间歇给药方法，每6～8小时缓慢静脉滴注4～6 mg/kg。

7. 其他　经合理联合治疗，但症状持续加重，出现呼吸衰竭征象时，应及时给予辅助机械通气治疗。在应用辅助机械通气治疗前禁用镇静药。

【哮喘管理与防治教育】哮喘对患儿及其家庭、社会有很大的影响。虽然目前哮喘尚不能根治，但通过有效的哮喘防治教育与管理，建立医患之间的伙伴关系，可以实现哮喘临床控制。做好哮喘管理与防治教育是达到哮喘良好控制目标最基本的环节。

一、哮喘管理

目标是有效控制哮喘症状，维持正常的活动能力；减少哮喘发作的风险，减少肺损伤及药物不良反应。

（一）建立医生与患儿及家属间的伙伴关系

以医院专科门诊为基础，建立哮喘之家、哮喘俱乐部、哮喘联谊会等组织，与患儿及家属建立伙伴关系，让哮喘患儿及其亲属对哮喘防治有一个正确、全面的认识和良好的依从性，坚持治疗，有问题及时沟通。

（二）确定并减少与危险因素接触

许多危险因素可引起哮喘急性加重，被称为“触发因素”，包括变应原、病毒感染、污染物、烟草烟雾及药物等。通过临床变应原测定及家长的日常生活观察寻找变应原，尽可能避免或减少接触危险因素，以预防哮喘发病和症状加重。减少患儿对危险因素的接触，可改善哮喘控制并减少治疗药物需求量。

（三）建立哮喘专科病历

建立哮喘患儿档案、制订长期防治计划，定期（1～3 个月）随访。随访内容包括检查哮喘日记，检查吸药技术是否正确，监测肺功能。评估哮喘控制情况，维持用药情况，指导治疗。

（四）评估、治疗和监测哮喘

哮喘管理中通过评估、治疗和监测来达到并维持哮喘控制。大多数患儿通过医患共同制定的药物干预策略，能够达到此目标。初始治疗以患儿哮喘的症状为依据，部分患儿可以采用强化初始治疗方案，治疗方案的调整以患儿的哮喘控制水平为依据,包括准确评估哮喘控制、持续治疗以达到哮喘控制，以及定期监测哮喘控制及药物的副作用这样一个持续循环过程，直至停药观察。

哮喘控制评估的客观手段是肺通气功能测定，尽可能在哮喘诊断、长期控制治疗前、治疗后 1～3 个月进行肺通气功能测定。每天进行简易 PEF 测定，并记录在哮喘日记中，有利于日常症状的评估，但是 PEF 测定的临床价值并不完全等同于肺通气功能。一些经过临床验证的哮喘控制评估工具，如儿童哮喘 C-ACT 和 ACQ 等具有临床实用价值，可用于评估哮喘控制水平。作为肺通气功能的补充，既适用于医生，也适用于患儿自我评估哮喘控制，患儿可以在就诊前或就诊期间完成哮喘控制水平的自我评估。这些问卷是有效的儿童哮喘控制评估方法，并可增进医患双向交流，提供连续评估的客观指标，有利于哮喘长期监测。

在哮喘长期管理治疗过程中，尽可能采用客观的评估哮喘控制的方法，连续监测，提供可重复的评估指标，从而调整治疗方案，确定维持哮喘控制所需的最低治疗强度，维持哮喘控制，降低医疗成本。

二、哮喘防治教育

（一）哮喘早期预防

1. 母亲怀孕及婴儿出生后避免接触香烟环境。
2. 提倡自然分娩。
3. 鼓励母乳喂养。
4. 出生 1 年内婴儿尽量避免使用广谱抗生素。

（二）教育内容

1. 哮喘的本质、发病机制。
2. 避免触发、诱发哮喘发作的各种因素的方法。
3. 哮喘加重的先兆、发作规律及相应家庭自我处理方法，制订哮喘行动计划。哮喘行动计划以症状或峰流速或二者结合作为判断病情的标准。哮喘行动计划应用 3 个区带描述哮喘的控制水平，采用交通信号灯的颜色：绿色、黄色和红色，分别提示在不同情况下需要应用的药物和采取的行动。
4. 自我监测，掌握 PEF 的测定方法，记哮喘日记。应用儿童哮喘控制问卷判定哮喘控制水平，选择合适的治疗方案。常用的儿童哮喘控制问卷有ACT、C-ACT和ACQ等。

5. 了解各种长期控制及快速缓解药物的作用特点、药物吸入装置使用方法（特别是吸入技术）及不良反应的预防和处理对策。

6. 哮喘发作的征象、应急措施和急诊指征。

7. 心理因素在儿童哮喘发病中的作用。

（三）教育方式

1. 门诊教育　是最重要的基础教育和启蒙教育，是建立医患合作关系的起始点。通过门诊的个体化教育，使患儿及其家属初步了解哮喘的基本知识，学会应用吸入药物。

2. 集中教育　通过座谈、交流会、哮喘学校（俱乐部）、夏（冬）令营和联谊会等进行集中系统的哮喘防治教育。

3. 媒体宣传　通过广播、电视、报纸、科普杂志、书籍等推广哮喘知识。

4. 网络教育　应用电子网络或多媒体技术传播哮喘防治知识。通过中国哮喘联盟网（www.chinaasthma.net）、全球哮喘防治创议（GINA）网（www.ginasthma.org）等和相关互动多媒体技术传播哮喘防治信息。

5. 定点教育　与学校、社区卫生机构合作，有计划开展社区、患儿、公众教育。

6. 医生教育　注意对各级儿科医生的教育。普及普通儿科医生的哮喘知识，更新和提高专科医生的哮喘防治水平，定期举办哮喘学习培训班。

【未来研究的方向】

1. 儿童哮喘群体和个体发病趋势的流行病学研究。

2. 遗传基因和环境交互作用对儿童哮喘发病的影响。

3. 室内环境干预对儿童哮喘的防治作用。

4. 儿童哮喘防治方案的创新和优化研究。

5. 儿童哮喘自然病程、疗程及停药指征的探讨。

6. 吸入激素对中国儿童生长发育影响的多中心大样本研究。

7. 在互联网+时代，探讨中国儿童哮喘的管理行动计划。

8. 哮喘个体化诊疗。

附 1 儿童哮喘急性发作医院治疗流程

哮喘急性发作的医院治疗流程见附图 3-4。

附 2 儿童哮喘常用药物

哮喘治疗药物可分为控制药物和缓解药物两大类。哮喘控制药物通过抗炎作用达到控制哮喘的目的，需要每日用药并长期使用，主要包括、ICS（附表 3-5、附表 3-6）和全身用糖皮质激素、白三烯调节药、长效β_2受体激动药等。缓解药物按需使用，用于快速解除支气管痉挛、缓解症状，常用的有速效吸入β_2受体激动药、吸入抗胆碱能药物、短效口服β_2受体激动药等。

附表 3-5 ≥6 岁儿童常用吸入性糖皮质激素的每日剂量换算（μg）[a]

药物种类	低剂量		中剂量		高剂量	
	<12 岁	≥12 岁	<12 岁	≥12 岁	<12 岁	≥12 岁
二丙酸倍氯米松 CFC	100～200	200～500	～400	～1 000	>400	>1 000
二丙酸倍氯米松 HFA	50～100	100～200	～200	～400	>200	>400
布地奈德 DPI	100～200	200～400	～400	～800	>400	>800
布地奈德雾化悬液	250～500	无资料	～1 000	无资料	>1 000	无资料
丙酸氟替卡松 HFA	100～200	100～250	～500	～500	>500	>500

a 此剂量非各药物间的等效剂量，但具有一定的临床可比性。绝大多数患儿对低剂量 ICS 治疗有效；CFC. 氟利昂；HFA. 氢氟烷；DPI. 干粉吸入剂

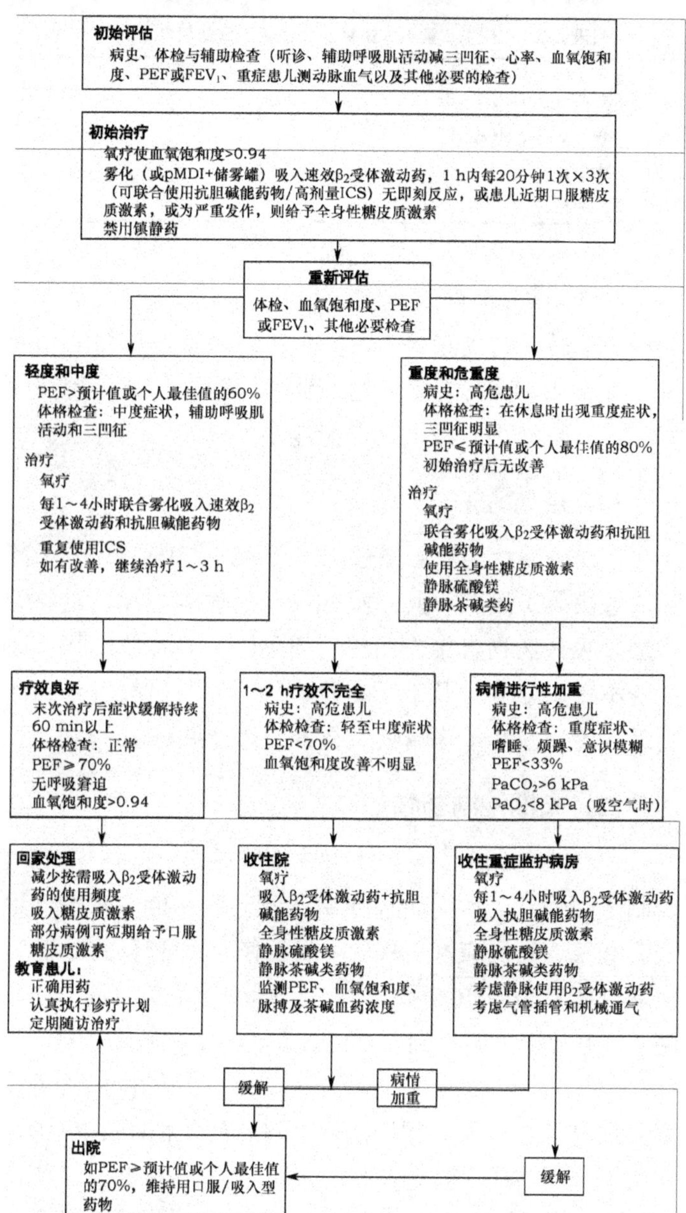

PEF. 最大呼气峰流量；FEV_1. 第一秒用力呼气量；pMDI. 压力型定量气雾剂；ICS. 吸入性糖皮质激素

附图 3-4 儿童哮喘急性发作的医院治疗流程图

附表 3-6 <6 岁儿童吸入性糖皮质激素每日低剂量（μg）[a]

药物种类	低剂量
二丙酸倍氯米松 HFA	100
布地奈德 pMDI+储雾罐	200
布地奈德雾化悬液	500
丙酸氟替卡松 HFA	100

a 此剂量为相对安全剂量；HFA. 氢氟烷；pMDI. 压力定量气雾剂

儿童对许多哮喘药物（如糖皮质激素、β_2 受体激动药、茶碱）的代谢快于成人，年幼儿童对药物的代谢快于年长儿。吸入治疗时进入肺内的药物量与年龄密切相关，年龄越小。吸入的药量越少。

一、用药方法

哮喘的治疗药物可通过吸入、口服或其他肠道外（静脉、透皮等）给药，其中吸入给药是哮喘治疗最重要的方法。吸入药物直接作用于气道黏膜，局部作用强，而全身不良反应少。几乎所有儿童均可以通过教育正确使用吸入治疗。儿童哮喘吸入装置的选择见附录 3。

二、长期控制药物

1. ICS　ICS 是哮喘长期控制的首选药物，可有效控制哮喘症状、改善生命质量、改善肺功能、减轻气道炎症和气道高反应性、减少哮喘发作、降低哮喘死亡率。但现有研究表明 ICS 并不能根治哮喘。ICS 通常需要长期、规范使用才能达到良好的控制作用，一般在用药 1～2 周后症状和肺功能有所改善，气道高反应性的改善可能需要数月甚至更长时间的治疗。每日规律使用 ICS 治疗学龄儿童哮喘的临床疗效优于间歇性使用或按需使用 ICS。长期规律使用 ICS 对间歇性、病毒诱发性喘息可能部分有效。有研究显示，在哮喘患儿病毒性上呼吸道感染早期给予高剂量 ICS 可减少口服激素的需要；哮喘预测指数（API）阳性、反复喘息的学龄前儿童在呼吸道疾病早期给予短期高剂量（预干预）ICS 可取得与长期低剂量 ICS 吸入相似的效果。但必须注意反复高剂量 ICS 吸入的潜在不良反应。

主要药物有二丙酸倍氯米松、布地奈德和丙酸氟替卡松，表 1 为不同 ICS 的儿童每日剂量的换算。每日吸入 100～200μg 布地奈德或其他等效 ICS 可使大多数患儿的哮喘得到控制。少数患儿可能需每日 400μg 或更高剂量布地奈德或其他等效 ICS 才能完全控制哮喘，大多数<6 岁患儿每日吸入 400μg 布地奈德或其他等效 ICS 已接近最大治疗效能。ICS 的局部不良反应包括声音嘶哑、咽部不适和口腔念珠菌感染。通过吸药后清水漱口、加用储雾罐或选用干粉吸入剂等方法减少其发生率。某些在肺内活化的前体药物（如倍氯米松）可减少口咽部沉积导致的不良反应。长期研究未显示低剂量 ICS 治疗对儿童生长发育、骨质代谢、下丘脑-垂体-肾上腺轴有明显的抑制作用。表 2 中<6 岁儿童 ICS 每日低剂量，是指现有研究中未发现与临床不良反应相关的剂量，即相对安全剂量。

2. 白三烯调节药　白三烯调节药可分为白三烯受体拮抗药（孟鲁司特、扎鲁司特）和白三烯合成酶（5-脂氧化酶）抑制药。白三烯调节药是一类非激素类抗炎药，能抑制气道平滑肌中的白三烯活性，并预防和抑制白三烯导致的血管通透性增加、气道嗜酸性粒细胞浸润和支气管痉挛。目前应用于儿童临床的主要为白三烯受体拮抗药（LTRA）孟鲁司特，可单独应用于轻度持续哮喘的治疗，尤其适用于无法应用或不愿使用 ICS，或伴变应性鼻炎的患儿。LTRA 可单独或与 ICS 联合应用于不同严重度哮喘的治疗，但单独应用的疗效不如 ICS。LTRA 可部分预防运动诱发性支气管痉挛。与 ICS 联合治疗中重度持续哮喘，可以减少糖皮质激素的剂量，并提高 ICS 的疗效。LTRA 对<6 岁儿童持续性喘息、反复病毒诱发性喘息及间歇性喘息部分有效，并可降低气道高反应性。有证据表明，在呼吸道感染早期服用 LTRA，可以减少学龄前间歇性哮喘患儿的病毒诱发性喘息发作，并可能降低后续医疗需求。该药耐受性好，副作用少，服用方便。目前临床常用的制剂为孟鲁司特片：≥15 岁，10mg，每日 1 次；6～14 岁，5mg，每日 1 次；2～5 岁，4mg，每日 1 次。孟鲁司特颗粒剂（4mg）可用于 1 岁以上儿童。

3. 长效吸入型β_2受体激动药（LABA） 主要包括沙美特罗（Salmeterol）和福莫特罗（Formoterol）。LABA 目前主要用于经中等剂量 ICS 仍无法完全控制的≥6 岁儿童哮喘的联合控制治疗。由于福莫特罗起效迅速，也可以按需用于急性哮喘发作的治疗。ICS 与 LABA 联合应用具有协同抗炎和平喘作用，可获得相当于（或优于）加倍 ICS 剂量时的疗效，并可增加患儿的依从性、减少较大剂量 ICS 的不良反应，尤其适用于中重度哮喘患儿的长期治疗。鉴于临床有效性和安全性的考虑，不应单独使用 LABA。目前有限的资料显示了<6 岁儿童使用 LABA 的安全性与有效性。

4. 茶碱 茶碱与糖皮质激素联合用于中重度哮喘的长期控制，可有助于哮喘控制、减少激素剂量。但茶碱的疗效不如低剂量 ICS，而且副作用较多，如厌食、恶心、呕吐、头痛及轻度中枢神经系统功能紊乱、心血管反应（心律失常、血压下降）。也可出现发热、肝病、心力衰竭。过量时可引起抽搐、昏迷甚至死亡。茶碱清除率个体差异很大，如每日用药剂量超过 10mg/（kg·d），建议测定血药浓度，有效的控制治疗血药浓度为 55～110μmol/L（5～10μg/ml）。最好用缓释（或控释）茶碱，以维持昼夜的稳定血液浓度。合并用大环内酯类抗生素、西咪替丁及喹诺酮类药时会增加其不良反应，与酮替芬合用时可以增加清除率，缩短其半衰期，应尽量避免同时使用或调整用量。考虑到茶碱的有效性和毒副作用，目前一般不推荐用于儿童哮喘的长期控制治疗。

5. *长效口服β_2受体激动药* 包括沙丁胺醇控释片、特布他林控释片、盐酸丙卡特罗（Procaterol hydrochloride）、班布特罗（Bambuterol）等。可明显减轻哮喘的夜间症状。但由于其潜在的心血管刺激、焦虑、骨骼肌震颤等不良反应，一般不主张长期使用。口服β_2受体激动药对运动诱发性支气管痉挛几乎无预防作用。盐酸丙卡特罗：口服15～30min起效，维持8～10h，还具有一定抗过敏作用。<6岁：1.25μg/kg，每日1～2次；≥6岁：25μg或5ml，每12小时1次。班布特罗是特布他林的前体药物，口服吸收后经血浆胆碱酯酶水解、氧化，逐步代谢为活性物质特布他林，口服作用持久，半衰期约13h，有片剂及糖浆，适用于2岁以上儿童。2～5岁：5mg或5ml；6～12岁：10mg或10ml，每日1次，睡前服用。

6. *全身用糖皮质激素* 长期口服糖皮质激素（指超过2周）仅适用于重症未控制的哮喘患儿，尤其是糖皮质激素依赖型哮喘。为减少其不良反应，可采用隔日清晨顿服。但因长期口服糖皮质激素副作用大，尤其是正在生长发育的儿童，应选择最低有效剂量，并尽量避免长期使用。

7. *抗IgE抗体（Omalizumab）* 对IgE介导的过敏性哮喘具有较好的效果。但由于价格昂贵，仅适用于血清IgE明显升高、高剂量吸入糖皮质激素和LABA无法控制的≥6岁重度持续性过敏性哮喘患儿。

三、缓解药物

（一）短效β_2受体激动药（SABA）

SABA 是目前最有效、临床应用最广泛的支气管舒张药，尤其是吸入型β_2受体激动药广泛用于哮喘急性症状的缓解治疗，适用于任何年龄的儿童。SABA 主要通过兴奋气道平滑肌和肥大细胞表面的β_2受体，舒张气道平滑肌，减少肥大细胞和嗜碱粒细胞脱颗粒，阻止炎症介质释放，降低微血管通透性，增加上皮细胞纤毛功能，缓解喘息症状。常用的短效β_2受体激动药有沙丁胺醇（Salbutamol）和特布他林（Terbutalin）。可吸入、口服、静脉或透皮给药。

1. 吸入给药　最常使用，包括气雾剂、干粉剂和雾化溶液，直接作用于支气管平滑肌，平喘作用快，通常数分钟内起效，疗效可维持 4～6h，是缓解哮喘急性症状的首选药物，适用于所有儿童哮喘。也可作为运动性哮喘的预防药物，后者作用持续 0.5～2h。全身不良反应（如心悸、骨骼肌震颤、心律失常、低血钾）较轻，应按需使用。不宜长期单一使用，若 1d 用量超过 4 次或每月用量≥1 支气雾剂时应在医师指导下使用或调整控制治疗方案。严重哮喘发作时可以在第 1 小时内每 20 分钟吸入 1 次短效β_2受体激动药溶液或第 1 小时连续雾化吸入，然后根据病情每 1～4 小时吸入 1 次。福莫特罗（Formoterol）作为 LABA，由于其起效迅速，也可作为哮喘急性发作的缓解用药，但仅限于福莫特罗与 ICS 联合治疗的患儿。

2. 口服或静脉给药　常用的口服剂有沙丁胺醇、特布他林片等，常在口服 15～30min 后起效，维持 4～6h，一般用于轻、中度持续发作的患儿，尤其是无法吸入的年幼儿童，每日 3～4 次，心悸和骨骼肌震颤现象较吸入给药多见。对持续雾化吸入无效或无法雾化吸入的严重哮喘发作者可考虑静脉注射$β_2$受体激动药：沙丁胺醇15μg/kg缓慢静脉注射持续10min以上，危重者可静脉维持滴注1～2μg/（kg·min）[≤5μg/（kg·min）]。应特别注意心血管系统不良反应，如心动过速、QT间隔延长、心律失常、高血压或低血压及低血钾等。

长期应用SABA（包括吸入和口服）可造成$β_2$受体功能下调，药物疗效下降，但停药一段时间后可以恢复。

（二）全身型糖皮质激素

哮喘急性发作时病情较重，吸入高剂量激素疗效不佳或近期有激素口服史或有危重哮喘发作史的患儿，早期加用口服或静脉糖皮质激素可以防止病情恶化、减少住院、降低病死率。短期口服泼尼松或甲泼尼龙1～7d，每日 1～2mg/kg（常用每日推荐剂量：2岁以下不超过20 mg，～5岁不超过30mg，～11岁不超过40mg，12岁及以上总量不超过50mg），分2～3次。对严重哮喘发作应及早静脉给药，常用药物有甲泼尼龙 1～2mg/kg，或琥珀酸氢化可的松5～10mg/kg，可每4～8小时使用1次，一般短期应用，2～5d内停药。全身用糖皮质激素如连续使用10d以上者，不宜骤然停药，应逐渐减量停用。短期使用糖皮质激素不良反应较少。儿童哮喘急性发作时使用大剂量激素冲击疗法并不能提高临床有效性，却可增加与激素治疗相关的不良反应的危险性，故不推荐在哮喘治疗中使用激素冲击疗法。

（三）吸入抗胆碱能药物

吸入型抗胆碱能药物，如异丙托溴铵，可阻断节后迷走神经传出支，通过降低迷走神经张力而舒张支气管，其作用比$β_2$受体激动药弱，起效也较慢，但长期使用不易产生耐药，不良反应少，可引起口腔干燥与苦味。常与$β_2$受体激动药合用，使支气管舒张作用增强并持久，某些哮喘患儿应用较大剂量$β_2$受体激动药不良反应明显，可换用此药，尤其适用于夜间哮喘及痰多患儿。剂量为每次 250～500μg，用药间隔同β_2受体激动药。

（四）硫酸镁

初始治疗无反应伴持续低氧血症或治疗 1h 后肺功能 FEV_1 仍低于 60%者可考虑使用静脉用硫酸镁。常用剂量为 25～40mg/（kg·d），分 1～2 次，最大量 2g/d。加入 10%葡萄糖溶液缓慢静脉滴注（20～60min），酌情使用 1～3d。不良反应包括一过性面色潮红、恶心等。如过量可用 10%葡萄糖酸钙拮抗。

（五）茶碱

具有舒张气道平滑肌、强心、利尿、扩张冠状动脉、兴奋呼吸中枢和呼吸肌等作用，可作为哮喘缓解药物。但由于“治疗窗”较窄，毒性反应相对较大，一般不作为首选用药，适用于对支气管舒张药物和糖皮质激素治疗无反应的重度哮喘。一般先给负荷量 4～6mg/kg（≤250mg），加 30～50ml 液体，于 20～30min 缓慢静脉滴入，继续用维持量 0.7～1.0mg/（kg·h）输液泵维持，24h 内≤20mg/kg；或每 6～8 小时 4～6mg/kg 静脉滴注。若 24h 内用过氨茶碱，茶碱首剂剂量减半。用氨茶碱负荷量后 30～60min 测血药浓度，茶碱平喘的有效血药浓度为 12～15μg/ml，若＜10μg/ml，应追加一次氨茶碱，剂量根据 1mg/kg 提高血药浓度 2μmol/L 计算。若血药浓度＞20μg/ml 应暂时停用氨茶碱，4～6h 后复查血药浓度。应特别注意不良反应，尽量在心电监测下使用。

四、其他药物

1. 抗菌药物　多数哮喘发作由病毒感染诱发，因而无抗生素常规使用指征。但对有细菌或非典型病菌感染证据者给予针对性治疗可取得比单用抗哮喘治疗更好的疗效。

2. 免疫调节药　因反复呼吸道感染诱发喘息发作，或哮喘控制不良导致的呼吸道感染风险增高的患儿，除应用合适的控制治疗药物以外，可联合应用免疫调节药以改善呼吸道免疫功能。

3. 中药　中医药学具有悠久的历史，现代大量实验研究已证明，某些中草药具有抗炎、抗过敏及免疫调节作用，临床实践中也已积累了应用中草药治疗儿童哮喘的丰富经验。但目前仍缺乏各种中药制剂治疗儿童哮喘的多中心、大样本、随机、双盲、安慰剂对照研究。祖国医学强调辨证施治，临床实际应用时必须根据患儿具体情况选择合适的中药治疗。

附 3　吸入装置选择

各种吸入装置都有一定的吸入技术要求，医护人员应熟悉各种吸入装置的特点，根据患儿的年龄选择不同的吸入装置，训练指导患儿正确掌握吸入技术，以确保临床疗效。吸入装置的具体使用要点见附表 3-7。

附表 3-7　吸入装置的选择和使用要点

吸入装置	适用年龄	吸入方法	注意点
压力定量气雾剂（pMDI）	>6 岁	在按压气雾剂前或同时缓慢地深吸气（30L/min），随后屏气 5～10s	吸 ICS 后必须嗽口
pMDI 加储雾罐	各年龄	缓慢地深吸气或缓慢潮气量呼吸	同上，尽量选用抗静电的储雾罐，<4 岁者加面罩
干粉吸入剂（DPI）	>5 岁	快速深吸气（理想流速为 60L/min）	吸 ICS 必须嗽口
雾化器	各年龄	缓慢潮气量呼吸伴间隙深吸气	选用合适的口器（面罩）；如用氧气驱动，流量≥6L/min；普通超声雾化器不适用于哮喘治疗

（鲍一笑　陈爱欢　符　州　李昌崇　刘传合　向　莉　尚云晓　赵德育　陈志敏　洪建国　执笔）

附录 4

儿童社区获得性肺炎管理指南（2013 修订）

中华医学会儿科学分会呼吸学组
《中华儿科杂志》编辑委员会

前　言

社区获得性肺炎（community acquired pneumonia，CAP）是儿童期尤其是婴幼儿常见感染性疾病，是儿童住院的最常见原因，也是 5 岁以下儿童死亡的首位病因。中华医学会儿科学分会呼吸学组和《中华儿科杂志》编辑委员会于 2006 年 10 月制定了儿童 CAP 管理指南的上、下部分，该指南在循证医学基础上对儿童 CAP 管理的相关问题制定了科学性、实用性较强的规范。近年来，由于 CAP 病原体变迁、细菌病原抗菌药物耐药率上升、医学界对肺炎并发症的认识不断加深等原因，CAP 的诊治面临许多新问题。为此，我们在综合分析国内外有关儿童 CAP 病原学、临床特征、严重度评估、放射学诊断评估、实验室检查、治疗、特异性预防等最新进展的基础上，对原有指南进行重新审议和修订，并撰写指南概要，适合于基层卫生人员使用。参与此次修订和审议的专家来自儿童呼吸科、感染科、重症监护等专业，并广泛征求了包括放射科、检验科、胸外科、药剂科、公共卫生和社区儿科等专业人员的意见和建议。

定　义

CAP 是指原本健康的儿童在医院外获得的感染性肺炎，包括感染了具有明确潜伏期的病原体而在入院后潜伏期内发病的肺炎，是相对于医院获得性肺炎（hospital acquired pneumonia，HAP）而言。该定义强调：①肺炎，而不是通常泛指的“下呼吸道感染”。CAP 是肺实质和（或）肺间质部位的急性感染，引起机体不同程度缺氧和感染中毒症状，通常有发热、咳嗽、呼吸增快、呼吸困难、胸壁吸气性凹陷、肺部湿性啰音和管状呼吸音等呼吸道征象，并有胸部 X 线片（以下简称胸片）的异常改变。本指南不涉及吸入性、过敏性、尿毒症性等非感染性肺炎。②CAP 是在院外发生的、又有与住院关联的时间概念，其包括肺炎发生在社区，但发病在医院，也即入院时处于肺炎潜伏期内的肺炎。③原本健康的儿童，这是出于 CAP 病原学评估的考虑，免疫抑制患儿的 CAP 病原学有所不同。此外，鉴于新生儿肺炎的病原学及临床表现有一定的特殊性，本指南不涉及小于 28 d 的新生儿。

指南的证据水平和推荐等级

本指南的概要是全文各部分的要点，列上推荐等级，分为 3 级：等级 A 的证据来自随机对照研究（randomized controlled trials，RCTs）及高质量的系统综述；等级 B 的证据来自一项或多项研究；等级 C 则是专家观点及其他资料，但可供儿科临床参考。

病原学

CAP 常见病原包括细菌、病毒、支原体、衣原体等，此外还有真菌和原虫。肺炎支原体（*Mycoplasma pneumoniae*，MP）、衣原体和嗜肺军团菌等又称为非典型肺炎病原。区别于肺炎链球菌（*Streptococcus pneumoniae*，SP）等典型肺炎病原。由于真菌及原虫感染的特殊性，本指南不作叙述。

根据年龄能很好地预示儿童 CAP 可能病原。在年幼儿，约 50% CAP 由病毒引起；在年长儿常由细菌、MP 感染所致，不同年龄组 CAP 病原谱参见表 1。影响 CAP 病原检测结果的因素还包括：①病原学检测技术的敏感性与特异性；②地域、年代、卫生环境及社会经济；③新发病原出现、病原的变异、抗菌药物使用及耐药性等。我们提倡采用先进分子生物学技术及多病原联合检测，提高我国儿童 CAP 病原学诊断、研究水平，为科学合理使用抗菌药物提供依据。

1. *病毒病原* 病毒是婴幼儿 CAP 常见病原，也是儿童 CAP 病原学区别于成人的重要特征，病毒病原的重要性随年龄增长而下降。呼吸道合胞病毒（*Respiratory syncytial virus*，RSV）是引起 CAP 的首位病毒病原，其次是副流感病毒（Ⅰ型、Ⅱ型、Ⅲ型）和流感病毒（A 型、B 型），其他包括：腺病毒、巨细胞病毒、鼻病毒、人类偏肺病毒、EB 病毒等。近 10 年来新发与儿童 CAP 相关的病毒有：肠道病毒如 EV71 等、新型冠状病毒、人禽流感病毒如 H7N9、H5N1 等。

2. *细菌病原* 常见革兰阳性细菌病原包括：SP、金黄色葡萄球菌（*Staphylococcus aureus*，SA）、A 群链球菌等；常见革兰阴性细菌病原包括：流感嗜血杆菌（*Haemophilus influenza*，HI）、大肠埃希菌、肺炎克雷伯菌和卡他莫拉菌（*Moraxella catarrhalis*，MC）等。其中SP是儿童期CAP最常见的细菌病原，该病原可导致重症肺炎、坏死性肺炎；SP和病毒的混合感染常见，使病情加重。近年陆续有社区相关性耐甲氧西林金黄色葡萄球菌感染CAP的报道，多发生在年幼儿，应引起重视。

3. 非典型病原 MP是儿童CAP重要病原之一，MP不仅是学龄期和学龄前期儿童CAP常见病原，在1～3岁婴幼儿中亦不少见。肺炎衣原体Chlamydia penumoniae，CP）多见于学龄期和青少年。此外，嗜肺军团菌可能是重症CAP的独立病原或混合病原之一。

4. 混合感染 儿童CAP可由混合感染所致，年龄越小越易发生。婴幼儿常见有病毒-细菌、病毒-病毒混合感染，年长儿多为细菌和非典型病原混合感染。常见与细菌感染相关的病毒有RSV、流感病毒A型和鼻病毒等。与单独细菌或者病毒感染相比，混合感染可导致更严重的炎症反应及临床表现。尽管个别病毒性肺炎本身可以导致死亡，但大部分病毒性肺炎死于继发性细菌性肺炎，最常见的是继发SP感染，其次是继发SA和HI感染。

临床特征

CAP患儿可有发热、咳嗽、喘鸣、呼吸增快、呼吸困难、胸壁吸气性凹陷、屏气、胸痛、头痛或腹痛等症状。

一、临床征象诊断价值

1. 发热 是CAP的重要症状腋温＞38.5℃伴三凹征，尤其胸壁吸气性凹陷和呼吸增快（除外因哭吵、发热等所致者）应视为病情严重。

2. 呼吸频率（respiratory rate，RR）增快　RR 增快提示肺炎，尤其是 5 岁以下儿童。呼吸增快的判定标准（平静时观察 1min）：＜2 月龄≥60/min；2 月龄～≥50 次/min；1～5 岁≥ 40/min；＞5 岁≥30/min。在所有临床征象中，呼吸增快对放射学已诊断肺炎的患儿有最高的敏感度（74%）与特异性（67%）；对 1 岁以下肺炎患儿 RR 还有助于提示肺炎严重度：RR＞70/min 与低氧血症的相关敏感度为 63%、特异度为 89%。同样也需除外因发热或哭吵等因素对 RR 的影响。

3. 胸壁吸气性凹陷　胸壁吸气性凹陷不仅提示肺炎，还提示病情严重。

4. 呼吸困难　呼吸困难对肺炎的提示意义比呼吸增快更大。

5. 喘鸣　病毒性肺炎和 MP 肺炎常出现喘鸣，因此无胸部影像证据支持的 MP 肺炎要注意与哮喘相鉴别。喘鸣对判定婴幼儿期肺炎的严重度没有帮助。

6. 湿性啰音等体征　对于 3 岁以上儿童，胸部湿性啰音和管状呼吸音对诊断肺炎有较高敏感度（75%）和特异度（57%）。

二、临床征象对病原学的提示

1. 细菌性肺炎特征　①腋温≥38.5℃；②呼吸增快；③存在胸壁吸气性凹陷；④可有两肺干湿啰音，喘鸣症状少见；⑤临床体征和胸片呈肺实变征象，而不是肺不张征象；⑥可并存其他病原感染。

SP 肺炎：表现为发热、咳嗽，可有畏寒、呼吸增快，甚至呼吸困难、胸壁吸气性凹陷和严重中毒症状等，要警惕超抗原反应所致的 SP 休克。SP 肺炎可并发坏死性肺炎和脓胸。

葡萄球菌肺炎：起病时与 SP 肺炎不易区分，发热、中毒症状明显。易在短时间内形成肺脓肿，早期胸片征象少，而后期胸片的多形性则是其特征：可同时出现肺浸润、肺脓肿、肺大疱、脓胸或脓气胸等。它也可以是年长儿流行性感冒的合并症。同样要警惕超抗原反应所致的休克。

HI 肺炎：以婴幼儿为主，起病较缓，常有痉挛性咳嗽，可有喘鸣，全身症状重、中毒症状明显，小婴儿多并发脓胸、脑膜炎甚至脓毒症等，胸片可示粟粒状阴影。常继发于流行性感冒。

大肠埃希菌肺炎：常见于小婴儿，多为双侧支气管肺炎，全身症状极重，常并发脓毒症及休克，体温与脉率不成比例，常有脓胸，但肺脓肿少见，这有别于 SA 肺炎。

百日咳肺炎：可以是百日咳杆菌导致原发性肺炎，也可以并发或继发其他病原肺炎，尚有部分病例系痉咳后的吸入性肺炎。

2. 病毒性肺炎特征　①多见于婴幼儿；②喘鸣症状常见；③腋温一般<38.5℃；④明显胸壁吸气性凹陷；⑤肺部多有过度充气体征；⑥胸片示肺部过度充气，可存在斑片状肺不张，严重者可出现大叶肺不张。

腺病毒肺炎　多见于 2 岁以下婴幼儿，发病有一定季节性，表现为持续高热，与 SP 性肺炎等严重细菌感染不同的是，多伴有喘鸣，以精神萎靡、面色不佳、肺部密集湿啰音为突出表现，典型的胸部影像学表现为大片肺实变。

3. MP 肺炎特征　①多见于学龄期儿童；②主要表现为发热、咳嗽，部分患儿有喘鸣，肺部可出现啰音；③胸片呈肺间质浸润性、小叶性、大叶性肺实变和肺门淋巴结肿大。经大环内酯类抗菌药物正规治疗 7d 及以上，临床征象加重、仍持续发热、肺部影像学所见加重者，可考虑为难治性MP肺炎。

4. 沙眼衣原体肺炎特征 患儿常有咳嗽，典型者类似百日咳样咳嗽，细湿啰音比喘鸣多见，胸片有浸润阴影。常无发热或仅有低热，部分患儿外周血嗜酸性粒细胞升高。

三、并发症

分肺部和肺外并发症，肺部并发症包括胸腔积液或脓胸、脓气胸、肺脓肿、支气管胸膜瘘、坏死性肺炎以及急性呼吸衰竭。肺外并发症包括脑膜炎、脑脓肿、心包炎、心内膜炎、骨髓炎、关节炎以及脓毒症、溶血尿毒症综合征等。

严重度评估

一、严重度评估

世界卫生组织（WHO）推荐2月龄～5岁儿童出现胸壁吸气性凹陷或鼻翼扇动或呻吟之一表现者，提示有低氧血症，为重度肺炎；如果出现中心性发绀、严重呼吸窘迫、拒食或脱水征、意识障碍（嗜睡、昏迷、惊厥）之一表现者为极重度肺炎，这是重度肺炎的简易判断标准，适用于发展中国家及基层地区。对于住院患儿或条件较好的地区，CAP严重度评估还应依据肺部病变范围、有无低氧血症以及有无肺内外并发症表现等判断。

二、住院指征

收住院的关键指征是低氧血症。参考国外指南、WHO推荐以及其他文献，结合我国实际情况，拟定下列指征。具备1项者就可收住院：

1. 呼吸空气条件下，动脉血氧饱和度（SaO_2）≤0.92（海平面）或≤0.90（高原）或有中心性发绀。

2. 呼吸空气条件下，婴儿 RR＞70/min，年长儿 RR＞50/min，除外发热、哭吵等因素的影响。

3. 呼吸困难：胸壁吸气性凹陷、鼻翼扇动。

4. 间歇性呼吸暂停，呼吸呻吟。

5. 持续高热 3～5d 不退者或有先天性心脏病、先天性支气管肺发育不良、先天性呼吸道畸形、重度贫血、重度营养不良等基础疾病者。

6. 胸片等影像学资料证实双侧或多肺叶受累或肺叶实变并肺不张、胸腔积液或短期内病变进展者。

7. 拒食或有脱水征者。

8. 家庭不能提供恰当充分的观察和监护，或 2 月龄以下 CAP 患儿。

三、收住院或转至 ICU 的指征

具备下列 1 项者：

1. 吸入氧浓度（FiO_2）≥0.6，SaO_2≤0.92（海平面）或 0.90（高原）。

2. 休克和（或）意识障碍。

3. 呼吸加快、脉速伴严重呼吸窘迫和耗竭征象，伴或不伴 $PaCO_2$ 升高。

4. 反复呼吸暂停或出现慢而不规则的呼吸。

放射学诊断评估

一、拍摄胸片的指征及意义

对于一般状况良好且可以在门诊治疗的疑似 CAP 患儿，无须常规行胸片检查。对于初始抗菌药物治疗失败，需要判断是否存在肺炎并发症或病情加重的患儿应及时

做胸片检查。根据胸部影像学的特征，可判断肺内炎症的范围（大叶性、小叶性、肺段）、可能的性质（实质性、间质性、肺不张等）及有无肺部并发症（叶间或胸腔积液、气胸、坏死等），对抗菌药物的合理选择及其他对症和支持治疗均有重要的临床价值。

二、胸片检查所见与临床诊断的关系

临床已确诊肺炎而胸片无异常者较少见，也有一些CAP 患儿仅有异常胸片所见却无发热或无呼吸增快。胸部 CT 检查较普通胸片可提供更多的诊断信息，以下情形需要行胸部 CT 检查：①临床高度怀疑肺炎而普通胸片未能显示肺炎征象；②胸片难以明确肺炎部位和范围者；③需同时了解有无纵隔内病变；④胸片显示大叶性肺炎或肺不张；⑤临床怀疑间质性肺炎；⑥鉴别诊断需要。但需注意,胸部 CT 扫描和胸部侧位片不宜列为常规。虽然不同儿科医生以及儿科医生与放射科医生之间对同一胸部影像学特征的评价有差异，但均认可在除外肺不张、肺梗死、肺出血等之后，胸片实变征象可诊断肺炎。胸片征象不能鉴别不同病原的肺炎。即使同一病原的CAP，胸片所见亦无固定模式，如 MP 肺炎胸片可显示间质浸润、小叶浸润、大叶实变、肺门淋巴结肿大等，还可出现胸腔积液等。

三、胸片的复查

对临床上已经康复，一般状况良好的 CAP 患儿，无须反复胸片检查。对于肺炎并发胸腔积液，经放置胸腔引流管或电视胸腔镜手术后，若病情稳定，不需每日复查胸片。

下列情况之一者应强调复查胸片：

1. 临床症状无明显改善且有加重或在初始 48～72h

抗菌药物治疗无效，病情恶化、持续发热。

2. 所有肺叶不张患儿，应接受胸片检查的全程随访和观察。

3. 有圆形病灶的患儿，以确保不漏诊儿童肺部肿瘤。

4. 同一肺叶反复性肺炎，怀疑解剖异常、胸部肿块或异物的患者，在确诊 CAP 后 4 周左右应复查胸片，必要时应有 CT 复查。

5. 间质性肺炎应有 CT 复查。

实验室检查

一、一般检查

1. 外周血白细胞（WBC）计数与中性粒细胞百分比 是传统的判断 CAP 患儿是否为细菌感染的筛查工具，但近来研究证实单独应用外周血 WBC 计数与中性粒细胞百分比作为细菌或病毒感染的筛查工具既不敏感，也非特异。因此对于 CAP 患儿，不能单独应用二者来预测细菌或病毒感染，需结合临床病史及其他实验室检查综合判断。

2. 急相期反应指标 轻度门诊 CAP 患儿无须常规进行急相期反应指标检查；需要住院或有肺炎相关并发症的患儿应做该项检查，结合临床可评估对治疗的反应。红细胞沉降率（ESR）、C 反应蛋白（CRP）或血清降钙素原（PCT）浓度，也不能单独或联合用以区分细菌性或病毒性 CAP；使用这些非特异性的炎症指标去区分细菌及非细菌病原的敏感性和特异性均低，难以得出一个折点标准。当 CRP 和 ESR 都增高，而 WBC 不增高时，应该考虑 MP 肺炎的可能。

3. 血氧饱和度测定 低氧血症是 CAP 死亡的危险因素，住院 CAP 患儿常存在低氧血症，因此所有住院肺炎和疑似低氧血症的患儿都应监测动脉血氧饱和度。脉搏血氧饱和度的测定提供了非侵入性检测动脉氧和的手段，动脉血气分析为侵入性检查，是判断呼吸衰竭类型、程度及血液酸碱失衡的关键指标，可据病情需要选择。

4．血清尿素和电解质　对重症和有脱水征的 CAP 患儿应检测血清电解质，以评估水电解质失衡状态。CAP 患儿可以存在抗利尿激素异常分泌，可见稀释性低钠血症。

二、CAP 特异性病原微生物检测

不推荐对所有 CAP 患儿常规开展病原微生物检测，但对住院 CAP 患儿、尤其是经验治疗无效及有并发症的重症患儿应积极开展微生物诊断寻找病原，指导进一步合理使用抗菌药物。

（一）微生物学检查原则

1．拟诊细菌性 CAP，病情严重，或有并发症的住院患儿应常规进行血培养。

2．住院儿童有痰者应常规痰涂片染色与细菌培养。

3．拟诊病毒性 CAP 应常规检测流感病毒和其他常见呼吸道病毒。

4．临床怀疑 MP 感染者应进行 MP 检测。

5．有胸腔积液者应尽可能进行胸腔积液涂片染色与细菌培养。

6．气管插管患儿应常规抽取痰液进行涂片革兰染色、细菌培养及病毒检测。

7．重症 CAP 病原不明，经验治疗无效者可根据病情进行支气管镜下毛刷涂片、吸痰、肺泡灌洗液培养检查，必要时经皮肺穿刺、开胸肺活检等方法取材进行病原学诊断。

（二）微生物学检查方法

1. 病毒学检测

（1）病毒抗原测定：呼吸道标本病毒抗原的快速检测是病毒感染早期诊断的主要方法之一。较成熟的方法包括免疫荧光法检测呼吸道脱落上皮细胞内的病毒抗原、酶免疫法或金标法检测呼吸道分泌物中的病毒特异性抗原等。尤其是直接免疫荧光法检测试剂盒在国内和国外实验室普遍应用，可快速检测 4 种 7 型常见的呼吸道病毒，如 RSV、腺病毒、流感病毒（A 型、B 型）、副流感病毒（Ⅰ型、Ⅱ型、Ⅲ型）。方法简便，设备要求低，适合临床实践中病毒感染的早期快速诊断，对临床决策指导合理用药意义较大，但标本来源与质量、取材时机均可影响检测结果。

（2）病毒特异性核酸检测：通过分子生物学手段尤其是聚合酶链反应（PCR）或反转录 PCR（RT-PCR）检测呼吸道分泌物中的病毒特异性基因片段，具有很高的敏感性，特异性强，有早期诊断价值。近年来，实时 PCR（real-time PCR）等技术的发展不但提高了检测敏感性，同时减少了操作步骤与污染机会。多重 PCR（multiplex PCR）可同时检测多种病毒，提高了检测效率。

（3）病毒特异性抗体测定：机体感染病毒后首先出现特异性 IgM 反应，随后 IgG 抗体水平升高，因而病毒特异性 IgM 水平的升高对病毒感染的早期诊断有一定的价值。更有价值的是抗体水平的进行性升高，急性期和恢复期（间隔 10～14 d 以上）双份血清特异性 IgG 抗体比较有 4 倍以上的升高可作为病毒感染诊断的可靠指标。但双份血清在临床上采集较困难，可行性差，且无法进行早期诊断。免疫功能低下、应用糖皮质激素等免疫抑制药者及婴儿病毒感染时常不能产生或延迟产生特异性抗体而导致假阴性。

（4）培养分离：通过感染肺组织或呼吸道标本（如鼻咽分泌物、肺泡灌洗液）对病毒进行培养分离是诊断肺部病毒感染的金标准，但病毒培养技术要求较高，耗时较长，不适宜临床患儿的早期诊断。

2. 细菌病原的检测

（1）细菌涂片染色与培养分离。①具有确诊价值的标本：包括肺穿刺、血和胸腔积液。从感染的肺组织中分离出细菌是细菌性肺炎的金标准，可通过经皮肺穿刺抽吸液涂片染色找细菌和培养分离检出病原菌，但风险较大，可行性差。部分细菌性肺炎患儿可有菌血症过程，因而血培养阳性对细菌性肺炎的诊断与治疗有重要意义。重度细菌性 CAP 尤其是有并发症的住院患儿应常规进行血培养；阳性者经治疗后应复查，但 SP 菌血症患儿经治疗临床改善明显者可不复查。为提高阳性率，应同时送需氧菌和厌氧菌培养，最好在使用抗菌药物之前采集标本。对胸腔积液者应做胸腔穿刺或引流获取胸腔积液标本进行细菌涂片和培养。②有一定价值或价值有限的标本：有痰的住院患儿应采集痰标本做细菌学检查，但直接通过鼻咽部吸痰或咽拭子对肺炎病原学判断价值很小。由于咽部寄居正常菌群，从咽拭子或鼻咽部标本培养出 SP、HI 等并不能代表下呼吸道感染的病菌。儿童咳痰困难，不可避免地受到咽部正常菌群的影响，因而呼吸道标本的采取方法、培养前标本处理及培养结果的正确解读对正确判断肺炎病原学很重要。

气管穿刺吸引、气管切开吸痰、支气管镜下吸痰或肺泡灌洗液对细菌性肺炎病原学诊断有一定的价值。标本采集后应及时送检。常规涂片革兰染色找细菌，并进行血琼脂平板和巧克力平板培养，必要时加其他选择性培养基。合格的痰标本应含白细胞、脓细胞或支气管柱状上皮细胞较多，而受污染的标本则以扁平鳞状上皮细胞为主。痰涂片细胞学检查：中性粒细胞＞25 个/低倍视野（×100 倍），鳞状上皮细胞＜10 个/低倍视野（×100 倍）或白细胞/鳞状上皮细胞≥10 为高质量痰标本。为鉴别感染与污染或定植，最好对呼吸道标本进行定量培养，但由于操作复杂费时，临床上多采用半定量培养。为减少口咽部分泌物的影响，用无菌生理盐水漂洗痰标本后再培养可明显提高其诊断价值，尤其是经漂洗的痰标本病菌生长量明显多于鼻咽或咽拭子标本培养结果时常提示病原菌。漂洗痰标本涂片革兰染色如发现在肺泡巨噬细胞周围或细胞内有病菌常有较高的诊断价值。

（2）细菌抗原检测。通过对非呼吸道标本如尿、胸腔积液进行细菌抗原检测诊断细菌性肺炎已有相关文献报道，也有相关的商品化试剂盒，如 SP 荚膜多糖抗原、溶血素抗原、HI 抗原。尿 SP 抗原与痰 SP 培养结果有较好的相关性。但儿童上呼吸道 SP 携带率高，而尿 SP 抗原阳性并不能完全鉴别带菌者与感染，SP 疫苗接种后 48h 内亦可阳性，因而临床应用价值不大。

（3）细菌 DNA 检测。对非呼吸道、无菌标本如血、胸腔积液进行细菌特异性基因扩增有助于细菌性肺炎的诊断。

3. MP 检测

（1）血清学检测。急性期和恢复期双份血清特异性 IgG 抗体比较有 4 倍以上的升高或下降到原来的 1/4 是 MP 感染的确诊依据，但双份血清检查可行性差，且没有早期诊断价值，因而单份血清特异性 IgM 抗体的明显升高是目前临床诊断 MP 感染的主要实验室依据。

目前常用的血清学方法包括颗粒凝集试验、酶联免疫吸附试验、快速酶免疫分析法等。近年来临床上较多采用颗粒凝集法测定 IgM 抗体，一般认为 MP-IgM≥1∶160，有较高的诊断价值。MP 感染早期、6 个月以下的婴儿、重复感染、抗菌药物早期应用及体液免疫缺陷或受抑制可影响 IgM 的检测阳性率。

传统的冷凝集素试验对 MP 感染的诊断有一定的价值，但其敏感性与特异性均不足，其他呼吸道病原感染、肝病、溶血性贫血、传染性单核细胞增多症患儿亦可能出现假阳性结果，一般不推荐。

（2）特异性基因检测。根据 MP 特异性 P1 蛋白基因或 16SrRNA 等基因设计引物，采用 PCR 技术对临床标本中的 MP 进行检测，敏感性和特异性均佳，尤其是荧光定量实时 PCR，可对 MP 感染做出早期诊断，适用于年幼儿童、免疫功能低下等无法产生 IgM 者。鼻咽标本、痰及肺泡灌洗液、胸腔积液均可用于 PCR。PCR 结果受靶基因选择、引物设计、PCR 方法、取材质量与时机及实验操作技术等因素的影响。

（3）培养分离。从咽拭子、痰、胸腔积液及肺泡灌洗液中培养分离出 MP 是诊断最可靠的依据。但技术要求高，且耗时长，至少 7d，因而缺乏早期诊断价值。

总之，任何一种检查方法均需结合临床综合考虑。同时，儿童 CAP 混合感染率并不低，某一病原的检出并不意味着排除其他病原的感染，因而多病原学检查很重要。

治　　疗

一、原则

1. 轻度 CAP　可以在门诊/家中治疗，由社区/乡镇医疗中心管理。要注意定期随访，但同时应向家长宣教 CAP 护理、预防脱水、病情观察等，如治疗 48h 无效、高热不退，或病情恶化出现呼吸急促、呼吸困难、发绀等，必须及时转诊治疗。

2. 重度 CAP　应收住院治疗，选择区/县级及以上医院。住院标准包括转入 ICU 标准详见“病情评估”节。

二、对症支持治疗

1. *氧疗* CAP 患儿出现烦躁不安提示很可能缺氧，而缺氧者可以无发绀。

（1）吸氧指征。海平面、呼吸空气条件下，$SaO_2 \leqslant 0.92$ 或 $PaO_2 \leqslant 60mmHg$（1mmHg=0.133 kPa）。如以中心性紫绀作为吸氧的提示，应结合下胸壁吸气性凹陷、烦躁不安、呼吸呻吟和呼吸急促等征象，并应注意有无严重贫血、有无变性血红蛋白血症以及外周循环等情况。

（2）给氧方法。可以选择鼻导管、面罩、头罩等方法，无证据支持哪一种方法为优，根据缺氧严重程度选择。注意气道分泌物的堵塞会影响吸氧效果。常规给氧方法仍难以纠正的低氧血症可使用无创正压通气给氧。不推荐常规呼吸道湿化疗法，吸氧尤其氧流量＞2L/min 时应注意吸入氧的湿化。

（3）对氧疗患儿应至少每 4 小时监测 1 次体温、脉搏、RR 和脉搏血氧饱和度。

2. *液体疗法* 轻度 CAP 患儿不需要常规静脉补液，饮水和摄食可以保证液体入量。因呼吸困难或全身衰弱导致难以进食或频繁呕吐者可经鼻胃管喂养，注意鼻胃管可能影响小婴儿的呼吸，尽可能选择小号胃管。少量多次喂食可减轻对呼吸的影响。不能进食者需予液体疗法，总液量为基础代谢正常需要量的 80%。补液种类为 5%～10%葡萄糖溶液与生理盐水（比例为 4～5：1），补液速度应 24h 匀速，控制在 5ml/（kg・h）以下。患儿同时有中度以上脱水者，补液总量可先按脱水分度推荐量的 1/2～2/3 给予，含钠溶液同样应酌减。监测血清电解质，要辨认抗利尿激素异常分泌致稀释性低钠血症的可能，并予纠正。

3. 胸部物理疗法　无证据支持胸部物理疗法对住院天数、发热、胸片肺炎吸收的改善有效，胸部拍击和头低位引流在危重 CAP 患儿并不适宜，但定期更换体位仍是有益的。

三、糖皮质激素治疗

1. CAP 患儿无常规使用糖皮质激素的指征，更不能将糖皮质激素作为“退热剂”。

2. 下列情况可以短疗程（3～5d）使用糖皮质激素：喘憋明显伴呼吸道分泌物增多者；中毒症状明显的重症肺炎，例如合并缺氧中毒性脑病、休克、脓毒症者，有急性呼吸窘迫综合征者；胸腔短期有大量渗出者；肺炎高热持续不退伴过强炎性反应者。有细菌感染者必须在有效抗菌药物使用的前提下加用糖皮质激素。

3. 糖皮质激素的剂量：泼尼松/泼尼松龙/甲泼尼龙 1～2mg/（kg·d）或琥珀酸氢化可的松 5～10mg/（kg·d）或地塞米松 0.2～0.4mg/（kg·d）。

四、抗病原微生物治疗

CAP 患儿抗病原微生物疗法包括使用指征、选择药物和剂量、使用途径和方法、疗程和药物联合治疗、药物对机体不良作用以及用药依从性等，这一切也构成了合理使用的原则。此外，还涉及 CAP 常见病原微生物的耐药现状、MP 及衣原体病原学地位和 CAP 常见病毒病原治疗等。

1. 抗菌药物指征　CAP 抗菌药物治疗应限于细菌性肺炎、MP 和衣原体肺炎、真菌性肺炎等，单纯病毒性肺炎无使用抗菌药物指征，但必须注意细菌、病毒、MP、衣原体等混合感染的可能性。我国幅员辽阔，各地细菌病原构成和耐药可能会有不同，而且各地经济水平、药源供应差别较大，因此抗菌药物推荐是原则性的。

2. 抗菌药物选择中的几个具体问题

（1）病原治疗还是经验治疗：正确诊断、尽可能确立病原学是合理选用抗菌药物的基础。但是，无论发达国家或发展中国家，初始治疗均是经验性的，不能因等待病原学检测而延误治疗。

（2）经验选择抗菌药物的依据：除个人经验外，更重要的是文献资料的经验总结，尤其是 RCTs 和系统综述中的经验推荐。选择依据是 CAP 的可能病原、严重度、病程、患儿年龄、之前抗菌药物使用情况、当地细菌耐药的流行病学资料和患儿肝、肾功能状况等。根据抗菌药物-机体-致病菌三者关系，择优选取最适宜的、有效而安全的抗菌药物，要兼顾个体特点。经验选择抗菌药物要考虑能覆盖 CAP 最常见病原菌。

（3）β内酰胺类和大环内酯类：均是儿童 CAP 最常用的抗菌药物。首选哪一类应根据年龄及其 CAP 可能的优势病原：3 个月以下儿童有沙眼衣原体肺炎可能，而 5 岁以上者 MP 肺炎、CP 肺炎比率较高，故均可首选大环内酯类，尤其是新一代大环内酯类，其抗菌谱广，可以覆盖大部分儿童 CAP 病原菌。对 4 月龄～5 岁 CAP，尤其重症患儿时，应考虑病原菌是对大环内酯类耐药 SP，可首选大剂量阿莫西林或头孢菌素（详见下述）。

（4）根据《抗菌药物临床应用指导原则》，氨基糖苷类抗菌药物有明显耳、肾毒性，儿童 CAP 者应尽量避免使用。喹诺酮类抗菌药对骨骼发育可能产生不良影响，应避免用于 18 岁以下的未成年人。四环素类抗菌药物引起牙齿黄染及牙釉质发育不良，不可用于 8 岁以下患儿。根据 2010 年版《中华人民共和国药典》临床用药须知所示：<6 个月 CAP 儿童，阿奇霉素疗效和安全性尚未确立，应慎用。

（5）青霉素不敏感肺炎链球菌（PNSSP）尤其青霉

素耐药肺炎链球菌（PRSP）对治疗结局究竟有无影响？多数研究认为只要使用适当剂量的青霉素或阿莫西林依然有效。为了提醒临床医生不要过分关注实验室的最小抑菌浓度（MIC）值而忽视了患者的实际情况，避免在初始治疗时就选择广谱抗菌药物，2008 年美国临床和实验室标准化委员会（Clinical and Laboratory Standards Institute，CLSI）修订了 SP 青霉素折点判定标准，口服青霉素沿用原先标准，即敏感（S）≤0.06mg/L，中介（I）0.12～1mg/L，耐药（R）≥2mg/L；而对胃肠道外使用青霉素的折点标准：非脑膜炎标本（呼吸道，血流）来源菌株 S≤2mg/L，I 4mg/L，R≥8mg/L。

3. 抗菌药物的选择　初始治疗均是经验性选择抗菌药物，有效和安全是选择抗菌药物的首要原则。

（1）轻度 CAP：可在门诊治疗，可以口服抗菌药物治疗，不强调抗菌药物联合使用，过多考虑病原菌耐药是不必要的。

对 1～3 月龄患儿：首选大环内酯类抗菌药物。

对 4 月龄～5 岁患儿：首选口服阿莫西林，剂量加大至 80～90mg/（kg·d），也可以选择阿莫西林/克拉维酸（7∶1 剂型）、头孢羟氨苄、头孢克洛、头孢丙烯、头孢地尼等。如怀疑早期 SA 肺炎，应优先考虑口服头孢地尼。我国 SP 对大环内酯类抗菌药物耐药突出，阿奇霉素作为替代选择。

对＞5 岁～青少年：首选大环内酯类口服，8 岁以上儿童也可以口服多西环素或米诺环素。若起病急、伴脓痰，应疑是 SP 感染所致，可联合阿莫西林口服。

（2）重度 CAP：应该住院治疗，初始经验性选择胃肠道外抗菌药物治疗，多选择静脉途径给药。要考虑选择的抗菌药物能够覆盖 SP、HI、MC 和 SA，还要考虑 MP 和 CP 的可能和病原菌耐药状况。可以首选下列方案之一：

①阿莫西林/克拉维酸（5∶1）或氨苄西林/舒巴坦（2∶1）或阿莫西林/舒巴坦（2∶1）；

②头孢呋辛或头孢曲松或头孢噻肟；

③怀疑SA肺炎，选择苯唑西林或氯唑西林，万古霉素不作首选；

④考虑合并有MP或CP肺炎，可以联合使用大环内酯类+头孢曲松/头孢噻肟；

（3）目标治疗——病原菌一旦明确，选择抗菌药物就应针对该病原。

SP：PSSP首选青霉素或阿莫西林，PISP首选大剂量青霉素或阿莫西林，PRSP首选头孢曲松、头孢噻肟，备选万古霉素或利奈唑胺。

HI、MC：首选阿莫西林/克拉维酸、氨苄西林/舒巴坦或阿莫西林/舒巴坦，备选第2～3代头孢菌素或新一代大环内酯类。

葡萄球菌：MSSA、MSCNS首选苯唑西林或氯唑西林、第1～2代头孢菌素，备选万古霉素。MRSA、MRCNS首选万古霉素，备选利奈唑胺，严重感染可联合用利福平。

肠杆菌科细菌（大肠埃希菌、肺炎克雷伯菌等）：不产ESBLs菌应依据药敏选药，首选第3代或第4代头孢菌素或哌拉西林等广谱青霉素，备选替卡西林/克拉维酸、哌拉西林/他唑巴坦；产ESBLs菌轻中度感染首选替卡西林/克拉维酸、哌拉西林/他唑巴坦，重症感染或其他抗菌药物治疗疗效不佳时选用厄他培南、亚胺培南、美罗培南和帕尼培南。产AmpC酶者可首选头孢吡肟，备选亚胺培南、美罗培南和帕尼培南。

A群链球菌：首选大剂量青霉素、阿莫西林、氨苄西林，备选头孢曲松、头孢噻肟。

MP、衣原体、百日咳杆菌：首选大环内酯类，8岁以上可选择多西环素。

嗜肺军团菌：首选大环内酯类，可联用利福平。

4. 抗菌药物剂量、用药途径　抗菌药物剂量、途径及用药次数详见表3。CAP患儿口服抗菌药物是有效而安全的，对重症肺炎或因呕吐等致口服难以吸收者，可考虑胃肠道外抗菌药物疗法。要注意抗菌药物血清浓度和感染组织部位浓度，所有β内酰胺类抗菌药物都每日1次静脉使用的状况不符合该类药物的药效学，除头孢曲松半衰期达6～9h可以每日1次用药外，其余β内酰胺类抗菌药物的半衰期均仅1～2h，必须每6～8小时用药1次。

5. 抗菌药物疗程　CAP抗菌药物一般用至热退且平稳、全身症状明显改善、呼吸道症状部分改善后3～5d。病原微生物不同、病情轻重不等、存在菌血症与否等因素均影响CAP疗程，一般SP肺炎疗程7～10d，HI肺炎、MSSA肺炎14d左右，而MRSA肺炎疗程宜延长至21～28d，革兰阴性肠杆菌肺炎疗程14～21d，MP肺炎、CP肺炎疗程平均10～14d，个别严重者可适当延长，嗜肺军团菌肺炎21～28d。

6. 抗菌药物疗效评估　初始治疗48h后应作病情和疗效评估，重点观察体温的下降，全身症状包括烦躁、气促等症状是否改善，而外周血WBC和CRP的恢复常常滞后，胸片肺部病灶的吸收更需时日，因此不能作为抗菌药物疗效评估的主要依据。初始治疗72h症状无改善或一度改善又恶化，应再次进行临床或实验室评估，确诊肺炎而初始治疗无效者可能是初选抗菌药物未能覆盖致病菌或抗菌药物浓度处于有效浓度之下或细菌耐药；也要考虑特殊病原体感染的可能性，如真菌、某些特殊病毒、卡氏肺孢子菌等以及患儿存在免疫功能低下或免疫缺陷可能；还要警惕有无并发症或医源性感染灶存在。要审慎调整抗菌药物，强调因人而异，有条件者应做抗菌药物血浓度测定并重复病原学检查。

7. *关于抗菌药物序贯疗法*（sequential antibiotic therapy，SAT） 是指在感染初期阶段经胃肠道外（主要是静脉途径）给予2～3d抗菌药物，待临床感染征象明显改善且基本稳定后及时改为口服抗菌药物。SAT的实质是确保抗感染疗效的前提下同种抗菌药物或抗菌谱相仿抗菌药物之间用药途径和剂型的及时转换。改口服治疗的同时可以考虑出院并SAT家庭治疗。

8. *病毒性肺炎的治疗* 目前有肯定疗效的抗病毒药物较少。中医药治疗病毒性CAP有广阔领域，本指南限于篇幅不涉及。

（1）流感病毒：奥斯他韦（osehamivir）、扎那米韦（zanamivir）和帕那米韦（peramivir）是神经氨酸酶的抑制剂，对流感病毒A型、B型均有效。儿童口服奥斯他韦2mg/（kg·次），每日2次，连服5d。儿童口服奥斯他韦耐受性好，最常见的不良反应是轻度恶心和呕吐，要警惕可能引起的精神障碍等不良反应。扎那米韦可用于8岁以上的青少年患者，每次2喷（每次总剂量10mg），每日2次，共5d。强调在发病36～48h用药，但病情严重或正在进行性恶化者在症状出现48 h后进行治疗仍有效。

金刚烷胺（amantadine）和金刚乙胺（rimantadine）是M2膜蛋白离子通道阻滞药，仅对A型流感病毒有效。金刚烷胺剂量 5mg/（kg·d），最大剂量不超过150mg/d，分2次口服，疗程5～7d；金刚乙胺在儿童无足够使用经验。这类药物可引起中枢神经系统不良反应，如焦虑、头晕、共济失调等，高浓度时还可致幻觉和惊厥，不良反应及近年出现的耐药问题使其在儿科的应用受到限制。

（2）RSV：利巴韦林（ribavirin，病毒唑）对 RSV

有体外活性，但吸入利巴韦林治疗 RSV 所致 CAP 婴儿的有效性仍存在争议，考虑到气溶胶管理、该药对健康护理提供者潜在的毒性作用及其疗效等问题，不推荐用于 RSV 肺炎治疗。

（3）巨细胞病毒：更昔洛韦（ganciclovir，GCV）即丙氧鸟苷，是儿童 CMV 感染的一线用药。儿童 CMV 肺炎可先做诱导治疗，5mg/（kg·次），每 12 小时 1 次，静脉滴注，持续 2 周后再维持治疗：10mg/（kg·次），每周 3 次，或 5mg/（kg·次），每日 1 次，根据病情持续治疗至少 10d。要注意该药的骨髓毒性，可致粒细胞、血小板减少，当外周血中性粒细胞 $\leqslant 0.5\times 10^9$/L 或血小板 $\leqslant 25\times 10^9$/L 时必须停药。

五、胸腔积液的治疗

欧美国家前瞻性研究发现，有 2%～12%的 CAP 患儿并发有胸腔积液，最常见于细菌性肺炎（包括 SP、化脓性链球菌以及 SA 等）患者中。当出现脓胸时，在充分有效的抗感染治疗基础上需要脓液的引流。感染性胸腔积液的引流可以减少发热、炎症和住院天数。另外，积液的多少和患儿呼吸窘迫的程度也是决定治疗方案的重要因素。少量积液往往对抗菌药物治疗反应良好，通常不需要进一步的干预。大量积液（受累面积超过胸腔 1/2）或中等量积液（受累面积超过胸腔 1/4）伴有呼吸窘迫时应及时予以引流。包裹性积液引流困难可局部给予纤维蛋白溶解剂改善引流，包括尿激酶或组织型纤溶酶原激活物，有条件者可予电视胸腔镜手术。

六、儿科软式支气管镜术在 CAP 诊治中的价值

儿科软式支气管镜术已成为儿科呼吸疾病诊治中安全、有效和不可缺少的手段，能直接镜下观察病变、

钳取标本、行支气管肺泡灌洗术（bronchoalveolar lavage，BAL）和直接吸取肺泡灌洗液进行病原检测，也能在支气管镜下进行局部治疗。多项临床研究表明儿科支气管镜术对于儿童重症或难治性肺炎的诊治是有帮助的，尤其对痰液堵塞合并肺不张患儿疗效显著。文献报道对 MP 肺炎合并肺不张，经常规静脉抗感染治疗胸部影像学无明显好转，甚至肺不张阴影更加密实的患儿，建议早期行支气管镜下局部灌洗治疗，可有效解除气道阻塞、控制体温，有利病情恢复。

特异性预防

一、RSV 单克隆抗体

是抗 RSV 的人源单克隆 IgG 抗体，可以特异性抑制 RSV 病毒 F 蛋白 A 抗原位点上的抗原决定簇，阻止病毒融入细胞和胞体的形成。美国儿科学会（AAP）推荐对高危婴幼儿可给予 Palivizuma 预防治疗，剂量为 15mg/（kg·次），每月 1 次肌内注射，连用 5 个月，多始于每年 11、12 月份。

二、疫苗

疫苗的预防接种对减少 CAP 患病率效果肯定，我国今后同样应该推广接种，针对 CAP 的某些常见细菌和病毒病原，目前已有的疫苗如下：

1. *SP 疫苗*　现有 2 种剂型，即单纯细菌荚膜多糖疫苗（PPV）和荚膜多糖蛋白结合疫苗（PCV）。单纯细菌荚膜多糖疫苗有 14 价和 23 价血清型两种，这种疫苗在 2 岁以内的儿童免疫效果差，多用于 2 岁以上人群。荚膜多糖蛋白结合疫苗有较好免疫原性，对 2 月龄以上的儿童接种后可产生较好保护性抗体反应。我国目前上市的是 PCV7，国家食品药品监督管理局批准的通用名是“七价肺炎球菌结合疫苗”。PCV7 包含 4、6B、9V、14、18C、19F、23F 血清型，北美洲、欧洲和大洋洲某些国家已将这种疫苗纳入计划免疫，对 SP 性 CAP 产生很好的预防作用。WHO 推荐将 PCV 纳入免疫规划，尤其是那些 5 岁以下儿童死亡率超过 50‰活产婴儿的国家。在我国，中华预防医学会推荐 PCV7 的标准免疫程序：基础免疫为 3、4、5 月龄各接种 1 剂（每次至少间隔 1 个月）；加强免疫为 12～15 月龄接种 1 剂（与上次接种至少间隔 2 个月）；及时和全程接种能为儿童提供更多保护。PCV13 含有 1、3、4、5、6A、6B、7F、9V、14、18C、19A、19F 和 23F 共 13 种血清型，也已在北美洲、欧洲某些国家及我国台湾、香港地区上市。

2. b 型流感嗜血杆菌结合疫苗（Hib 结合疫苗） 疫苗的抗原成分是 Hib 荚膜多糖（PRP），目前有 4 种商品疫苗，PRP 分别化学结合于白喉类毒素（PRP-D）、破伤风类毒素（PRP-T）、基因重组白喉类毒素（PRP-CRM197）、脑膜炎球菌外膜蛋白复合物（PRP-OMPC）结合物疫苗。在美国，推荐免疫程序为：出生后 6 个月以内接种 3 针或 2 针（仅限 PRP-OMPC），之后在 1 岁半左右加强 1 针。目前全球已有 100 多个国家将该疫苗纳入计划免疫，使用近 10 年的结果显示，Hib 疾病包括 Hib 肺炎的发病率在这些国家已明显下降。

3. 流感病毒疫苗 目前在我国使用的流感病毒疫苗有 3 种：全病毒灭活疫苗、裂解疫苗和亚单位疫苗。WHO 根据当年全球流感流行毒株型别，推荐下一年流感疫苗所含的亚型，每种疫苗均含有 A 型流感病毒 2 个亚型和 B 型流感病毒或其抗原组分。年龄在 6 个月以上者可以接种流感疫苗，在流感流行高峰前 1～2 个月接种流感疫苗能更有效发挥疫苗的保护作用。推广流感疫苗接种，可降低各年龄段儿童病死率、住院率，还可直接和间接降低流感相关疾病费用。

4. *百日咳疫苗* 与儿童 CAP 相关的疫苗还有百日咳疫苗，有全细胞型和无细胞型两种，后者更安全、且免疫原性强。我国基本上用的是无细胞型并已列入计划免疫，免疫程序是在生后 3 月龄第 1 次接种，4 月龄、5 月龄复种，1.5 岁时加强。百日咳疫苗免疫保护期并非终身，从血清抗体检测，虽全细胞型疫苗至少持续 3 年，而无细胞型疫苗可达 4～6 年，但新生儿、青少年和成人仍有可能感染百日咳并成为该病的主要传染源，故有主张对成人进行无细胞型疫苗的加强接种，以切断百日咳的传播。

5. *其他疫苗* 其他疫苗如 RSV 疫苗、腺病毒疫苗、MP 疫苗、SARS 冠状病毒疫苗、人禽流感病毒疫苗等均处于研发阶段，用于临床尚待时日。

概　　要

本指南在循证基础上，较广泛参阅当今儿童社区获得性肺炎（community acquired pneumonia，CAP）相关文献，尽可能结合我国国情，以贴近临床、贴近基层。概要是本指南各部分的要点并列上推荐等级。推荐等级分为 3 级，等级 A 的证据来自随机对照研究（randomized controlled trials，RCTs）及高质量的系统综述；等级 B 的证据来自一项或多项研究；等级 C 则是专家观点及其他资料，但可供儿科临床参考。

一、定义

CAP 是指原本健康的儿童在医院外获得的感染性肺炎，包括感染了具有明确潜伏期的病原体而在入院后潜伏期内发病的肺炎。

二、病原学（附表 4-1）

附表 4-1　不同年龄儿童社区获得性肺炎的病原情况

年龄组	常见病原	少见病原
>28 d～3 月龄	细菌	细菌
	肺炎链球菌	非发酵革兰阴性菌
	大肠埃希菌	百日咳杆菌
	肺炎克雷伯杆菌	流感嗜血杆菌（b 型、不定型）
	金黄色葡萄球菌	卡他莫拉菌
	沙眼衣原体	
	病毒	病毒
	呼吸道合胞病毒	巨细胞病毒
	副流感病毒Ⅰ型、Ⅱ型、Ⅲ型	流感病毒 A 型、B 型
		腺病毒
		人类偏肺病毒
>3 月龄～5 岁	细菌	细菌
	肺炎链球菌	肺炎克雷伯杆菌
	流感嗜血杆菌（b 型、不定型）	大肠埃希菌
	卡他莫拉菌	结核分枝杆菌
	金黄色葡萄球菌	
	肺炎支原体	嗜肺军团菌
		肺炎衣原体
	病毒	病毒
	呼吸道合胞病毒	鼻病毒
	腺病毒	人类偏肺病毒
	副流感病毒Ⅰ型、Ⅱ型、Ⅲ型	肠道病毒
	流感病毒 A 型、B 型	人禽流感病毒
		新型冠状病毒
		EB 病毒
		麻疹病毒
>5～15 岁	细菌	细菌
	肺炎链球菌	化脓性链球菌
		金黄色葡萄球菌
		结核分枝杆菌
		流感嗜血杆菌（b 型、不定型）
	肺炎支原体	肺炎衣原体
		嗜肺军团菌
	病毒	病毒
	流感病毒 A 型、B 型	腺病毒
		EB 病毒
		新型冠状病毒
		人禽流感病毒

CAP 病原包括细菌、病毒、支原体、衣原体、真菌、原虫等，本指南未涉及结核分枝杆菌、真菌和原虫。必须注意儿童 CAP 往往有混合病原感染。

1. 根据年龄能很好地预示儿童 CAP 的可能病原[B]。

2. 年幼儿 CAP 50%由病毒病原引起，年长儿常由细菌、肺炎支原体（MP）感染所致[B]。

3. 呼吸道合胞病毒（RSV）是引起 CAP 的首位病毒病原，其次是副流感病毒 I 型、Ⅱ型、Ⅲ型和流感病毒 A 型、B 型[B]。

4. 肺炎链球菌（SP）是儿童 CAP 最常见细菌病原，流感嗜血杆菌（HI）、卡他莫拉菌（MC）仍是儿童 CAP 常见病原，社区相关性耐甲氧西林金黄色葡萄球菌（CA-MRSA）是 CAP 的重要病原菌之一，多发生在年幼儿[B]。

5. MP 不仅是学龄期和学龄前期儿童 CAP 常见病原，在 1～5 岁儿童中亦不少见[B]。

6. 婴幼儿常见病毒-细菌、病毒-病毒混合感染，年长儿多为细菌和非典型病原混合感染[C]。

三、临床特征

1. 呼吸增快：<2 月龄 RR/>60/min，2 月龄～RR ≥50/min，1～5 岁 RR 1>40/min，>5 岁 RR≥30/min 提示肺炎；RR>70/min 常提示低氧血症[B]。

2. 呼吸困难对肺炎的提示意义比呼吸增快更大[B]。

3. 病毒性肺炎和 MP 肺炎可出现喘鸣，喘鸣对判定婴幼儿肺炎的严重度没有帮助[B]。

4. MP 肺炎经大环内酯类抗菌药物正规治疗 7d 及以上，临床征象加重、仍持续发热、肺部影像学表现加重者，可考虑为难治性 MP 肺炎[B]。

四、严重度评估（附表 4-2）

1. 2 月龄～5 岁 CAP 儿童出现胸壁吸气性凹陷或鼻翼扇动或呻吟之一表现者，提示有低氧血症，为重度肺炎；如果出现中心性发绀、严重呼吸窘迫、拒食或脱水征、意识障碍（嗜睡、昏迷、惊厥）之一表现者为极重度肺炎[C]。

附表 4-2　社区获得性肺炎患儿病情严重度评估

临床特征	轻度 CAP	重度 CAP
一般情况	好	差
拒食或脱水征	无	有
意识障碍	无	有
呼吸频率	正常或略增快	明显增快[a]
发绀	无	有
呼吸困难（呻吟、鼻翼扇动、三凹征）	无	有
肺浸润范围	≤1/3 的肺	多肺叶受累或≥2/3 的肺
胸腔积液	无	有
脉搏血氧饱和度	>0.96	≤0.92
肺外并发症	无	有
判断标准	出现上述所有表现	存在以上任何一项

a 呼吸明显增快：婴儿 RR>70/min，年长儿 RR>50/min

2. CAP 住院指征，有下列 1 项者[C]：

（1）呼吸空气条件下，SaO_2≤0.92（海平面）或≤0.90（高原）或有中心性发绀；

（2）呼吸空气条件下，RR>70/min（婴儿），RR>50/min（年长儿），除外发热、哭吵等因素的影响；

（3）呼吸困难：胸壁吸气性凹陷、鼻翼扇动；

（4）间歇性呼吸暂停，呼吸呻吟；

（5）持续高热 3～5d 不退者或有先天性心脏病、先天性支气管肺发育不良、先天性呼吸道畸形、重度贫血、重度营养不良等基础疾病者；

（6）胸片等影像学资料证实双侧或多肺叶受累或肺叶实变并肺不张、胸腔积液或短期内病变进展者；

（7）拒食或有脱水征者；

（8）家庭不能提供恰当充分的观察和监护，或2月龄以下CAP患儿。

3. 收住或转至ICU的指征，具备下列1项者[C]:

（1）吸入氧浓度（FiO_2）≥0.6，SaO_2≥0.92（海平面）或0.90（高原）;

（2）休克和（或）意识障碍;

（3）呼吸频率加快、脉速伴严重呼吸窘迫和耗竭征象，伴或不伴$PaCO_2$升高;

（4）反复呼吸暂停或出现慢而不规则的呼吸。

五、放射学诊断评估

1. 对于一般状况良好且可以在门诊治疗的疑似CAP患儿，无需常规行胸片检查[A]。

2. 对于初始抗菌药物治疗失败，需要验证是否存在肺炎并发症或病情加重的患儿应及时做胸片检查[B]。

3. 胸部CT扫描和胸部侧位片不宜列为常规[B]。

4. 在除外肺不张、肺梗死、肺出血等之后，胸片实变征象可诊断肺炎[B]。

5. 胸片征象对CAP病原学的提示性差[B]。

6. 对于临床上肺炎已康复，一般状况良好的患儿，无须反复胸片复查[B]。

六、实验室检查

1. 红细胞沉降率（ESR）、C反应蛋白（CRP）浓度或血清降钙素原（PCT）浓度，不能单独或联合用来区分细菌性或病毒性CAP[A]。

2. CAP死亡的危险性和低氧血症程度关系密切，因此所有住院肺炎和疑似低氧血症的患儿，有条件者都应监测血氧饱和度[A]。

3. 拟诊细菌性CAP、病情严重，或有并发症的住院患儿应常规进行血培养，阳性者经治疗后应复查，但 SP 菌血症患儿经治疗临床改善明显者可不复查[B]。

4．拟诊病毒性 CAP 应常规检测流感病毒与其他常见呼吸道病毒[B]。

5．临床怀疑 MP 感染者应进行 MP 检测，急性期和恢复期双份血清特异性 IgG 抗体比较有 4 倍以上的升高或下降到原来的 1/4 是 MP 感染的确诊依据[A]。

6．有胸腔积液者应尽可能进行胸腔积液涂片染色与细菌培养[B]。

七、治疗

1．原则

（1）轻度 CAP 可以在门诊/家中治疗，由社区/乡镇医疗中心管理，如治疗 48 h 无效、高热不退，或病情恶化出现呼吸急促、呼吸困难、发绀等，必须及时转诊治疗[C]。

（2）重度 CAP 应收住院治疗，选择区/县级及以上医院[C]。

2．对症支持治疗

（1）海平面、呼吸空气条件下，$SaO_2 \leqslant 0.92$ 或 $PaO_2 \leqslant 60mmHg$（1mmHg=0.133kPa）应予吸氧[A]；氧疗患儿应每 4 小时监测体温、脉率、RR 和脉搏血氧饱和度[C]。

（2）鼻胃管可能影响小婴儿的呼吸，尽可能选择小号胃管[C]，少量多次喂食可减轻对呼吸的影响[B]。

（3）如必须静脉补液，总液量按基础代谢正常需要量的 80%计算，补液种类应为 5%～10%葡萄糖溶液与生理盐水比例为 4～5∶1，应监测血清电解质[C]。

（4）胸部物理治疗无确切益处，不必常规采用[B]。

3．CAP 患儿无常规使用糖皮质激素的指征[C]

4．抗病原微生物治疗（附表 4-3）

附表 4-3　儿童社区获得性肺炎常用抗微生物药物的剂量和用法

抗微生物药物	剂量及给药间隔 [mg/(kg・次)]	最大剂量 (g/次)	给药途径
青霉素类			
青霉素G(penicillin g)	2.5万～5.0万U/(kg・次)，q 6 h		肌内注射或静脉滴注
	大剂量5.0万～10.0万U/(kg・次)，q 6 h		肌内注射或静脉滴注
青霉素V(penicillin V)	8～12，q 6～ 8 h		口服
氨苄西林(ampicillin)	常用剂量：15～25，q 6～ 8h 大剂量：50～75，q 6～ 8 h	2.0	口服或肌内注射或静脉滴注
阿莫西林(amoxicillin)	常用剂量：10～15，q 6～ 8h 大剂量：25～30，q 6～ 8 h	2.0	口服
羧苄西林(carbenicillin)	25～50，q 6～ 8 h	2.0	肌内注射或静脉滴注
美洛西林(mezlocillin)	75，q 6～ 8 h	3.0	肌内注射或静脉滴注
哌拉西林(piperacillin)	25～50，q 6～ 8 h	2.0	肌内注射或静脉滴注
苯唑西林(oxacillin)	25～50，q 6～ 8 h	2.0	静脉滴注
氯唑西林(cloxacillin)	12.5～25.0，q 6～ 8 h	2.0	静脉滴注
氨苄西林+舒巴坦 (ampicillin/sulbactam)	(规格：2∶1注射剂) (25.0/12.5)～(75.0/37.5)，q 6～ 8 h	1.0/0.5	静脉滴注
阿莫西林+克拉维酸 (ampicillin/clavulanic acid)	(规格：7∶1口服剂)(20.00/2.85)～(30.00/4.29)，q 8 h	1.0/0.143	口服
	(规格：5∶1注射剂)(25.00/5.00)，q 6～8 h	1.0/0.2	静脉滴注
替卡西林+克拉维酸 (ticarcillin/clavulanic acid)	(规格：15∶1注射剂) (50.00/3.34)～(75.00/5.00)，q 6～ 8 h	3.0/0.2	静脉滴注
	(规格：30∶1注射剂) (30.00/1.00)～(50.00/1.70)，q 6～ 8 h	3.0/0.1	

（续 表）

抗微生物药物	剂量及给药间隔 [mg/(kg·次)]	最大剂量 (g/次)	给药途径
哌拉西林+他唑巴坦 (piperacillin/tazobactam)	(规格：8∶1注射剂) 大于9月龄100.0/12.5 q 8 h 2～9月龄80.0/10.0 q 8 h	4.0/0.5	静脉滴注
阿莫西林+舒巴坦 (amoxicillin-sulbactam)	(规格：2∶1注射剂) 按阿莫西林计算30，q 6～8 h		肌内注射或静脉滴注
头孢菌素类			
头孢拉定(cefradine)	6.25～12.50，q 6 h	1.0	口服
	12.50～25.00，q 6～8 h	1.0	肌内注射或静脉滴注
头孢唑林(cefazolin)	15～25，q 6～8 h	1.0	肌内注射或静脉滴注
头孢羟氨苄(cefadroxil)	15～25，q 12 h	1.0	口服
头孢克洛(cefaclor)	10～15，q 8 h	0.5	口服
头孢丙烯(cefprozil)	7.5～15.0，q 12 h	0.5	口服
头孢地尼(cefdinir)	3～6，q 8 h	0.2	口服
头孢呋辛(cefuroxime)	10～15，q 12 h	0.75	口服
	15～25，q 6～8 h	1.0	肌内注射或静脉滴注
头孢噻肟(cefotaxime)	50，q 8 h	2.0	静脉滴注
头孢曲松(ceftriaxone)	40～80，q d	2.0	肌内注射或静脉滴注
头孢哌酮(cefoperazone)	15～50，q 8 h	2.0	肌内注射或静脉滴注
头孢他啶(ceftazidime)	15～50，q 8 h	2.0	肌内注射或静脉滴注
头孢哌酮+舒巴坦 (cefoperazone/culbactam)	(规格：2∶1注射剂) 常用剂量：(15.0/7.5)～(30.0/15.0) q 6 h～q 12 h	舒巴坦不超过 80.0 mg/(kg·d)	静脉滴注

（续　表）

抗微生物药物	剂量及给药间隔 [mg/(kg·次)]	最大剂量 (g/次)	给药途径
	大剂量：(40.0/20.0)～(80.0/40.0) q 6 h～q 12 h		
头孢吡肟(cefapime)	30～50，q 8～12h	1.5	肌内注射或静脉滴注
大环内酯类			
红霉素(erythromycin)	10～15，q 8 h	0.5	口服
	10～15，q12 h		静脉滴注
罗红霉素(roxithromycin)	2.5～5，q 12 h	0.15	口服
阿奇霉素(azithromycin)	10 q d，连用3 d	0.5	口服
克拉霉素(clarithromycin)	7.5，q 12 h	0.5	口服
其他			
多西环素(doxycycline)	8岁以上，2.2，q 12 h(第一日)，后2.2～4.4，qd	0.1	口服
万古霉素(vancomycin)	10，q 6 h或20，q 12 h	0.5	静脉滴注
利奈唑胺(linezolid)	10，q 8 h	0.6	口服或静脉滴注
利福平(rifampin)	10～20，qd	0.3	口服
氨曲南(aztreonam)	30，q 6～8 h	0.5	肌内注射或静脉滴注
厄他培南(ertapenem)	15，q 12 h	1.0	静脉滴注
亚胺培南(imipenem)	15～25，q 6 h	0.5	静脉滴注
美罗培南(meropenem)	10～20，q 8 h	0.5	静脉滴注
帕尼培南(panipenem)	轻症感染：10～20，q 8 h 重症或难治性感染：25～30，q 6～8 h	0.5	静脉滴注
克林霉素(clindamycin)	10，q 8～12，h	0.45	口服或静脉滴注
甲硝唑(metronidazole)	12.5，q 12 h	0.5	口服
	首剂15.0，继之7.5，q 6～8 h	1.0	静脉滴注

（1）单纯病毒性肺炎无使用抗菌药物指征[B]，但必须注意细菌、病毒、MP、衣原体等混合感染的可能性[C]。

（2）有效和安全是选择抗菌药物的首要原则，轻度CAP可以口服抗菌药物治疗，不强调抗菌药物联合使用[A]。

（3）CAP初始治疗均是经验性的。

轻度CAP：3个月以下儿童有沙眼衣原体肺炎可能，而5岁以上者MP肺炎、CP肺炎比率较高，均可首选大环内酯类，若疑是SP混合感染，可联合阿莫西林口服[B]。对4月龄～5岁CAP，首选口服阿莫西林，也可以选择阿莫西林/克拉维酸（7：1剂型）、头孢羟氨苄、头孢克洛、头孢丙烯、头孢地尼等[B]。如怀疑早期SA肺炎，应优先考虑口服头孢地尼[C]。

重度CAP：多选择静脉途径给药。可以首选下列方案之一[B]：

①阿莫西林/克拉维酸（5：1）、氨苄西林/舒巴坦（2：1）或阿莫西林/舒巴坦（2：1）；②头孢呋辛、头孢曲松或头孢噻肟；③怀疑SA肺炎，选择苯唑西林或氯唑西林，万古霉素不作首选；④考虑细菌合并有MP或cP肺炎，可以联合使用大环内酯类+头孢曲松/头孢噻肟。

（4）CAP患儿口服抗菌药物是安全有效的[A]，仅在重症肺炎或因呕吐等致口服难以吸收时才考虑胃肠道外抗菌药物疗法[B]，抗菌药物序贯疗法有良好的推广前景[C]。

（5）使用适当剂量的青霉素或阿莫西林对青霉素不敏感肺炎链球菌（PNSP）依然有效[B]。

（6）一旦明确病原微生物，应即开始针对性强的目标治疗[B]。

（7）初始治疗48h后应作病情和疗效评估，CAP抗菌药物疗程一般用至热退且平稳、全身症状明显改善、呼吸道症状部分改善后 3～5d[C]。

（8）病毒性 CAP 的支持疗法、对症疗法和加强护理等仍居重要地位，而特异性病因治疗尚不多[C]。

5．2%～12%的 CAP 患儿有胸腔积液，最常见于细菌性肺炎（包括 SP、化脓性链球菌以及 SA 等）[B]，积液量的多少和患儿呼吸窘迫的程度是决定治疗方案的重要因素[A]。

6．儿科支气管镜术对于儿童重症或难治性肺炎的诊治有效[B]。

八、特异性预防

1．对高危婴幼儿可给予RSV单克隆抗体（Palivizumab 等）预防治疗[C]。

2．已有肺炎链球苗疫苗、b 型流感嗜血杆菌疫苗、流感病毒疫苗、百日咳疫苗等，疫苗的预防接种对减少 CAP 患病率效果肯定[A]。

（李昌崇　尚云晓　沈叙庄
陈志敏　赵顺英　执笔）

附录 5

反复呼吸道感染临床诊治路径

中国医师协会儿科医师分会过敏专业委员会
中华医学会儿科学分会呼吸学组
中国医师协会儿科医师分会风湿免疫专业委员会
中华医学会儿科学分会免疫学组

执笔：王晓川，申昆玲

制订专家（按姓氏笔画）：邓　力（广州市妇女儿童医疗中心），王晓川（复旦大学附属儿科医院），申昆玲（首都医科大学附属北京儿童医院），农光民（广西医科大学第一附属医院），刘传合（首都儿科研究所），刘瀚旻（四川大学华西第二医院），孙金峤（复旦大学附属儿科医院），吴小川（中南大学湘雅二医院儿童医学中心），吴凤岐（首都儿科研究所），吴澄清（昆明医科大学附属儿童医院），张海邻（温州医科大学附属二院、育英儿童医院），杨　军（深圳市儿童医院），陈志敏（浙江大学医学院附属儿童医院），陈　星（山东大学附属省立医院），周小勤（湖北省妇幼保健院），赵晓东（重庆医科大学附属儿童医院），郝创利（苏州大学附属儿童医院），韩晓华（中国医科大学附属盛京医院），鲍一笑（上海交通大学医学院附属新华医院）

中图分类号：R 72　文献标志码：C

反复呼吸道感染（recurrent respiratory tract infections，RRTIs）是儿童十分常见的临床现象。其原因繁多，除了感染相关因素外，还可能涉及免疫系统与呼吸系统等基础疾病。根据现有的对 RRTIs 相关研究和指南制定指导临床实践的诊治路径，以利于临床医生解决如下问题：①及时发现患儿存在的 RRTIs 状况；②根据常规临床资料和实验室检查对 RRTIs 进行甄别，及时发现其潜在基础疾病；③针对各种原因所致的 RRTIs 给予及时有效的临床治疗和随访。

一、RRTIs 的定义

国内 RRTIs 定义是指 1 年以内发生次数频繁、超出正常范围的上、下呼吸道感染。根据年龄、潜在原因及部位不同，将其分为反复上呼吸道感染和反复下呼吸道感染，后者又可分为反复气管支气管炎和反复肺炎。这种根据感染部位分类有利于分析病因并采取相应治疗措施，而强调反复上、下呼吸道感染，特别是区分反复气管支气管炎和反复肺炎的目的是要将感染性炎症与变应性炎症区分开来。

国外不同国家和作者采用的RRTIs定义有所不同，但方法一致，均根据感染发生次数来定义。值得注意的是，国外定义中有单独列出反复中耳炎、反复咽炎及反复扁桃体炎等特殊类型的上呼吸道感染，而国内没有单列，因此，在临床实践中可参考国外文献处理（附表 5-1）。

附表 5-1 国内外文献 RRTIs 定义

	呼吸道感染	上呼吸道感染	下呼吸道感染		中耳炎	感染性鼻炎	咽炎或扁桃体炎
			反复气管支气管炎	反复肺炎			
中华医学会儿科学分会呼吸学组（2008年）	—	0～2岁：7次/年；＞2～5岁：6次/年；＞5～14岁：5次/年	0～2岁：3次/年；＞2～5岁：2次/年；＞5～14岁：2次/年	0～2岁：2次/年；＞2～5岁：2次/年；＞5～14岁：2次/年	—	—	—
Graham（1990年）		—	—	—	3次/月或4次/年	＞5次/年	＞3次/年
De Mattia等（1993年）	≥6次/年	9月份至来年4月份：≥1次/年	≥3次/年	≥3次/年	—		—

资料来源于文献［1，9-10］；—为未提及

二、RRTIs 临床诊治原则

1. 急性期治疗 急性期治疗参照呼吸道感染的治疗原则用药。

2. 明确可能存在的潜在病因 许多宿主自身因素是引起 RRTIs 的重要病因，包括免疫缺陷、呼吸系统结构异常及其他系统疾病。

3. 管理和预防 RRTIs 发生 一部分 RRTIs 患儿未发现潜在病因，随访、管理以及适当使用安全和研究证据较充分的免疫调节剂具有较好的临床效果。

三、临床发现

鉴于我国医疗现状，患者就诊和医生出诊的随机性，患儿常因为急性感染就诊，容易被忽视可能存在 RRTIs 的情况。对于因呼吸道感染就诊的患儿，临床医生在询问简单病史时，应根据上述 RRTIs 定义询问既往呼吸道

感染的特点。①符合 RRTIs 定义，明确 RRTIs 者，进行评估并制定针对性诊疗方案。②可疑 RRTIs 者，进行随访、管理。③不符合 RRTIs 定义者，排除。

四、对符合 RRTIs 者的常规评估

1. *病史询问* 关注重点：①起病时间，发病季节；②感染病原种类；③感染累及部位；④以往治疗措施与效果；⑤生活环境；⑥家族史。注：①起病时间，患儿6月龄内起病应注意排除先天性疾病，尤其是免疫系统的细胞免疫和固有免疫缺陷、先天性呼吸系统疾病等。②病原种类，根据临床表现和常规检查初步判断感染的病原种类，如反复细菌感染应注意排除抗体缺陷病的可能；如为反复呼吸道病毒感染，特征性不强，先天免疫异常可能性较小。③感染累及部位，反复肺炎者存在免疫或呼吸系统基础疾病的可能性较大。

2. *体格检查* 关注重点：①生长发育状况；②营养状况；③皮肤、淋巴结；④上呼吸道局部结构；⑤心肺听诊。注：生长发育落后、营养不良，提示可能存在其他基础疾病；合并湿疹，应注意过敏在 RRTIs 中的作用，皮肤发绀（紫绀）或杵状指（趾）提示可能存在心脏结构异常或慢性肺病可能；浅表淋巴结肿大应注意原发性和继发性免疫异常的可能；上呼吸道的体格检查，应注意扁桃体、咽后壁、鼻腔和耳部及乳突体检，有利于发现潜伏病灶和异常淋巴组织增生及结构异常。

3. *常规实验室检查* 关注重点：血常规、C反应蛋白。对临床医生基本要求：掌握血常规正确解读。注：对血常规的关注可帮助了解多种免疫相关状况，如中性粒细胞绝对计数的评估，淋巴细胞绝对计数的评估，嗜酸性粒细胞的评估，红细胞和血红蛋白的评估。C 反应蛋白对感染病原种类具有一定提示作用。

五、对 RRTIs 进行临床分类

1. 反复上呼吸道感染　应区分以中耳、咽喉、扁桃体、鼻部感染何部位为主。反复化脓性中耳炎应注意排除免疫缺陷病，反复化脓性扁桃体炎应注意局部病灶清理不彻底及局部假膜形成的可能。

2. 反复下呼吸道感染　区分支气管炎或肺炎。婴儿期反复支气管炎伴喘息，常因病毒感染后引起的气道高反应性所致，婴儿期反复下呼吸道感染应注意排除胃食管反流及气道异物，反复肺炎者需排除免疫缺陷和呼吸系统等基础疾病。

3. 合并其他系统疾病　RRTIs 合并其他系统疾病或感染时，RRTIs 可能仅是其他基础疾病的表现之一，也可能是由 RRTIs 引起的并发症。应全面评估，排除存在其他基础疾病的可能。

六、特殊检查

除了上述常规临床评估和辅助检查之外，对部分较严重或治疗困难的 RRTIs 患儿可采取专业性较强的特殊检查，以利于及早发现潜在病因。

1. 常规免疫学检查　包括血清免疫球蛋白（Ig）、淋巴细胞亚群、补体。对临床医生的基本要求：基本掌握淋巴细胞亚群检测的解读。常规免疫学检查适用对象：RRTIs 伴发热；反复化脓性中耳炎；反复肺炎；RRTIs 伴其他组织器官感染。注：应同时检测血清 IgG、IgA、IgM、IgE。不同年龄段 Ig 水平不同，医院检验科或儿科医生应根据不同年龄段的参考值判断 Ig 结果。应注意的是，4 岁内 IgA 水平很低，不能根据其水平判断是否存在选择性 IgA 缺陷病。IgG、IgA、IgM 水平过高和过低均非正常。IgE 对于提示是否存在过敏状况有一定价值。淋巴细胞亚群变化复杂，除了极端某个亚群完全缺如，判断淋巴细胞亚群变化的临床价值应结合临床各项指标综合判断或转诊临床免疫科评估。

2. 过敏原检测　过敏原特异性 IgE 在各个年龄阶段都可进行检测。适用对象：RRTIs 少伴发热者；呼吸道症状以反复咳嗽、喘息为主者；以鼻部症状喷嚏、清涕、鼻痒为主者。注：过敏原特异性 IgE 对于辅助判断患儿是否存在对某种过敏原过敏并引起呼吸道症状有一定参考价值。患儿是仅为过敏症状而被误以为 RRTIs，还是因存在呼吸道过敏症状而易发 RRTIs，需临床医生个体化综合判别。许多患儿往往两者同时存在，治疗时应兼顾。

3. 肺部影像学检查　适用对象：反复下呼吸道感染者。肺部影像学检查对于了解下呼吸道感染的严重程度和性质有重要价值。因此，也有利于帮助判断可能存在的其他基础疾病。

4. 肺功能检查　适用对象：反复下呼吸道感染者。长期反复下呼吸道感染可能影响肺功能，喘息性疾病也会影响肺功能。肺功能检查除了有利于帮助了解疾病严重程度之外，也有利于鉴别疾病性质。应由呼吸专科进行会诊。

5. 支气管镜检查　适用对象：反复下呼吸道感染者。某些病因不明或肺部结构异常，各种临床证据、辅助检查和肺部影像学不能明确诊断者，需气管镜检查协助明确。

七、病原学检查

并非所有 RRTIs 患者都需要进行病原学检查。缺乏局部病灶的反复上呼吸道感染患儿，多由呼吸道病毒感染引起。病原学检测对于选择针对感染的临床用药具有指导价值。

1. 反复化脓性扁桃体炎　通过咽拭子培养有助于了解感染的病原。EB病毒感染患儿也可出现扁桃体表面渗出和分泌物，容易与化脓性扁桃体炎混淆，应予以鉴别。

2. 反复肺炎　感染期应进行全面病原学检查，明确感染病原。采用血培养、痰培养、支气管肺泡灌洗液涂片和培养、病原抗体检测及病原分子生物学检测等实验室检查。应涵盖细菌、真菌和病毒等病原学检查。

3. RRTIs 合并其他系统感染　除了上述反复肺炎所应进行的各项病原学检查外，也应进行其他感染部位局部可获取的组织液培养。

八、常见 RRTIs 类型的处理原则

1. 缺少特征性的 RRTIs　常以呼吸道病毒感染为主，多累及上呼吸道和（或）气管、支气管，此类患者存在基础疾病的可能性较小。除急性期控制之外，采用细菌溶解产物或其他免疫调节药物预防有一定疗效。

2. 反复化脓性扁桃体炎　多因局部病灶清除不利引起，特点是每次起病外周血白细胞及中性粒细胞增高为主，C反应蛋白增高。对策：局部咽拭子培养；合理使用抗生素；可辅以细菌溶解产物免疫调节治疗。手术（包括扁桃体和腺样体切除术）对大多数患儿来说并不是减少RRTIs的有效方法。手术获益有限，却存在风险及潜在并发症。

3. 反复化脓性中耳炎　注意可能是原发性免疫缺陷病的重要特征之一。对策：应进行常规免疫功能检查；应与五官科医生共同治疗。

4. 反复鼻及鼻旁窦感染　以鼻部症状为主，表现为流涕、喷嚏、鼻痒等表现，学龄前及学龄期儿童应注意区别过敏所致。以脓涕为主者合理使用抗生素。年龄越大，鼻旁窦慢性感染发生可能性增大，需与五官科医生共同诊治。

5. 反复支气管炎　如常合并喘息，且偶有发热。婴儿和学龄前期有其他过敏症状。对策：应排除过敏因素

的影响和病毒感染后所致的气道高反应性。

6. *反复肺炎* 应重点注意排查原发性免疫缺陷病和肺部结构性异常疾病，以及婴幼儿时期异物吸入所引起的后果。

九、转诊条件

对于可能存在基础疾病的RRTIs患儿，普通儿科诊疗技术无法明确诊断者应转诊至相应专科进行进一步诊治。

1. *转诊临床免疫科或感染科* RRTIs，尤其是反复化脓性中耳炎、反复肺炎、合并其他系统感染者，和（或）存在免疫功能检查异常者，应转诊临床免疫科或感染科。

2. *转诊呼吸科* 反复肺炎，发现肺部影像学存在明显异常和（或）肺功能异常者，尤其是婴幼儿，应转诊呼吸科。

3. *转诊呼吸科或临床免疫-过敏科* 通过临床诊断疑似存在过敏性疾病伴或不伴过敏原检测阳性者，治疗应注意兼顾感染和过敏两方面。必要时可转诊呼吸科或临床免疫-过敏科。

4. *与五官科医生共同诊治* 反复上呼吸道感染，以中耳炎和鼻部感染为主者，应与五官科医生共同诊治。

5. *转诊其他科室* 合并其他系统异常者，如心脏杂音，应转诊心内科等。

十、不符合明确转诊条件者的处理

1. *随访管理* 建立档案，普及教育。建立档案的目的在于随访患儿，有时可能存在基础疾病暂时未表现出来。经过综合性治疗后仍无改善者，应再次评估。普及教育主要针对患儿家长，原则上应告知如下事项：①RRTIs对患儿的不利影响；②引起RRTIs可能的主要原因；③患儿家长应配合医生的工作内容。环境性预防及生活习惯的改变非常关键。当确诊 RRTIs 之后，必须首先建议去除环境危险因素（例如过早接受日托、减少在家中吸烟等）。

2. 免疫调节药预防RRTIs　免疫调节药是RRTIs患者预防性用药的主要种类，目的是减少RRTIs发生次数和严重程度。目前主要临床使用药物包括细菌溶解产物、胸腺肽提取物、中草药制剂等。临床医生可参考这类药物临床研究资料和应用经验根据患儿不同情况（年龄、RRTIs类型等）适当选择不同药物预防。避免盲目使用免疫调节药和临床验证尚不充分的制剂。

3. 再次评估　2～3 个月后，再次评估。目的是进一步评估可能存在的潜在病因；评估临床预防治疗的效果。RRTIs 诊治流程见附图 5-1。引起 RRTIs 常见疾病的基本特点见附表 5-2～附表 5-4。

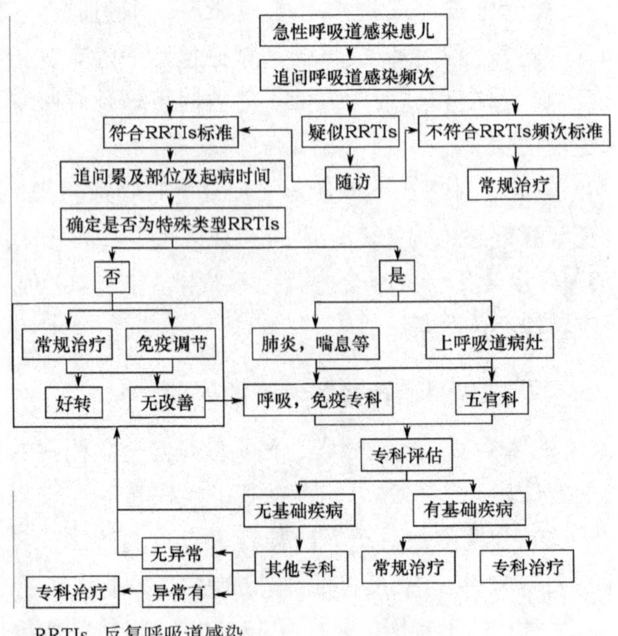

RRTIs. 反复呼吸道感染

附图 5-1　推荐的 RRTIs 诊治流程图

附表 5-2　引起 RRTIs 常见原发性免疫缺陷病基本特点

	呼吸道感染特点	病原学特点	辅助检查特点
原发性抗体缺陷病	一般 6～12 月龄后起病，发热、下呼吸道感染、中耳炎	化脓性细菌	Ig 减少，淋巴细胞亚群可有异常
联合免疫缺陷病	一般 6 月龄内起病，发热、下呼吸道感染、其他脏器感染	细菌、真菌、病毒都易感	Ig 减少，淋巴细胞亚群异常，T 细胞减少或缺如
吞噬细胞缺陷	多于 6 月龄内起病，肺部感染，易发生皮肤、淋巴结感染，口腔、牙龈感染	细菌（包括结核分枝杆菌），真菌	中性粒细胞数量或功能异常

附表 5-3　引起 RRTIs 常见先天性呼吸系统疾病的基本特点

	病变	表现
先天性肺实质发育异常	肺结构异常	反复肺炎或慢性肺炎
肺血管发育异常	淤血或充血	反复肺炎
先天性气道发育异常	气管支气管狭窄、软化、结构异常	反复肺炎
原发性纤毛运动障碍	纤毛结构或功能障碍	反复肺炎或慢性肺炎
囊性纤维性变		反复肺炎
肺泡表面活性物质蛋白质基因突变	肺表面活性物质功能异常	慢性肺炎

附表 5-4　引起 RRTIs 其他病因的基本特点

	病变与机制	表现
先天性心脏病	肺血流动力学异常	反复肺炎
气道内阻塞或气管外压迫	支气管异物，结核性阻塞，肿瘤阻塞或压迫	反复气管支气管炎
反复吸入	吞咽功能障碍、智力低下、环咽肌肉发育延迟、神经肌肉疾病以及胃食管反流	反复肺炎

附录 6

新生儿机械通气常规

《中华儿科杂志》编辑委员会
中华医学会儿科学分会新生儿学组

"新生儿常频机械通气常规"自 2004 年发表以来，为我国新生儿呼吸衰竭的救治起到了很好的规范和引领作用。该常规实施已有 10 年，由于产前糖皮质激素及生后肺表面活性物质（pulmonary surfactant，PS）普遍应用，以及新生儿监护病房（neonatal intensive care unit，NICU）管理手段日臻完善，新生儿呼吸系统的疾病谱和严重程度也发生了很大变化，因此，机械通气的方式也随之而改变。在 NICU 无创机械通气的使用频率明显增加，对某些重症呼吸系统疾病的新生儿，高频通气作为常频机械通气补救措施或首选治疗也取得较好的疗效。因此，本常规将对 2004 年版"新生儿常频机械通气常规"进行修订和补充，以供新生儿急救医生参考。

一、持续气道正压

持续气道正压（continuous positive airway pressure，CPAP）也称持续呼吸道正压的自主呼吸，为新生儿最常用的无创通气方式。是指有自主呼吸的患儿在整个呼吸周期中接受高于大气压的气体。由于呼气末增加了气体存留，功能残气量增加，防止了呼气末肺泡萎陷，从而提高肺氧合及减少肺内分流。CPAP 可通过鼻塞、鼻罩、鼻咽管、面罩等方式进行辅助呼吸。

1. 应用指征 ①有自主呼吸的极早产儿（出生胎龄25～28周），产房早期预防性应用；②可能发生呼吸窘迫综合征（respiratory distress syndrome，RDS）的高危早产儿（如胎龄<30周不需气管插管机械通气者）；③当鼻导管、面罩或头罩吸氧时需吸入氧气分数（fraction of inspired oxygen，FiO_2）>0，3时，动脉血氧分压（arterial oxygen tension，PaO_2）<50 mmHg（1mmHg=0.133kPa）或经皮血氧饱和度（transcutaneous oxygen saturation，$TeSO_2$）<90%；④早产儿呼吸暂停；⑤RDS患儿使用PS后病情稳定，拨出气管导管后；⑥常频或高频机械通气撤机后，出现明显的三凹征和（或）呼吸窘迫。

2. 禁忌证 ①呼吸窘迫进行性加重，不能维持氧合，动脉血二氧化碳分压（arterial partial pressure of carbon dioxide，$PaCO_2$）>60 mmHg，pH<7.25；②先天畸形：包括先天性膈疝、气管-食管漏、后鼻道闭锁、腭裂等；③心血管系统不稳定：如低血压、心功能不全等；④无自主呼吸者。此外，肺气肿、气胸、严重腹胀、局部损伤（包括鼻黏膜、口腔、面部）也不主张使用。

3. 参数设定及调节 CPAP压力调定应根据患儿基础疾病以及疾病的不同阶段而进行设置。通常为3～8cmH_2O（1cmH_2O= 0.098kPa），呼吸暂停（无肺部疾病）为3～4cmH_2O，RDS至少保证6cmH：O，但一般不超过8～10cmH_2O。气体流量最低为患儿3～5倍的每分通气量或5L/min，FiO_2则根据$TcSO_2$进行设置和调整。

4. CPAP撤离：尚无统一标准，但在FiO_2>0.4或临床情况尚未稳定时，很难成功撤离CPAP。

患儿病情稳定，可逐渐降低压力，当压力<4～5cmH_2O时，无呼吸暂停及心动过缓，无$TcSO_2$下降，呼吸做功未增加时可考虑撤离。

5. 注意事项 ①经气管插管CPAP不推荐使用，特别是早产儿，因产生较高气道阻力而增加呼吸功；②产房内极早产儿，若心率＜100/min，或自主呼吸功能不足，或有明显的呼吸困难，不宜CPAP；③CPAP联合PS是RDS更优化管理方案；④CPAP可吞入较多空气，导致胃扩张，但不能因此而停止喂养，可留置胃管，定时抽出残留气体，必要时可保持胃管持续开放；⑤经鼻塞CPAP通气的患儿，若病情允许，应每4～6小时休息15～20min，以避免局部组织受压或变形。

二、常频机械通气

近年来，NICU中早产儿使用常频机械通气（conventional mechanical ventilation，CMV）的频率虽有所降低，但压力限制-时间转换-持续气流作为CMV的主导模式，仍是抢救危重新生儿的重要治疗手段之一。CMV的吸气峰压（peak inspiratory pressure，PIP）、呼气末正压（positive end expiratory pressure，PEEP）、吸气时间、呼吸频率、潮气量等参数值可根据病情需要设置和调节。

1. 应用指征 ①频繁的呼吸暂停，经药物或CPAP干预无效；②RDS患儿需使用PS治疗时；③FiO_2＞0.6～0.7，PaO_2＜50～60mmHg或$TcSO_2$＜85%（发绀型先天性心脏病除外）；④$PaCO_2$＞60～65mmHg，伴有持续性酸中毒（pH＜7.20）；⑤全身麻醉的新生儿。

2. 呼吸机模式 由于NICU条件、设备和患儿疾病的程度、病程不同，呼吸机模式选择会有一定的差异，但同步间歇指令通气（synchronized intermittent mandatory ventilation，SIMV）使用频率还是较高。①间歇指令通气（intermittent mandatory ventilation，IMV）：又称间歇正压通气（intermittent positive pressure ventilation，IPPV）。是指呼吸机以预设的频率、压力和吸气时间对患儿施以正压通气，在两次正压通气之间则允许患儿在 PEEP 的水平上进行自主呼吸。该模式由于机器送气经常与患儿的呼气相冲突，即人机不同步，故可导致通气不足或增加肺气漏的危险。②SIMV：是指呼吸机通过识别患儿吸气初期气道压力或气体流速或腹部阻抗的变化，触发呼吸机以预设的参数进行机械通气，即与患儿吸气同步。SIMV 解决了 IMV 的人机不同步现象，从而避免其不良反应。③辅助-控制通气（assist/controlled ventilation，A/C）：也称为同步间歇正压通气，是一种辅助通气与控制通气相结合的通气模式，当患儿无自主呼吸时，将完全依赖控制通气。有自主呼吸时，机械通气辅助的频率与自主呼吸的频率相同；若自主呼吸较快时可发生过度通气，故应及时调低压力或更改通气模式。A/C 模式所递送的压力或潮气量由医生预设；所设置的频率作为在呼吸暂停或患儿不能触发呼吸机时的支持和保障；该模式在撤机时不能以降低频率实现，而只能逐渐降低 PIP，或降低潮气量实现。④压力支持（pressure suppor，PSV）：是一种压力限制、流量切换、患儿自主呼吸触发的通气模式。在患儿自主呼吸时给予压力辅助，当吸气流量降至 25%时，吸气终止转为呼气。PSV 辅助患儿呼吸肌的活动，减少呼吸功，有助于呼吸机撤离。多数情况下，PSV 多与 sIMV 联合应用，仅在患儿自主呼吸能力足够强时可单独使用。

除上述通气模式外，还有容量保证（volume guarantee，VG）、压力调节的容量控制模式（pressure regulated volume control，PRVC）等模式。在 VG 和 PRVC 模式，通过设定目标潮气量，呼吸机在一定范围内自动调节压力，以满足设定的潮气量，从而避免容量损伤。

3. 初调参数　初调参数因人、因病而异。各种疾病的初始参数有所差异，但尚无统一的标准去借鉴。参数设定是否适宜，应密切观察患儿皮肤颜色、胸廓起伏及血氧饱和度情况，动脉血气分析是评价参数是否适宜的金标准。新生儿常见疾病的初调参数如下，供参考使用（附表 6-1）。

附表 6-1　新生儿常见疾病机械通气初调参数

疾病种类	PIP（cmH_2O）	PEEP（cmH_2O）	呼吸频率（/min）	吸气时间（s）	潮气量（ml/kg）
呼吸暂停	10～18	3～4	15～20	0.4～0.5	4～6
RDS	20～25[a]	4～6	25～30	0.3～0.4	4～6
MAS	20～25	3～6	20～25[b]	0.4～0.5	4～6
肺炎	20～25	2～4	20～40	<0.5	4～6
PPHN	20～30	2～4	50～70	<0.5	5～8
肺出血	25～30	6～8	35～45	<0.5	4～6
BPD	10～20	4～5	20～40	0.4～0.7	4～6

RDS. 呼吸窘迫综合征；MAS. 胎粪吸入综合征；PPHN. 持续性肺动脉高压；BPD. 支气管肺发育不良；PIP. 吸气峰压；PEEP. 呼气末正压；[a] 若 RDS 应用肺表面活性物质，压力参数可低于此值，但同时在使用容量保证或压力调节的容量控制模式时压力会自动降低；[b] 当气道阻力高，肺顺应性正常时，用低频率；当肺炎症明显时，用相对较高的频率；1cmH_2O=0.098kPa

4. 呼吸机撤离　①当患儿原发病好转，感染基本控制，一般状况较好，血气分析正常时应逐渐降低呼吸机参数，锻炼和增强自主呼吸。一般先降低 FiO_2 和 PIP，然后再降低呼吸频率，同时应观察胸廓起伏、监测 SaO_2 及动脉血气结果。②当 PIP≤18cmH_2O，PEEP 2～4cmH_2O，频率≤10 次/min，FiO_2≤0.4 时，动脉血气结果正常，可考虑撤机。

5. 相关药物应用　①镇静药：当患儿哭闹或烦躁引起氧合不稳定时，可以使用镇静药物，急性期可使用吗啡（0.05～0.10mg/kg）或芬太尼（1～3μg/kg），慢性期可使用劳拉西泮（0.05～0.10mg/kg）或咪达唑仑（0.05～0.10mg/kg）。对于早产儿，尽量采用降低周围环境光度、避免噪声及减少疼痛刺激等非药物性作用。②肌松药：对自主呼吸过强且镇静无效的患儿，可考虑使用泮库溴铵[0.1mg/（kg·次）]或维库溴铵[0.1mg/（kg·次）]。③糖皮质激素：一般不推荐对早产儿常规使用糖皮质激素。对于日龄＞12～14d，FiO_2＞0.6，且有呼吸机依赖的早产儿，可考虑使用短疗程（7d）小剂量地塞米松：0.25mg/kg，每12小时1次，共4d，然后以0.05mg/kg，每12小时1次，共3d。地塞米松也用于拔管后的气道水肿：共3次，首剂可在拔管前8～12h给予0.25mg/kg，然后间隔12h 1次。④甲基黄嘌呤：咖啡因可显著降低拔管失败的概率，枸橼酸咖啡因剂量为：负荷量20mg/kg，24h后给予维持量5～8mg/kg，每天1次。⑤利尿药：目前没有证据支持常规使用利尿剂可促进撤机。

6. 注意事项　①尽量缩短CMV时间，以减少并发症及减轻肺损伤发生；②使用目标潮气量通气，可缩短CMV时间；③患RDS早产儿，尤其是极低出生体重儿，拔管后会发生肺萎陷，撤离呼吸机后给以鼻塞CPAP，可减少撤机后的再插管率。

三、高频通气

近年来，高频通气（high-frequency ventilation，HFV）用于治疗新生儿呼吸衰竭，已逐渐被应用于临床，特别是对极低和超低出生体重儿，其可能降低BPD发生的作用日趋受到重视。

1. 应用指征　尚无统一标准，常用于CMV失败后补救性治疗。如下情况下可考虑使用HFV：①肺气漏综合征：如气胸、间质性肺气肿、支气管胸膜瘘等；②某些先天性疾病：如膈疝、肺发育不良、严重胸廓畸形；③持续性肺动脉高压：特别是需联合吸入NO者；④严重的非均匀性改变的肺部疾病，如胎粪吸入综合征、重症肺炎；⑤足月儿严重肺疾病应用体外膜肺氧合（ECMO）前最后尝试；⑥早产儿RDS：在CMV失败后可作为选择性应用，也可作为首选。

2. 呼吸机模式　HFV 使用及模式的选择需要一定的临床经验，其工作原理不同，但均以快速频率送气，小潮气量快速叠加，提供持续张力维持肺容积增加，主要包括如下 3 种类型：①高频喷射通气（high frequency jet ventilation，HFJV）：是高压气源通过小孔射气管，以高频率提供潮气量而实现，所提供的潮气量可大于或小于解剖无效腔，呼气模式是被动的。HFJV 可与 CMV 模式同时使用。②高频气流阻断通气（high frequency flow interrupter ventilation，HFFIV）：是通过间歇阻断高压气源，以高频率提供较小潮气量而实现，所提供的潮气量大于或小于解剖无效腔，呼气模式也是被动的。③高频振荡通气（high frequency oscillation ventilation，HFOV）：在目前新生儿 HFV 中使用频率最高。与其他高频呼吸机不同的是，HFOV 呼气模式是主动的，所提供的潮气量一般小于解剖无效腔。

3. 初调参数　应根据患儿疾病的种类、高频呼吸机的类型、患儿的体重等情况，设置初调参数。常用 HFOV 及 HFJV 如下：

（1）HFOV：①平均气道压力（MAP）：如插管后直接 HFV，先选择较低 MAP（6～8cmH$_2$O），当 FiO$_2$>0.4 时，逐步缓慢增加（每次 1～2cmH$_2$O）以达到持续肺扩张、TcSO$_2$>95%所需压力；如从 CMV 过渡到 HFV，MAP 应高于 CMV 时 2～3cmH$_2$O，肺气漏综合征患儿，MAP 设置与 CMV 相同。②吸气时间百分比：33%。③频率：10～15Hz；一般体重越小，设置频率越高。④振幅：根据胸廓起伏及 PCO$_2$ 而调定，初调值可设为 MAP 数值的 2 倍。⑤通过 FiO$_2$、MAP 调控氧合，通过振幅调控 PaCO$_2$。

（2）HFJV：①PEEP（MAP）：低于 CMV 时 20%，

一般为 8～10cmH_2O；②吸气时间：0.02s；③频率：7Hz；④振幅：根据胸廓起伏及 $PaCO_2$ 而调定。HFJV 时背景 CMV 参数设置：①吸气时间：0.4～0.5s；②频率：2～10/min；③PIP：与 CMV 时相同。

4. 肺充气的评估 精确地测量肺容积较为困难，一般通过动态拍摄胸片观察横膈位置和肺野透过度进行评估。理想的肺充气应使横膈位于第 8 后肋下缘，不超过第 9、10 肋间隙（如有肺气漏，应较无并发症者高一肋间隙）。

5. 呼吸机撤离 尚无统一的 HFV 撤离标准。可选择直接拔管脱机或 CPAP，也可过渡到 CMV 再撤离。撤离前先下调 FiO_2，然后降低 MAP，振幅根据 PaCO：调节，呼吸频率一般不需调节。对于极低出生体重儿，当 MAP＜6～8cmH_2O，FiO_2＜0.25～0.30，即可考虑撤机，对于体重较大新生儿，即使参数高于此值，也可撤机。如果过渡到 CMV，一般 PEEP=5cmH_2O，PIP＜20cmH_2O，潮气量 5～7ml/kg。

6. 注意事项 ①由于潜在并发症，尤其是当临床医生不太熟练掌握 HFV 时，不建议将其作为新生儿机械通气支持的首选方法；②理想的振幅是以达到胸部的振动为宜，并同时通过胸片了解肺扩张状态（右横膈顶位于第 8 肋下缘，不超过第 9、10 肋之间）；③HFV 时允许患儿自主呼吸的存在。

四、机械通气的目标血气维持

1. 氧合 增加 FiO_2 或 MAP，可提高 PaO_2 和 $TcSO_2$。FiO_2 是改善肺氧合的最简单而直接的方法，提高 PIP、PEEP、吸气时间、呼吸频率及潮气量可增加 MAP。目标 PaO_2 50～80mmHg（早产儿 50～70mmHg）或 $TcSO_2$ 90%～95%为宜。

2. 通气　CO_2的排出取决于每分钟肺泡通气量。增加潮气量或提高呼吸频率，可降低 $PaCO_2$，潮气量增加可通过提高 PIP 或降低 PEEP 获得。最佳 $PaCO_2$ 取决于疾病种类及病情程度。对于极不成熟儿或肺气漏患儿，$PaCO_2$ 可允许为 50～60mmHg，但 pH＞7.20～7.25。

总之，在 NICU，无创通气支持模式的使用频率将逐渐增加，除 CPAP 外，还包括经鼻间歇正压通气（nasal intermittent positive pressure ventilation，NIPPV）、高流量鼻导管吸氧（high flow nasal cannulae，HFNC），特别是早产儿，对减少有创呼吸支持的使用、降低拔管的失败率、甚至减少 BPD 发生，均有一定益处。对于有创通气 CMV 和 HFV，各有其优缺点，尚没有明确的临床证据表明哪一种模式更具有优势，因此，选择自己最擅长的模式可能就是最好的模式。

（薛辛东　杜立中　母得志　富建华　执笔）